零基础

# 学会推拿按摩

畅销修订版

赵鹏 主编

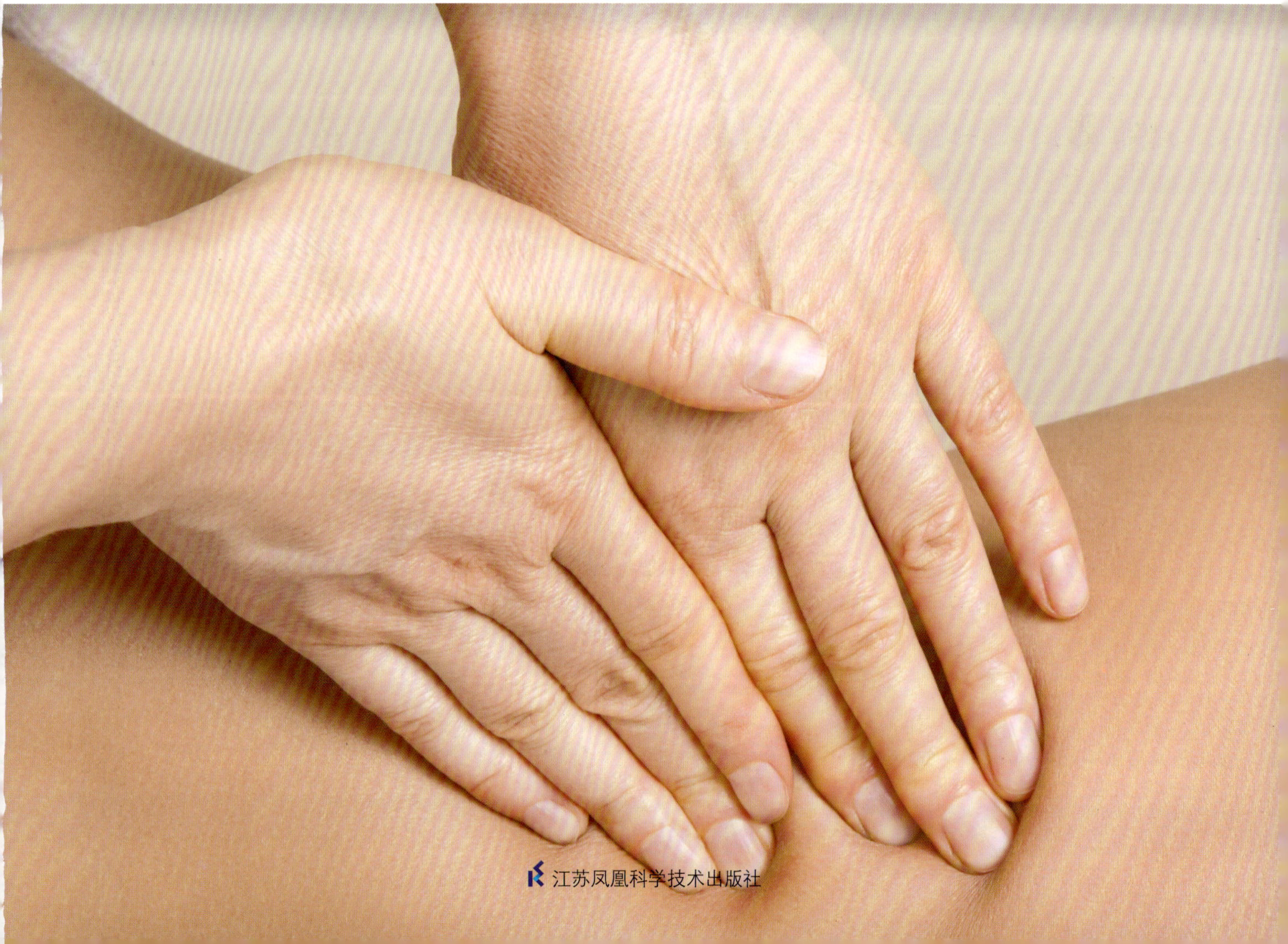

江苏凤凰科学技术出版社

**图书在版编目（CIP）数据**

零基础学会推拿按摩：畅销修订版 / 赵鹏主编 . --
南京：江苏凤凰科学技术出版社，2019.6（2019.11 重印）

ISBN 978-7-5713-0326-6

Ⅰ . ①零… Ⅱ . ①赵… Ⅲ . ①按摩疗法（中医）- 基本知识 Ⅳ . ①R244.1

中国版本图书馆 CIP 数据核字 (2019) 第 095740 号

**零基础学会推拿按摩　畅销修订版**

| | |
|---|---|
| 主　　编 | 赵　鹏 |
| 责任编辑 | 樊　明　祝　萍 |
| 责任校对 | 郝慧华 |
| 责任监制 | 方　晨 |
| 出版发行 | 江苏凤凰科学技术出版社 |
| 出版社地址 | 南京市湖南路 1 号 A 楼，邮编：210009 |
| 出版社网址 | http://www.pspress.cn |
| 印　　刷 | 北京博海升彩色印刷有限公司 |
| 开　　本 | 718 mm × 1000 mm　1/12 |
| 印　　张 | 14 |
| 插　　页 | 1 |
| 版　　次 | 2019 年 6 月第 1 版 |
| 印　　次 | 2019 年 11 月第 2 次印刷 |
| 标准书号 | ISBN 978-7-5713-0326-6 |
| 定　　价 | 45.00 元 |

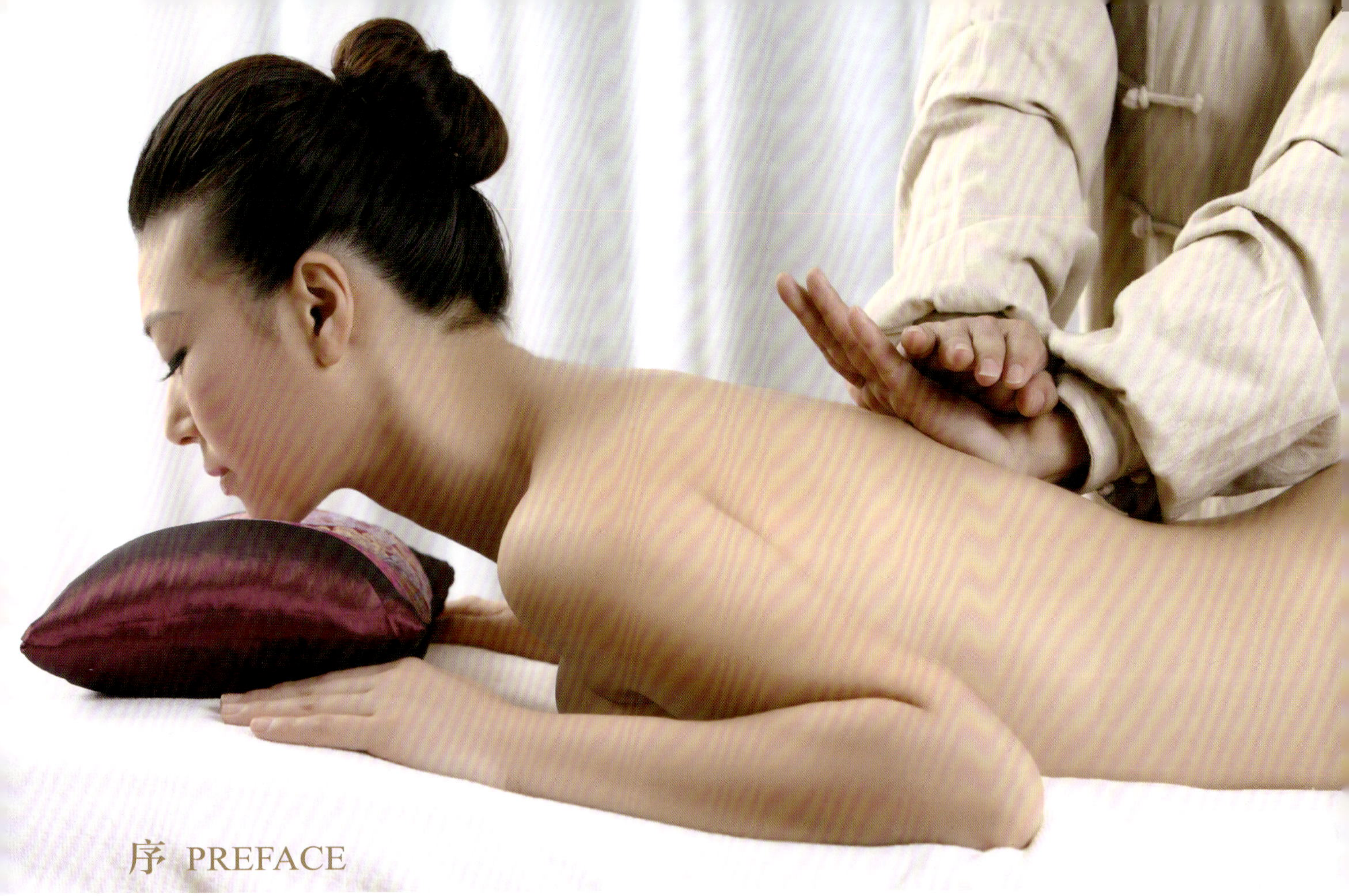

# 序 PREFACE

## 零基础轻松学传统中医

当人们腹痛的时候，会情不自禁地用手去按揉腹部；腰酸背痛的时候，会寻出竹罐或玻璃杯，在疼痛的部位拔上几个火罐；天气炎热中暑的时候，会拿只碗，用碗沿一遍一遍地刮后背，直到红红的痧痕布满后背……

这些看似不起眼的“土办法”，正是排解了千千万万患者的病痛的中医外治法。中医中不仅有祖传下来的中草药、泛黄的古书和阴阳五行之类的理论；还有见效迅速，人人都能够掌握的如推拿按摩、拔罐刮痧、艾灸针灸等外治之法。

可以说，中医外治疗法的历史十分悠久，无论是在《黄帝内经》《伤寒论》，还是在《千金方》等医学著作中，外治都是一种非常重要的治疗方法；甚至在马王堆汉墓出土的医学资料中，也记载有药浴、外敷、导引、推拿等多种外治疗法；医圣张仲景更是外治疗法的大师，他创制的熏方、洗方、塞鼻方、阴道坐药等，对后世的影响极大。他甚至自创了一种方法，将葱叶插入患者的尿道，从葱管另一端吹气导尿，治愈了急性尿潴留患者。这种方法较法国医生拿力敦在 1860 年发明的橡皮管导尿要早 1200 多年。

如今，许多新疗法不断涌现，方法不断更新，药物剂型不断改进，传统仪器不断创新；这些虽不排除为多学科渗透和应用的结果，但有不少内容则从中医的外治疗法中可以找到其源头。如将中药直接从鼻腔吸入代之为雾化器、喷雾器，将葱管、竹筒导尿或灌肠代之为导尿管和灌肠器等；就连现代外科的植皮，亦是从中医外治疗法中动物皮覆盖创面的原理中受到启发的结果。不仅在专业领域，在普通百姓的日常生活中，随着人们健康意识的提高，各种外治的方法，如刮痧、拔罐、推拿、按摩、艾灸等也常作为常规的养生手段来使用。

正如俗语所说：“扎针拔罐，病好一大半。”由于中医外治疗法中拔罐、艾灸、刮痧、推拿等特色疗法具有简、便、廉、验的优势，因而受到了广大百姓的喜爱和认同；在这种情况下，拔罐、刮痧、艾灸、推拿等疗法的普及可以说是大势所趋。

为了让广大读者掌握好这些疗法，更好地使用这些方法，我们精心编撰了《零基础学会推拿按摩　畅销修订版》《零基础学会拔罐刮痧　修订本》《零基础学会艾灸　畅销修订版》系列丛书。看过该系列丛书，既能对刮痧、拔罐、艾灸、推拿这四种看似神秘的外治手段具备较深入的了解；同时更能掌握一些简单有效的手法，从而轻松获得完美的保健与养生体验。

就内容而言，该系列丛书全面而系统地讲解了推拿按摩、刮痧、拔罐，以及艾灸的基本操作方法、步骤、禁忌事项等基础知识。除此之外，还将各种慢性与常见病症组成单元，详细介绍了实用的推拿、刮痧、拔罐与艾灸手法，并分列主治穴位与配穴，让您能根据病症自行选穴、对症下药。

可以说，本书是专为初学者入门而设计的。在编写本套丛书时，编者们坚持内容深入浅出、简明扼要、通俗易懂，并采用图文并茂的形式，力求便于普通读者理解和掌握。在学习过程中，家庭成员之间还可相互进行操作，不仅对被操作者来说，可防病治病；对操作者来说，更可起到锻炼身体的作用，可谓“一举两得”；还能增进家庭成员间的情感交流，实为现代家庭的“良师益友”。

最后，衷心希望本套丛书能够帮助热爱祖国医学的人们；也希望本套丛书能使读者在学习中获得快乐，在快乐中享受生活。

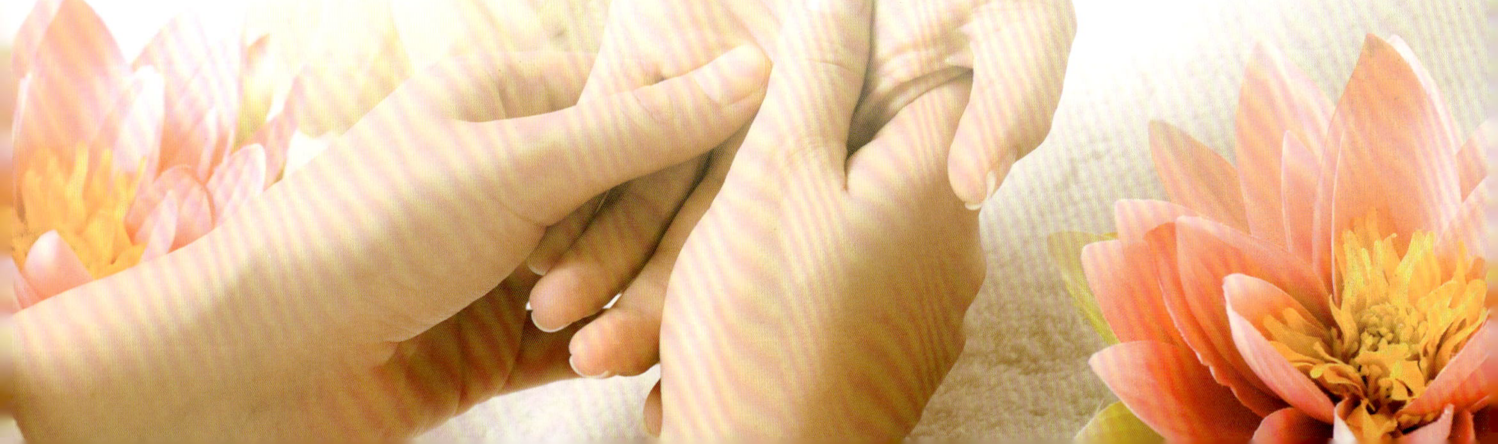

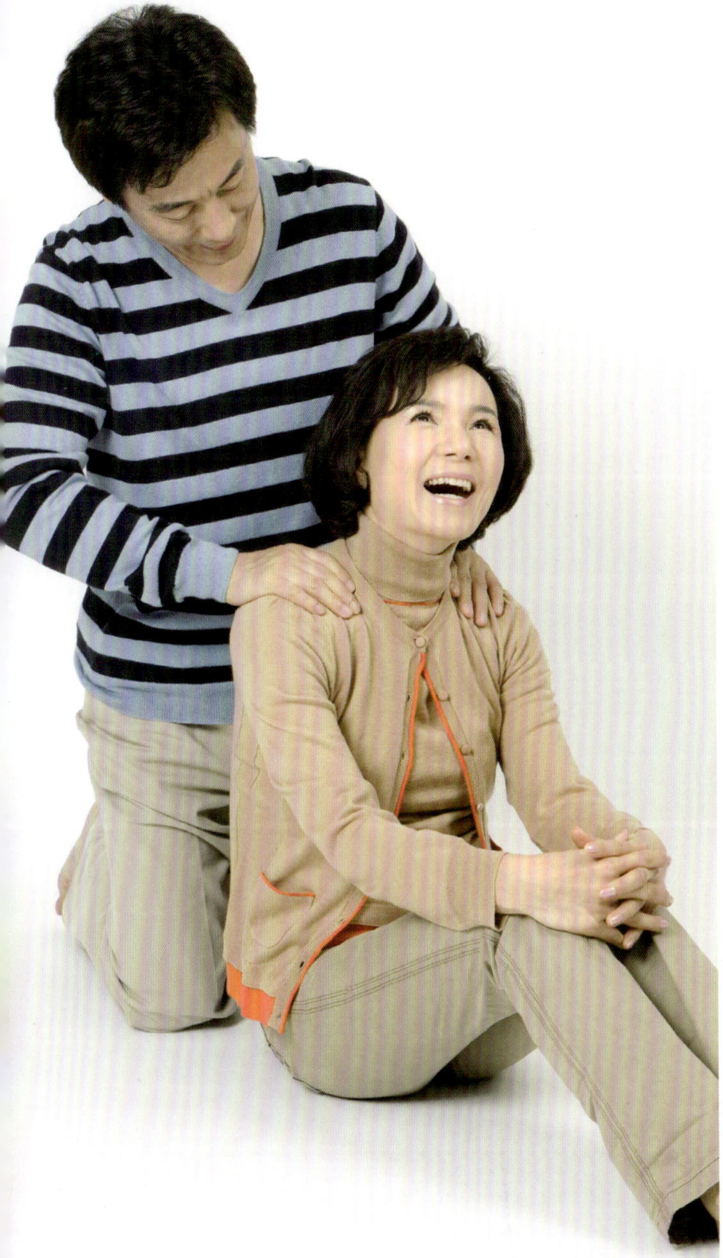

目录 CONTENTS

## CHAPTER 01 推拿基础知识 初步认识扎根基



## CHAPTER 02 推拿的准备工作 准备充分疗效好

## CHAPTER 03 推拿手法的训练 手到病除功夫深



## CHAPTER 04 经络与腧穴 循经按摩显奇效



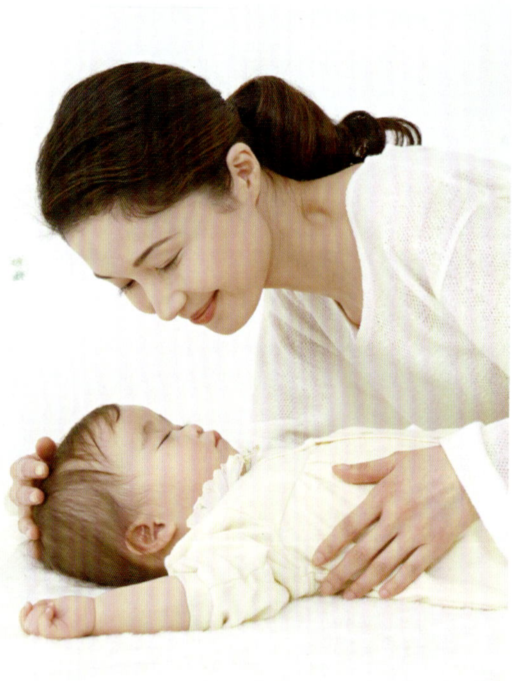

# CHAPTER 05 对症推拿 养生保健治未病

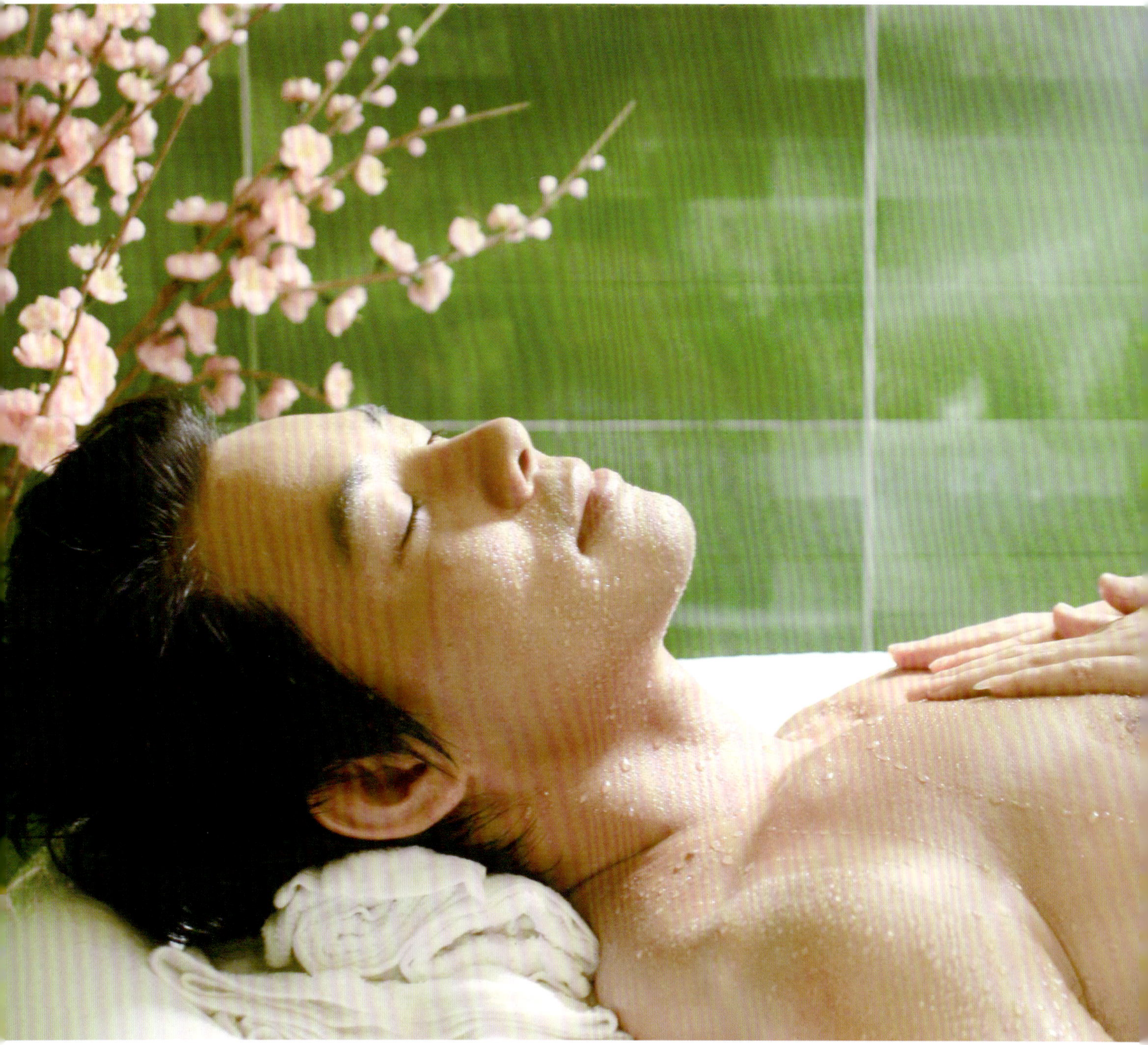

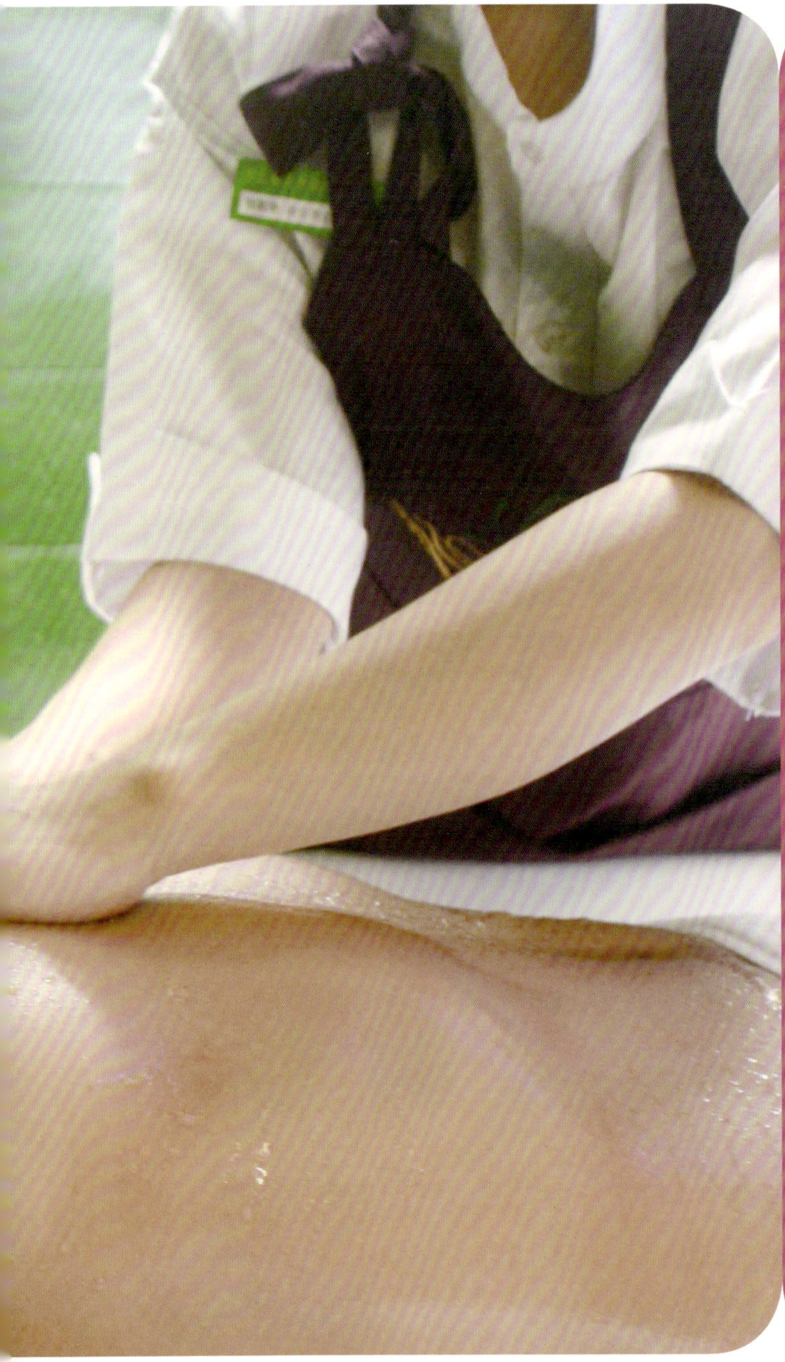

CHAPTER 01

# 推拿基础知识 初步认识扎根基

随着社会的发展和人类健康观念的进步，人们生病时所选择的治疗方法正从手术和合成药物逐渐向自然疗法和非药物治疗转变。推拿疗法以其简便、舒适、有效、安全的特性，成为了广受人们欢迎的自然疗法之一。无论是在国内还是国外，推拿疗法均受到医学界和普通大众的认可和推崇。

# 第一节 推拿的发展历史

提起推拿，很多人会想到按摩，甚至将两者合并在一起，称为“推拿按摩”。推拿和按摩之间，到底有怎样的关系？两者的意义完全相同吗？想要清楚了解推拿和按摩之间的关系，我们需追根溯源，到历史的长河中去寻找答案。

## 一 两千年的发展历程

推拿是人类最古老的一门医术之一，属于中医的外治疗法，是中医学伟大宝库的重要组成部分。推拿起源于人类出于本能的自我防护。在原始社会，人类长期进行着繁重而艰苦的劳动，再加上饮食粗糙、衣不保暖，损伤和病痛时有发生。那时，人们本能地用手抚摸、拍打伤痛部位及其周围，“按以止血，摩以消肿止痛”。当这种抚摸、拍打使疼痛减轻后，人类从中不断地积累经验，逐渐将其从自发的本能行为发展到有意识的医疗行为，再经过治疗实践，不断地总结、提高，最终形成了推拿医术。

推拿在古代被称为“按摩”“按跷”“乔摩”“挢引”“案抓”等。先秦时期，按摩是主要的治疗和养生保健手段。唐代之前，常常将“导引”和“按摩”合在一起，其实它们是两种密切相关却又有所区别的防治方法。导引是一种需配合呼吸，同时进行自我手法操作、自主活动的防治疾病和强身保健的方法；而推拿则是一种需配合呼吸，既可自我操作，也可由他人操作的防病治病的方法。两者当中的自我手法操作，既可被称为推拿，也可被称为导引。

1973 年，长沙马王堆出土的西汉时期的帛图——《导引图》描绘了 44 种导引姿势，其中有捶背、抚胸、按压等动作，并注明了各种动作所防治的疾病，这些动作就是自我推拿的方法。湖北省江陵县张家山出土的西汉时期的简书《引书》是一部导引术专著，其中记载了治疗颞下颌关节脱位的口内复位法，治疗落枕的仰卧位颈椎拔伸法，说明西汉时已将推拿按摩的方法用于骨伤科疾病的治疗。推拿在先秦时期还被用于临床急救，《周礼注疏》中记载了春秋战国时期名医扁鹊运用推拿等方法，成功抢救了患尸厥（休克）的虢国太子。

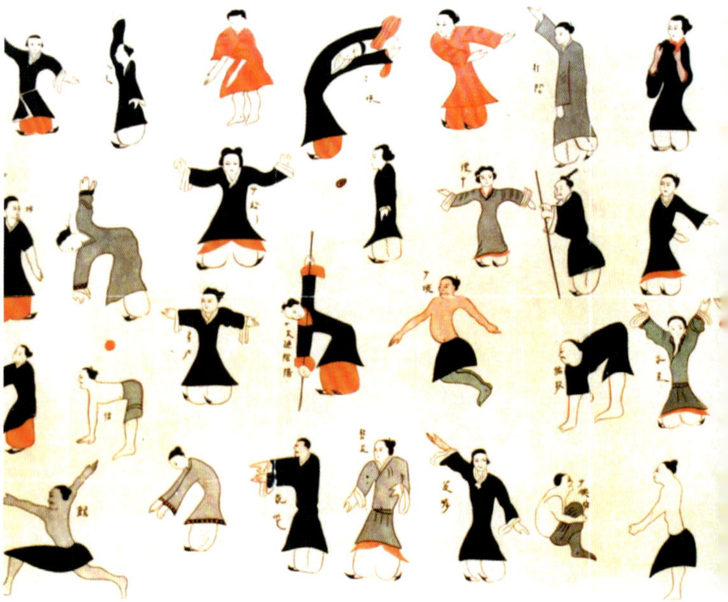

在长沙马王堆帛简医书中，《五十二病方》涉及推拿治病的内容最多。该书中记载的推拿疗法有两个显著特点：一是记载了推拿发展史上最早的“药摩”和“膏摩”，即现在所说的“介质推拿”；从介质的制作过程来看，明显处于初创阶段，然而其开创性的意义不可忽视；二是推拿时运用了许多富有特色的工具，如治疗疝气的木槌、治疗小儿瘛疭用的钱匕等；弥补了单纯用手推拿的不足，增强了治疗效果。

秦汉时期，我国的医学著作对推拿防治疾病的方法进行了完整的记载。据《汉书·艺文志·方技略》所记，当时有推拿专著《黄帝岐伯按摩》十卷，可惜这部我国最早的推拿学专著早已失传。《黄帝内经》是我国现存最早，且比较全面、系统地阐述中医学理论体系的古典医学巨著，约成书于秦汉时期。该书中有不少有关推拿的记载，如推拿所具有的行气、活血、舒筋、通络、镇静、止痛、退热等作用；痹证、痿证、口眼歪斜和胃痛等多种病症的推拿治疗方法；推拿的工具，如九针中的圆针和锓针；推拿治疗的适应证和禁忌证等。

到了汉代，张仲景在《金匮要略》中第一次将膏摩疗法列入预防保健的方法中，还介绍了一种用于推拿治疗头风的“摩散”，里面仅有附子和盐两味药。后世的“摩顶膏”之类的药剂，都是由此发展而来的。《金匮要略》中还详细介绍了使用体外心脏按摩术抢救自缢者的方法，这是医学界公认的世界上最早的有关自缢者救治方法的医学记载，是推拿史上值得骄傲的成就。此外，名医华佗发明的“五禽戏”使导引按摩向仿生学靠拢，为后世提供了一套行之有效的保健方法。

在我国历史上动乱的东西晋时期，有不少将推

▼ 马王堆导引图

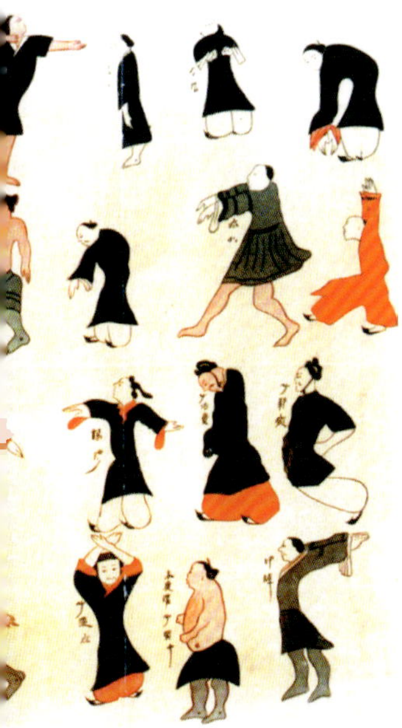

▼ 张家山竹简

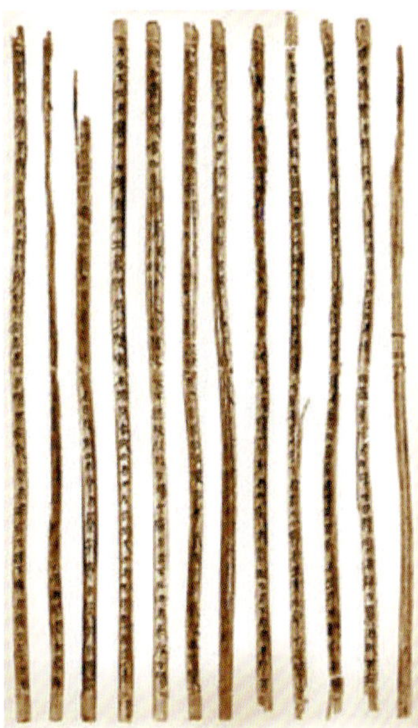

▼ 葛洪

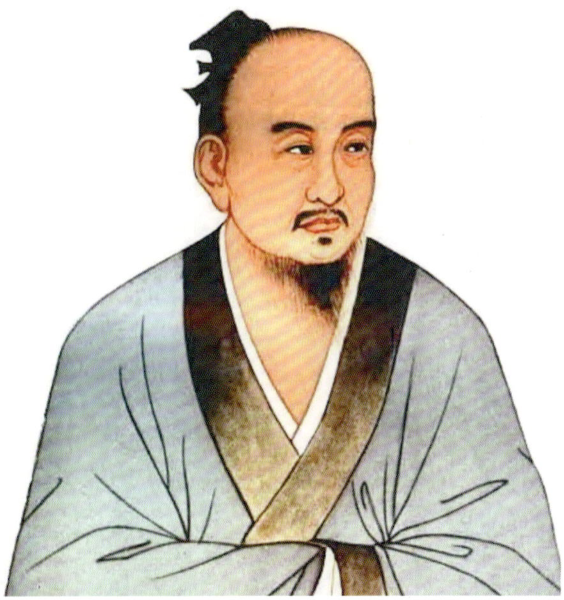

拿应用于抢救的记载。葛洪在《肘后救卒方》中记载了治疗卒心痛和卒腹痛（突发的心痛和腹痛）的推拿方法，其中治疗卒腹痛所用的方法就是最早的捏脊疗法。捏脊疗法的出现，表明推拿手法已逐渐从简单的按压、摩擦向手指相对用力，且双手协同操作的方向发展，手法更为成熟。

隋唐时期，推拿已发展为一种专业的治疗方法。隋朝太医署首次设立了“按摩博士”，而唐太宗在隋朝的基础上，建立了规模更大、设备更加完善的太医署，并在其中设立了按摩科。这一时期的推拿发展有如下特点：一是推拿已经成为骨伤病的普遍治疗方法，不仅适用于软组织损伤，对骨折、脱位也有较好的恢复作用；二是推拿疗法被运用到内科、外科、儿科中；三是推拿疗法被广泛地应用于防病养生，自我推拿，即导引中，得到了充分的发展；四是膏摩盛行，出现了大量的膏摩方剂。

宋、金、元时期，推拿作为一种治疗方法，被广泛地应用于临床各科，并在此基础上产生了丰富的诊疗理论，使人们对推拿治疗作用的认识不断深入。宋代还开始运用按摩催产，如宋医庞安时用按摩法催产获得了“十愈八九”的效果。

明代太医院将推拿列为医术十三科之一。推拿在明朝时期的发展有两个显著特点：一是“推拿”的名称开始取代“按摩”，其原因是此时期小儿推拿蓬勃兴起，其影响之大，以至于本来专指小儿按摩的“推拿”一词广泛取代了“按摩”；二是形成了小儿推拿的独特体系。《小儿按摩经》被收录于明代名医杨继洲的《针灸大成》一书中，是我国现存最早的推拿专著。

清朝时期，推拿无论在临床实践中，还是在理论总结上都得到了很大发展。首先是儿科杂病临床应用的发展，这一时期出现了很多小儿推拿实践和理论的总结性著作，如熊应雄编撰的《小儿推拿广意》，书中对前人的推拿论述与经验进行了比较全面的总结；其次，以骨伤科疾病为对象的正骨推拿已形成相对独立的学科体系。《医宗金鉴·正骨心法要旨》对“正

▼《针灸大成》

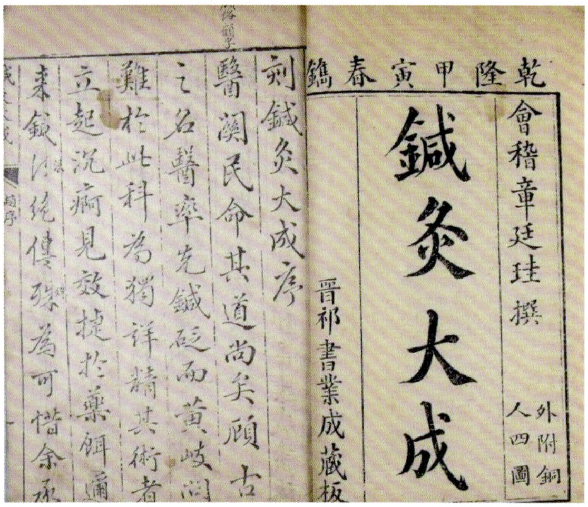


▼《小儿推拿广意》

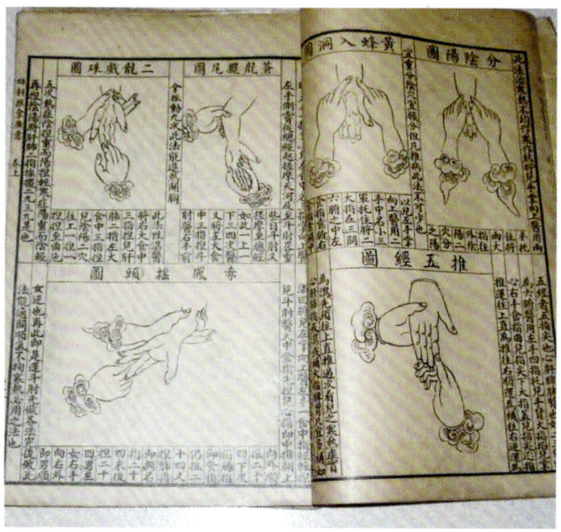

骨推拿手法”总结出了“摸、接、端、提、按、摩、推、拿”正骨八法；再者，推拿与其他中医外治法和药物疗法在临床应用中互相补充，互相结合。

民国时期，由于当时的医疗卫生政策不重视中医，尤其不重视操作型的医疗技术，所以，推拿只能以分散的形式在民间存在和发展。由于地域的原因，推拿发展出了多种多样、各具特色的学术流派，如鲁东的儿科推拿、北方的正骨推拿、江浙的一指禅推拿、山东的武功推拿、四川的经穴推拿等。这些众多的推拿学术流派，是我国推拿学科的一大特色。

新中国成立之后，推拿的临床、教学、科研以及推拿著作的出版和推拿队伍的建设，都出现了空前繁荣的景象。推拿在临床上被广泛地应用于伤、内、妇、外、儿等科的病症，治疗病种达二百余种，其中以运动系统、神经系统、消化系统疾病为主。腰椎间盘突出症、颈椎病、肩周炎、小儿腹泻是推拿治疗中最为多见的四大疾病。

## 二 从按摩到推拿，在发展中成熟

纵观推拿的发展历史，我们可以发现，推拿和按摩既有不同之处，又密切相关。《黄帝内经》记载的推拿手法有“按、摩、切、扪、循、拊、弹、抓、推、压、屈、伸、摇”等方法，其中以“按”“摩”二法最为常用，故当时以“按摩”作为这种疗法的名称。这种做法一直持续到明朝的中期。

明朝时期，随着推拿实践的发展，推拿手法的种类逐渐增多，适应证的范围也随之扩大；加之此时期小儿推拿蓬勃发展，到了明朝中后期，“推拿”这个原本是小儿按摩的专称，开始广泛地取代“按摩”的概念，成为这一疗法的名称。从按摩到推拿，其意义不只是名称的改变，更反映了推拿疗法在发展中日趋成熟。

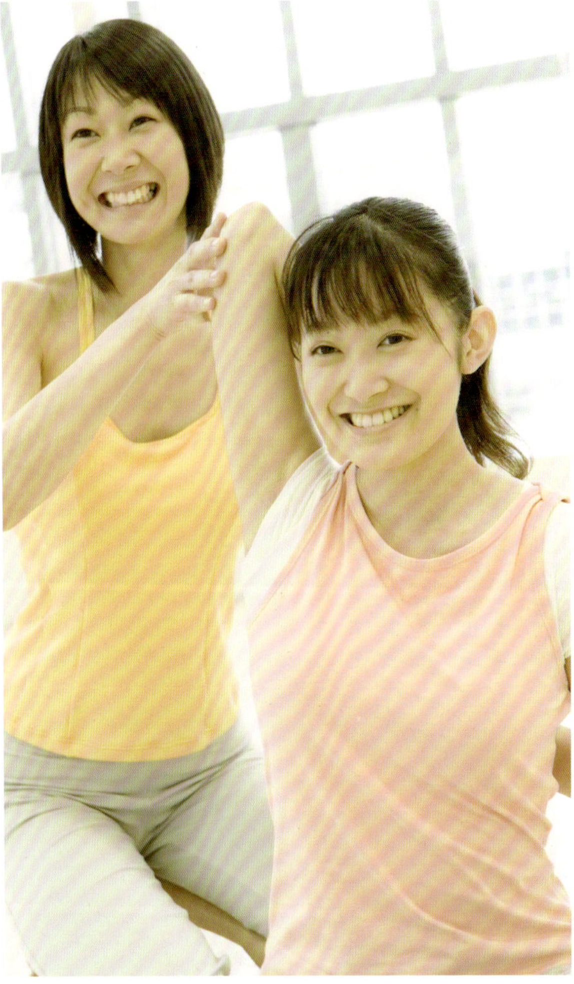

▲ 在现代，越来越多的人开始学习、运用推拿疗法进行治疗和保健。

# 第二节 推拿为什么能治病保健

推拿是以中医基本理论为指导，运用各种手法或借助一定的器具，作用于人体体表的经络、穴位或特定部位，引起局部和全身的反应，从而调节人体功能，消除病理因素，达到治病和保健目的的一种治疗方法。推拿疗法在我国历史悠久，具有简便实用、经济实惠等优点，是治疗多种疾病的行之有效的方法。

## 一 中医原理

对于推拿的治疗原理，中医学早有明确的阐述。概括起来则是，推拿具有疏通经络、行气活血、理筋整复、滑利关节、调整脏腑、增强抗病能力等作用。

### （一）疏通经络，行气活血

经络，内属脏腑，外络肢节，通达表里，贯穿上下，像网络一样遍布全身，将人体各部分联系成一个有机整体。它是人体气血运行的通路，具有“行气血而营阴阳，濡筋骨利关节”的作用，维持人的正常生理功能。

推拿手法作用于经络腧穴，可以疏通经络、行气活血、散寒止痛。其中的“疏通”作用有两层含义。首先，通过手法对人体体表的直接刺激，推动气血的运行。正如《素问·血气行志》中说：“形数惊恐，经络不通，病生于不仁，治之以按摩醪药。”其次，通过手法对机体体表做功，产生热效应，从而加强了气血的流动。

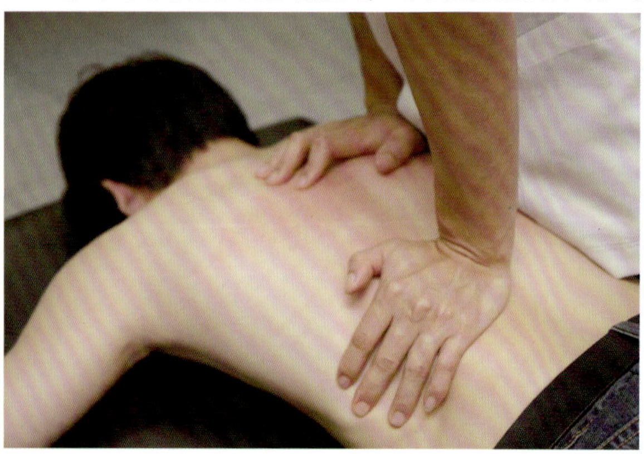

▲ 推拿手法作用于经络腧穴，可以行气活血，散寒止痛。

### （二）理筋整复，滑利关节

筋骨、关节是人体的运动器官。气血调和、阴阳平衡，才能确保机体筋骨强健、关节滑利，从而维持正常的生活起居和活动功能。推拿“理筋整复、滑利关节”的作用主要体现在三方面：一是手法作用于损

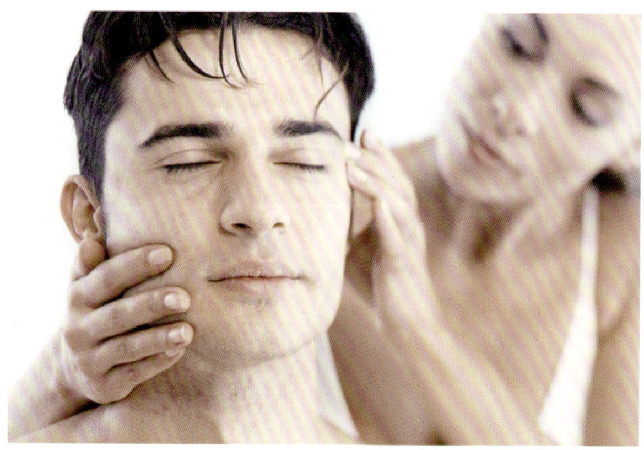

▲ 点压穴位，可以消肿祛寒、理气止痛。

伤局部，可以促进气血运行、消肿祛淤、理气止痛；二是推拿的整复手法可以通过力学的直接作用来纠正筋出槽、骨错缝，达到理筋整复的效果；三是被动运动和主动运动相结合的手法可以起到松解粘连、滑利关节的作用。

### （三）调整脏腑功能，增强抗病能力

疾病的发生、发展及其恢复的过程，是正气和邪气互相斗争、盛衰消长的结果。“正气存内，邪不可干”，只要机体有充分的抗病能力，致病因素就起不了作用。脏腑有受纳排浊、生化气血的功能，与人体的正气有直接的关系。

推拿手法作用于人体体表相应的经络腧穴上，可以改善脏腑功能、增强正气、提高抗病能力。推拿手法对脏腑的作用主要体现在三个方面：一是手法作用在体表的相应穴位上，可增强经络的功能；经络通脏腑，从而可增强脏腑的功能；二是推拿可通过调节脏腑的功能来治疗脏腑的器质性病变；三是通过调整脏腑功能使机体处于良好的功能状态，有利于激发体内的正气，增强机体的抗病能力。

## 二 现代医学原理

随着推拿在临床上的广泛应用，现代医学也开始关注和分析推拿疗法对人体的作用。通过研究，现代医学发现推拿疗法对人体有如下作用。

### （一）对皮肤的作用

直接接触皮肤的摩擦类手法，可以清除皮肤局部衰亡的表皮层，改善皮肤的呼吸，有利于汗腺和皮脂腺的分泌，并使皮肤内产生一种类组织胺物质；这种物质能够活跃皮肤的血管和神经，使皮肤的血管扩张，改善皮肤的营养，从而使皮肤变得光泽、美丽而富有弹性。

### （二）对肌肉的作用

推拿可增强肌肉的张力和弹性，使其收缩能力增强和增加肌力，有利于肌肉耐力的增强和其工作能力的提高。如对疲乏的肌肉推拿 5 分钟，它的工作能力会比原来提高 3 ~ 7 倍。

### （三）对关节、肌腱的作用

推拿可使关节周围的血液和淋巴循环加快，韧带的弹性和活动性增强，从而消除关节滑液停滞、淤积及关节囊肿胀、挛缩的现象。此外，推拿可使关节局部的温度上升，从而消除患者关节寒冷的感觉，还有

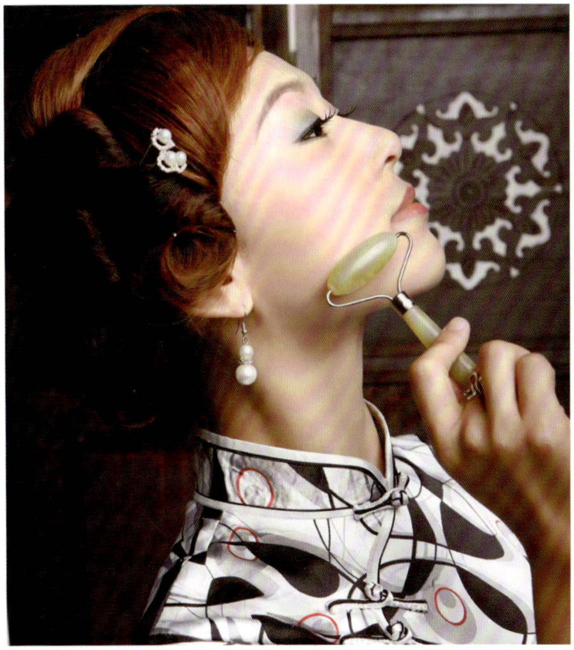

▲ 按摩不仅能防病保健，还能美容养颜

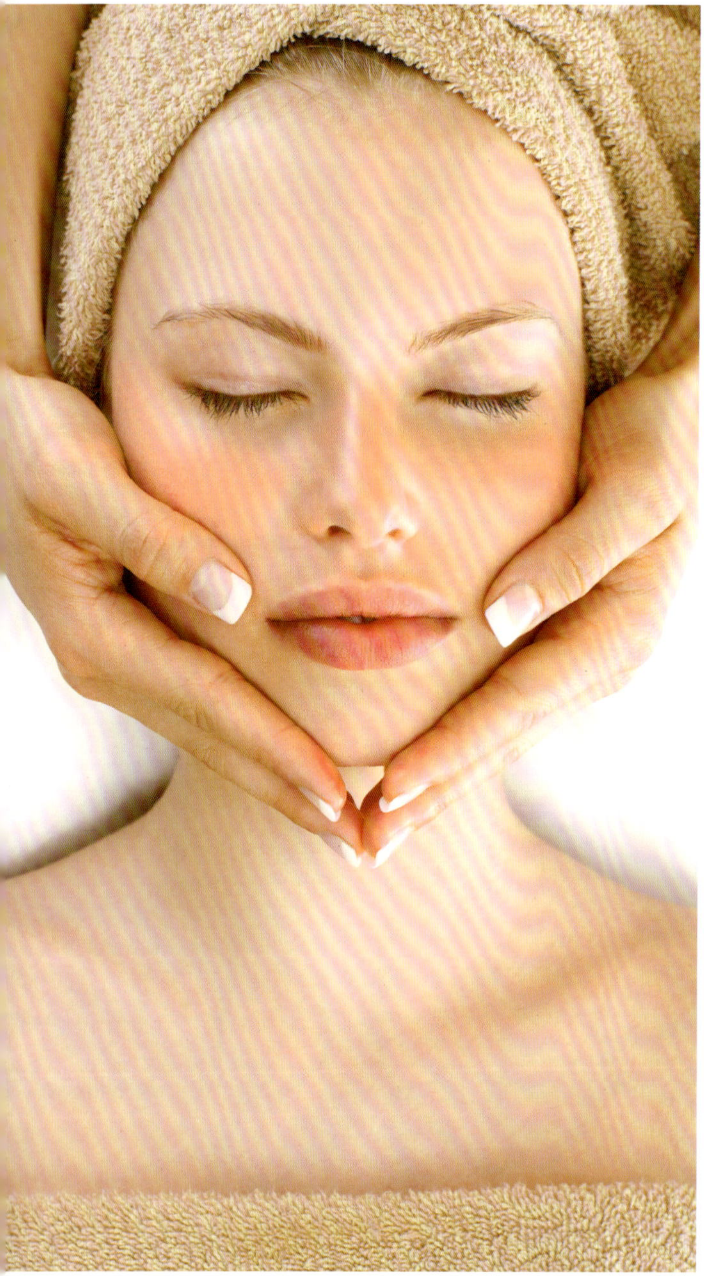

▲ 按摩可以宁心静气，帮助睡眠

利于因外伤而致的关节功能障碍的恢复。

## （四）对神经系统的作用

采用推拿来治疗失眠患者时，患者常常在推拿过程中处于睡眠状态。在治疗嗜睡患者时，推拿后，患者常感觉头清目明，精力充沛。这种现象和推拿手法对神经系统产生的抑制与兴奋作用是分不开的。

不同的推拿手法对神经系统的作用也有所不同。一般来说，缓慢而轻的推拿手法有镇静作用；急速而重的手法则会起到兴奋的作用。弱的和短时间的手法可改善大脑皮层的功能，并通过神经反射，调整疲劳肌肉的适应性和营养供求状况；强的和长时间的手法则有着相反的效果。

## （五）对血液和淋巴系统的作用

推拿对血液循环系统的影响：推拿后，血液中内啡肽和单胺类物质会明显增加，它们都是血浆的成分，并且内啡肽与单胺类物质中的 5HT3 都有镇痛作用；另外，推拿可促进血液成分发生变化，使白细胞总数增加，让其吞噬能力增强。

推拿对淋巴循环系统的影响：推拿能直接挤压组织中的淋巴管，促使淋巴液回流增快，有助于消除水肿。

## （六）对呼吸、消化和代谢的作用

推拿可以直接刺激胸壁，或通过神经反射使呼吸加深。推拿能通过反射机制，促进消化系统腺体的分泌作用，增强胃肠道的蠕动，从而改善消化功能。值得一提的是，在胃肠运动过强时，推拿会使运动减弱；而当胃肠运动减弱时，推拿会使之增强。

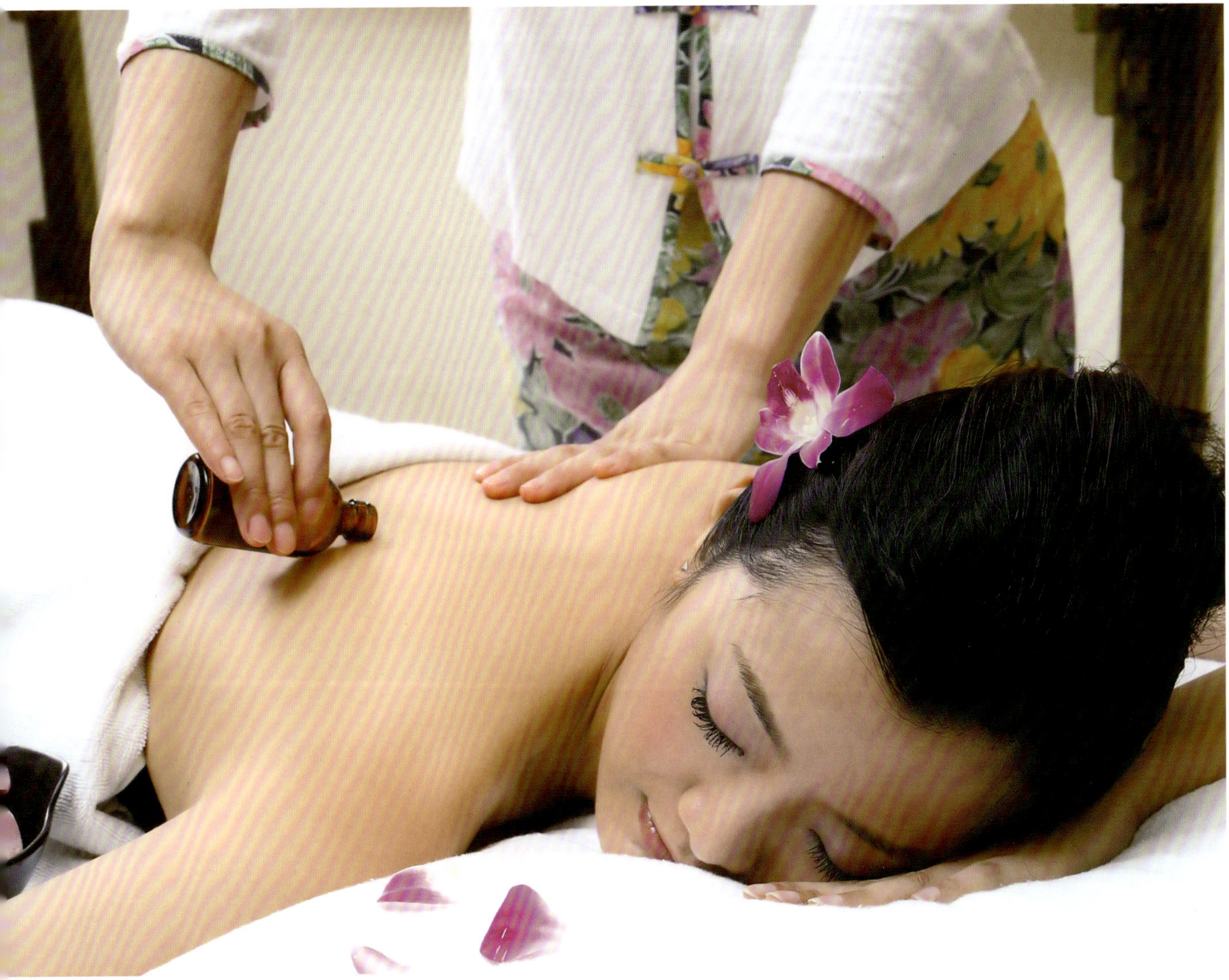

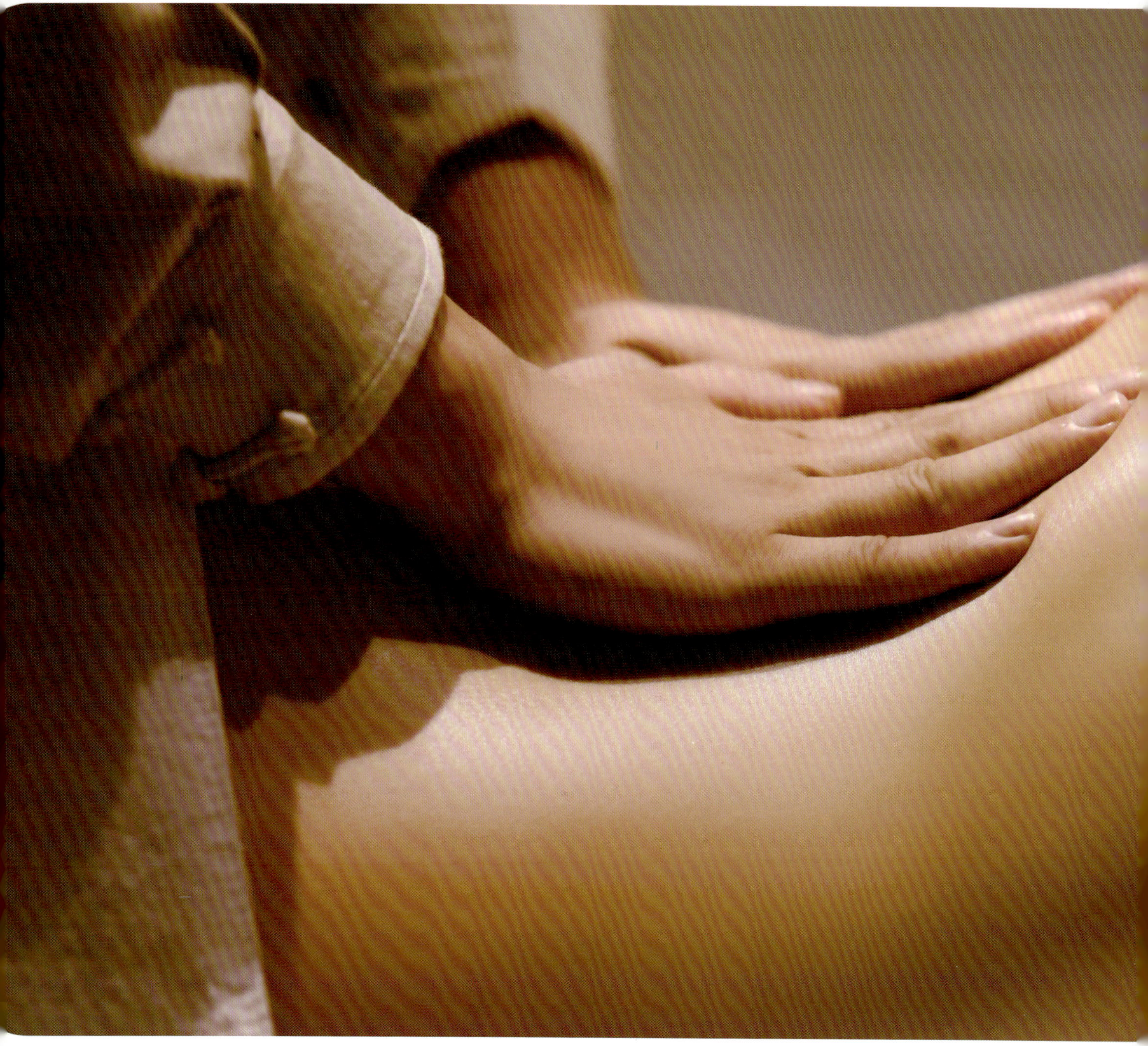

CHAPTER 02

# 推拿的准备工作
# 准备充分疗效好

推拿疗法采用的是“一对一”的操作方式，需要在一定的环境中治疗才能获得理想的疗效。在使用推拿手法治疗之前，需要采用一些热身手法，使受术者身体松弛、肌肉放松，以便起到更好的治疗作用。此外，在进行治疗时，受术者和操作者须按照不同的推拿手法来采用不同的体位，以便施展手法。适宜的环境、热身手法和正确的体位，这些都是推拿治疗不可或缺的部分。

# 第一节 推拿前要做什么

清楚了与推拿相关的知识，也做好了心理准备，就可以开始上手了吗？先别着急，推拿之前还需要选择合适的环境，做好各种防护措施，才能正式开始推拿。这样不仅能让推拿的疗效明显，还能将推拿过程变成一种舒适的享受。

## 一 推拿不可急，环境要适宜

推拿治疗时的环境非常重要，除了急性损伤需要就地急救外，一般都要在室内进行。

在推拿按摩时，操作者和受术者都需要保持身心放松，并选择舒适、优雅、干净的环境。同时，推拿室内要保持安静，绝对不能有噪声，且室内光线要充足、柔和。

室内保持通风，但不能有直接的对流风，尤其不能让电风扇直接对着受术者的受术部位吹，以防其感受风邪。

温度要适宜。室内温度控制在20℃左右，如要暴露患者的身体，室温则要控制在26℃左右，不能使患者感到寒冷；冬季按摩时，操作者的双手也要暖和。

## 二 若要疗效好，热身不可少

一般在运动前都要做热身活动，以舒展关节、放松肌肉，减少运动中的损伤。推拿也是如此。在使用推拿手法之前，先要在受术者身上采用一些热身手法，然后才能开始施以对症治疗的手法。

推拿前的热身，主要有三方面的作用：第一，可以放松肌肉，让受术者慢慢适应推拿手法的刺激作用；第二，热身手法都是一些比较轻柔舒适的手法，在推拿前使用热身手法，可以起到缓解受术者精神紧张的作用；第三，在热身的过程中，操作者和受术者可以调整体位，互相交流，有利于接下来的对症治疗。

在推拿的基本手法中，刺激平和、舒适、接触面积较大的手法都可以作为热身手法，如摩法、擦法、搓法、拍法、揉法、捏法、拿法等。热身的面积要覆盖到所有的治疗部位，以点带面地进行热身操作。推拿前热身，可以大大减少推拿时异常情况的发生，是推拿前必不可少的程序。

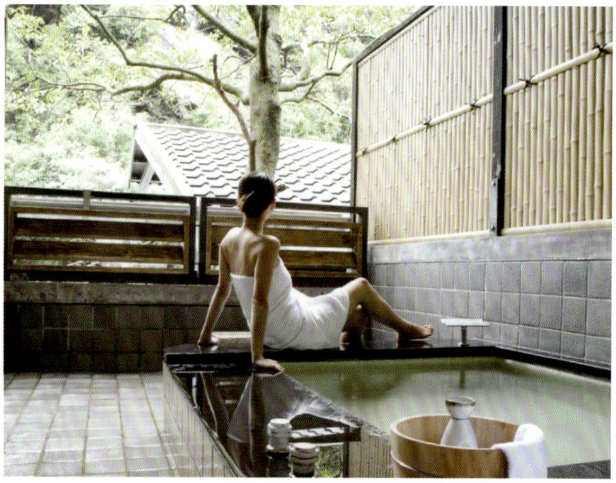

▲ 良好的环境对推拿的疗效尤为重要。

# 第二节 推拿时的体位

在推拿的临床治疗过程中，无论操作者与受术者，都应选择一个最佳的体位，以利于手法的操作，防止异常情况的发生。在选择体位时，应考虑以下两个方面的要求：一是有利于受术者肌肉的充分放松，让受术者感到舒适，并能保持较长时间；二是能使操作者的手法得到充分发挥，运用自如。

## 一 体位舒适，推拿更轻松

受术者一般采取卧位和坐位，很少采用站立位。

### （一）卧位

**仰卧位**

受术者仰面朝天而卧，两下肢伸直，上肢自然置于身体两侧。在面部、胸腹部及四肢前侧方等操作时，常采用此体位。

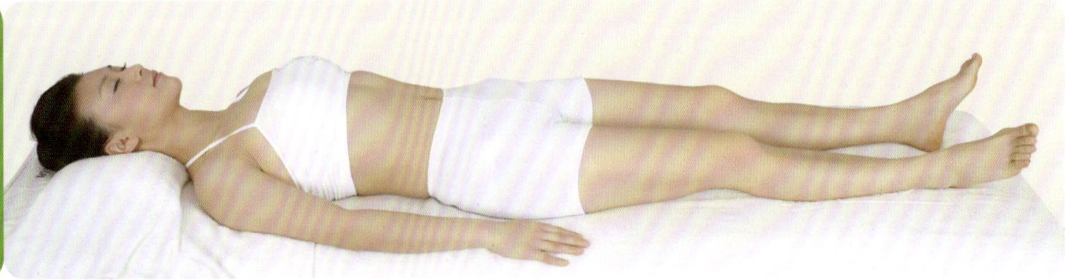

**俯卧位**

受术者背面朝天而卧，头转向一侧或向下，两手自然地放于头部两侧。在肩、背、臀部及上、下肢后外侧操作时，常采用此体位。

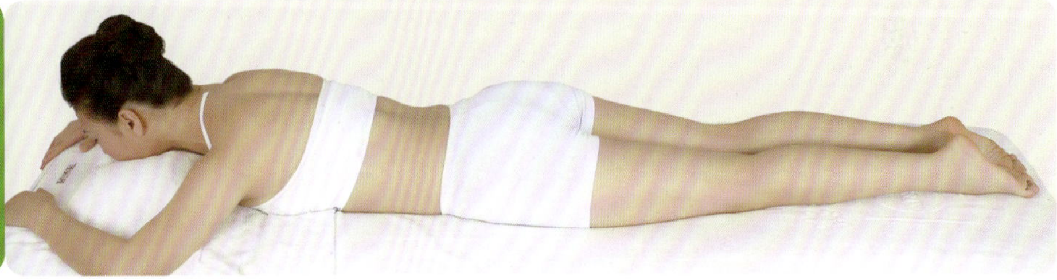

**侧卧位**

受术者侧向而卧，两下肢均屈曲，或一侧下肢屈曲，下肢均伸直亦可。在肩部、上肢外侧、臀部及下肢外侧施术时，常采用此体位。

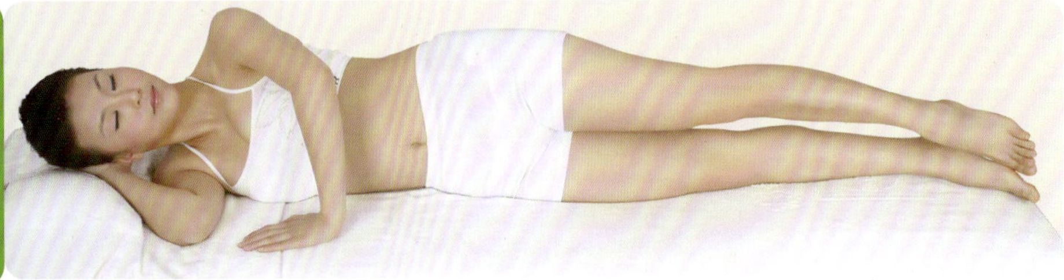

## （二）坐位

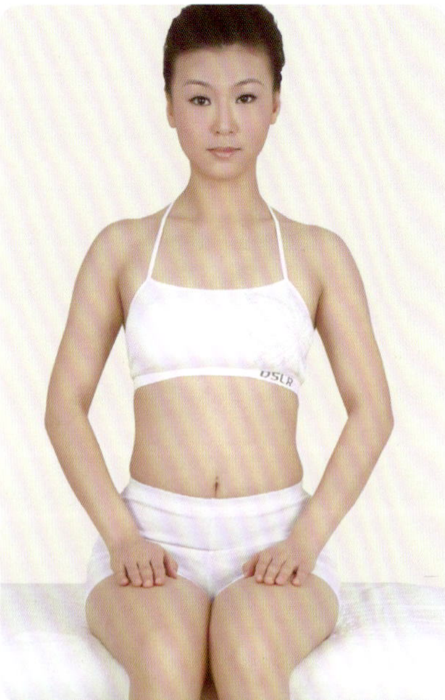

**端坐位**

受术者端正而坐，肌肉放松，自然呼吸，两上肢自然下垂，置于大腿上。在肩部、膝部施以手法，或拿捏肩井穴，以及进行肩关节摇法、腰部摇法、直腰旋转扳法时，常采用此体位。

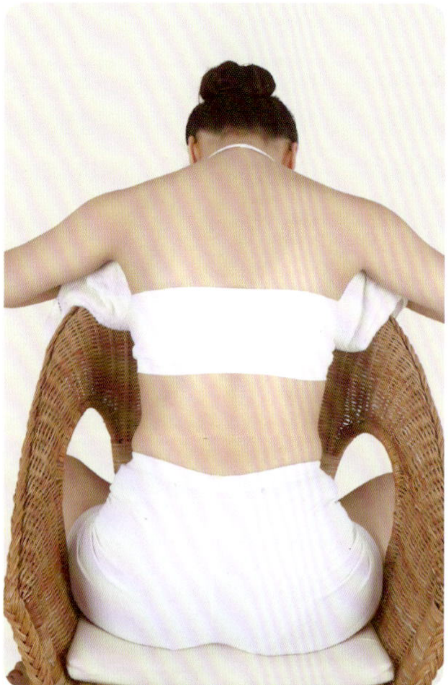

**俯坐位**

受术者端坐，上身前倾，略低头，两肘屈曲，置于膝上；或两臂置于桌上或椅背上，肩背部肌肉放松，保持自然呼吸。在颈项部以及腰背部进行手法操作或使用肘压法、湿热敷时，常采用此体位。

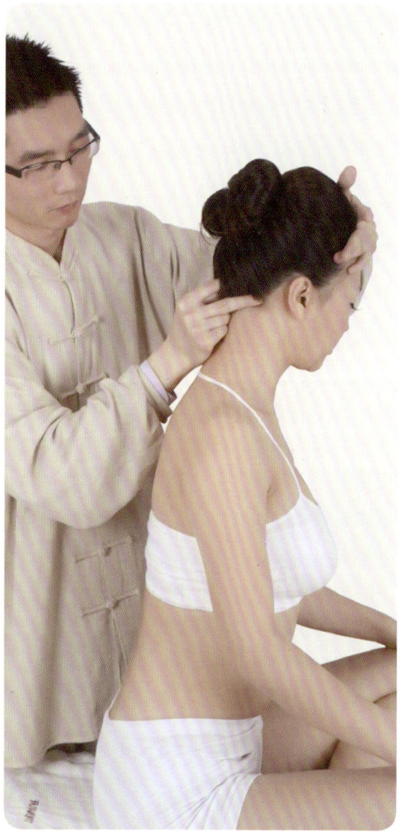

▲ 采用正确的体位，才能获得良好的治疗效果。

## 二 调整体位，精神专注

在进行推拿疗法的过程中，受术者的体位并不是一成不变的，而应根据操作者的施术手法和受术部位随时进行灵活的调整。操作者一般在对受术者的头面部和胸腹部进行操作时多采用坐位，有时候对肩部进行受术操作时也采用坐位；其他如进行颈项部、腰背部以及下肢部的操作时，大多采用卧位。

此外，操作者在操作过程中，要全神贯注，思想集中，不要左右观顾，心不在焉；要含胸舒背，收腹提臀，做到意到、手到、气到、力到；身体也应该根据手法操作的需要，随时进行相应的变换，灵活转侧，保持操作过程中全身各部位的动作协调一致。

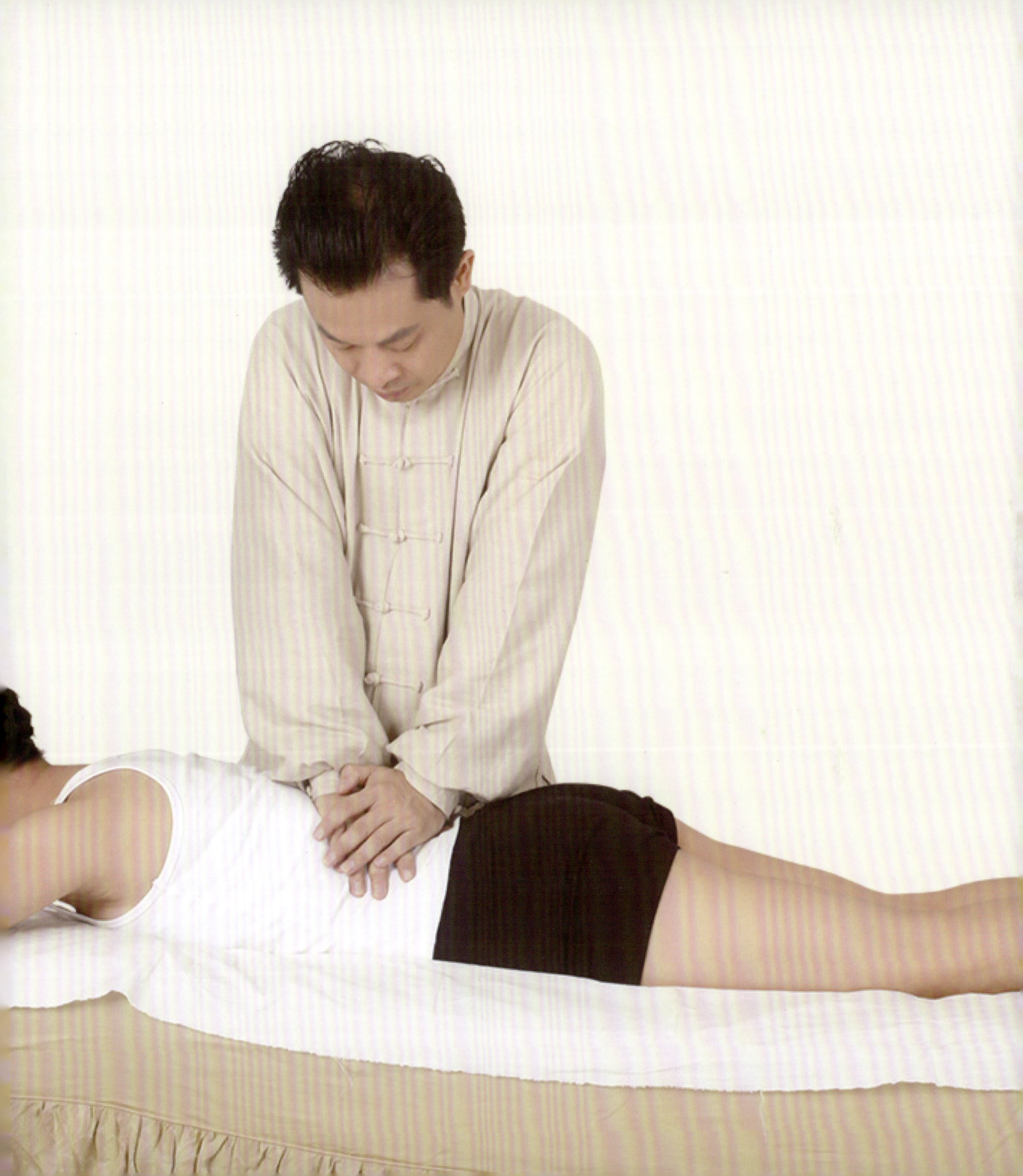

# 第三节 推拿的介质及辅助疗法

为了获得更好的疗效及保护推拿部位的皮肤，在进行推拿疗法时，常常会配合使用一些推拿介质，这种推拿方法又叫作“介质推拿”。先秦时期已经开始运用的药摩和膏摩，就是最早的推拿介质。此外，为了加强和延长推拿的治疗作用，在推拿之后可使用一些辅助疗法，最常用的就是热敷。

## 一 运用介质做推拿，疗效更佳

在施行推拿手法前，有时需要在操作部位上涂一些润滑的液体、膏剂或粉末，这些液体、膏剂、粉末统称为“推拿介质”或“推拿递质”。使用介质，一是为了起到一定的润滑作用，并保护操作部位不受损害；尤其是摩擦类手法的操作，必须借助介质才能完成；二是使具有药效作用的介质能通过手法从皮肤渗透到体内。

### （一）介质的种类

推拿的临床治疗中常应用多种介质，既有单方，也有复方，主要有药膏、药酒、药油、药汁、滑石粉等几种剂型。

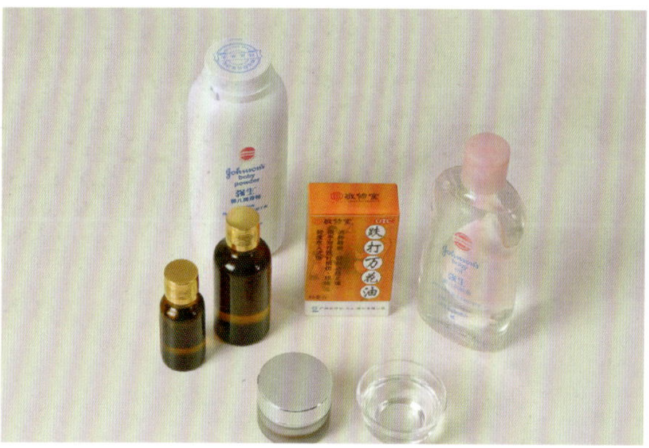

▲ 推拿用的介质

**药膏**

用药物加适量的赋形剂（如凡士林）调制而成的膏剂。根据药物成分的不同，有各种不同的治疗作用。常见的膏剂有冬青膏、野葛膏、治千金膏、华佗虎骨膏、赤膏等。

**药酒**

将药物置于75%浓度的酒精或白酒中浸泡而成；根据浸泡药物的不同，具有不同的治疗效果。常见的有葱姜水、薄荷水、伤筋药水、舒筋活络药水、正骨药水等。

**药油**

把药物提炼成油剂，常见的有传导油、蛤蜊油、香脂、松节油、麻油等。使用时，将适量药油涂于治疗部位，再运用擦法、摩法或推法进行操作，既有润滑作用，又有透热效果。

**药汁**

把药物洗净，捣碎取汁；如春夏季用薄荷汁，秋冬季用葱姜汁。薄荷汁具有发汗解表的作用，生姜汁具有温通发散的功效。

**滑石粉**

由于夏季易出汗，在出汗部位运用推拿手法进行操作，容易造成皮肤破损；若在施术部位敷以滑石粉，可保护受术者和操作者的皮肤。

### （二）介质的选择

**辨证选择**

根据证型的不同，选择不同的介质。总的来说，可以分为寒证、热证、虚证和实证。寒证，一般用具有温热散寒作用的介质，如葱姜水、冬青膏等；热证，一般用具有清凉退热作用的介质，如凉水、酒精等；虚证，一般用具有滋补作用的介质，如药酒等；实证，一般用具有清、泻作用的介质，如蛋清、红花油、传导油等。其他证型可用一些中性介质，如滑石粉、爽身粉等，取其润滑皮肤的作用。

**辨病选择**

根据病情的不同，选择不同的介质。如关节扭伤、腱鞘炎等软组织损伤，可选用活血化淤、消肿止痛、透热性强的介质，如红花油、传导油、冬青膏等；小儿肌性斜颈，则选用润滑性能较强的滑石粉、爽身粉等；小儿发热，选用清热性能较强的酒精等。

## 二 推拿加热敷，疗效更突出

有些病症在推拿完毕之后，如果再配合进行一些辅助疗法，可增强疗效，最常用的辅助疗法就是热敷。热敷可分为干热敷和湿热敷两种。干热敷为用盐、沙、土、药等炒热，放于袋中，敷于患处；湿热敷则是用湿的热毛巾敷于患处。临床治疗中以湿热敷较为常用。

### （一）湿热敷的方法

采用具有祛风散寒、温经通络、活血止痛作用的中草药，置于布袋内；将袋口扎紧，放入锅中，加适量清水煮沸数分钟；趁热将毛巾在药液中浸透后拧干，折成方形或长方形（根据治疗部位的需要而定）敷于患处；待毛巾不太热时即换另外一条毛巾敷上，一般换3条左右即可。湿热敷常用于擦法的操作之后。此时局部的毛孔开放，将热毛巾敷上，并施以轻拍法，以增加热量的内透作用；热敷后再涂上少许药水，如红花油、冬青膏等，可提高热敷的效果。

### （二）注意事项

1. 热敷时须暴露患处，因而室内要保持温暖无风，以免受术者感受风寒。

2. 毛巾须折叠平整，使热量均匀透入，以免烫伤皮肤。

3. 热敷时可隔着毛巾使用拍法，但切勿按揉。被热敷的部位一般在热敷后不可再使用其他手法，否则容易破皮。

4. 热敷时要控制好毛巾的温度和湿度。以毛巾拧得越干越好，这样不易烫伤皮肤，导致起泡。如果温度不够高，可让毛巾带点湿度。

5. 热敷的温度应以受术者能忍受为限，要防止受术者发生烫伤和晕厥。对于皮肤知觉迟钝的受术者更须注意。

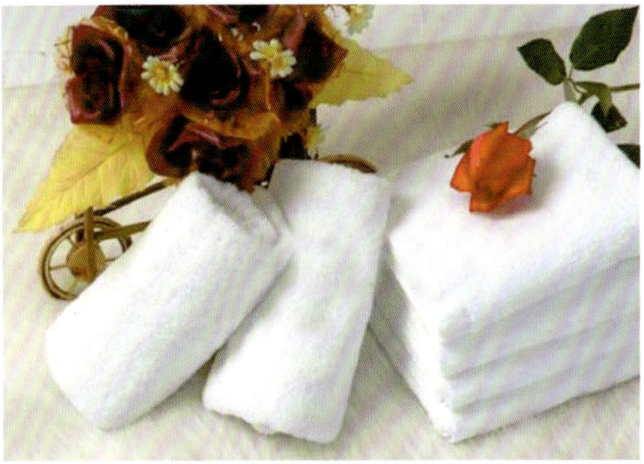

▲ 选一块柔软的毛巾给自己做湿热敷

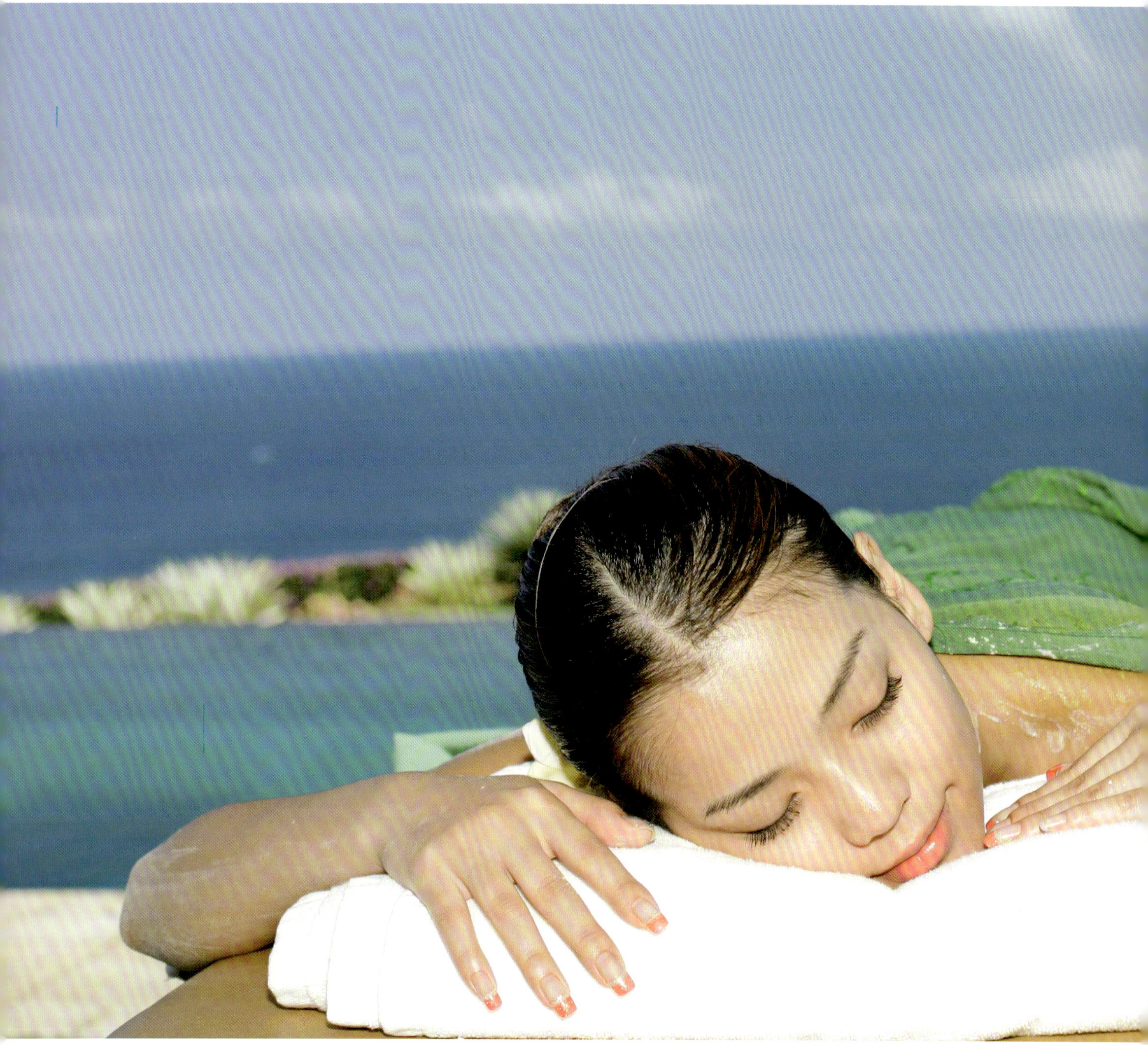

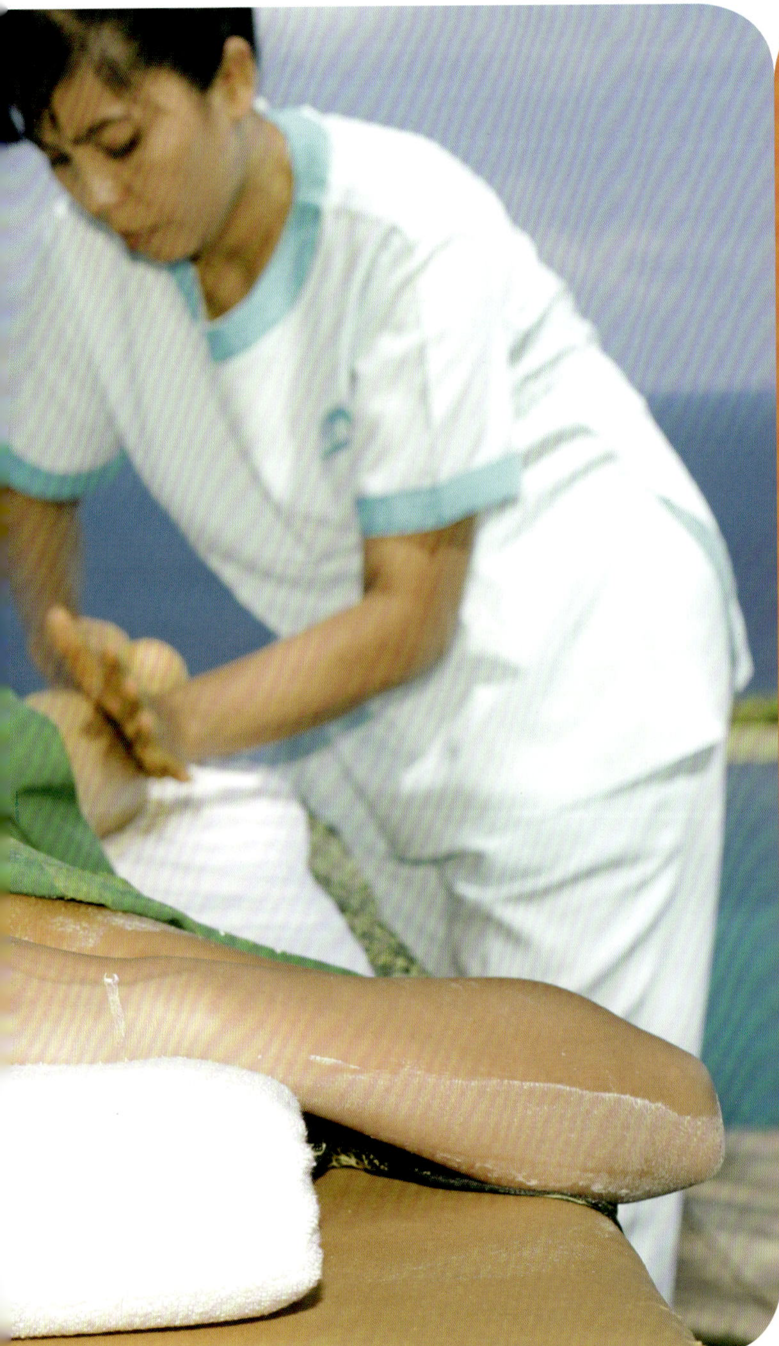

CHAPTER 03

# 推拿手法的训练
# 手到病除功夫深

“手法”，是指按特定技巧和规范化动作在受术者的体表操作，用于治疗疾病和保健强身的一项临床技能。推拿一般多用手操作，也可根据需要，用手以外的腕、臂、肘、膝、足等部位进行操作，甚至可以借助一定的工具来进行推拿。因用手操作较多，故称之为“手法”。

# 第一节 推拿的手法要诀

推拿的手法讲究技巧。拥有手法要诀，能够让推拿更轻松、更科学。进行推拿治疗时，在诊断、取穴及施治部位均正确的情况下，所获得的疗效关键取决于手法操作的准确性和应用的熟练程度。只有规范地掌握手法，操作娴熟，才能更好地发挥推拿的功效。

## 一 持久、有力、均匀、柔和、深透

推拿的基本手法，即操作时要达到的基本要求是：持久、有力、均匀、柔和、深透。

**持久：**指单一的手法能够持续操作一段时间而不间断、不乏力。

**有力：**有力量。这种力量不是蛮力和暴力，而是一种含有技巧的力量。

**均匀：**指手法操作的节律性、速率和压力能保持均匀一致，不能忽快忽慢或忽轻忽重。

**柔和：**指手法轻而不浮、重而不滞、刚中有柔、柔中带刚。

**深透：**当手法达到了持久、有力、均匀、柔和这四项要求以后，就具备了渗透力；这种渗透力可透皮入内，深达内脏及组织的深层。

## 二 稳、准、巧、快

对于运动关节类的手法来说，其操作的基本要求可概括为“稳、准、巧、快”四个字。即手法操作要平稳自然，因势利导，避免生硬粗暴；选择手法时要有针对性，定位要准；用手法施术时要用巧力，以柔克刚，以巧制胜，不使用蛮力；用手法操作时，用力要疾收疾发，用“短劲”“巧劲”；发力不可过长，时间不可过久。

▼ 掌握推拿的手法要诀，才能使推拿更轻松、更科学、更有效。

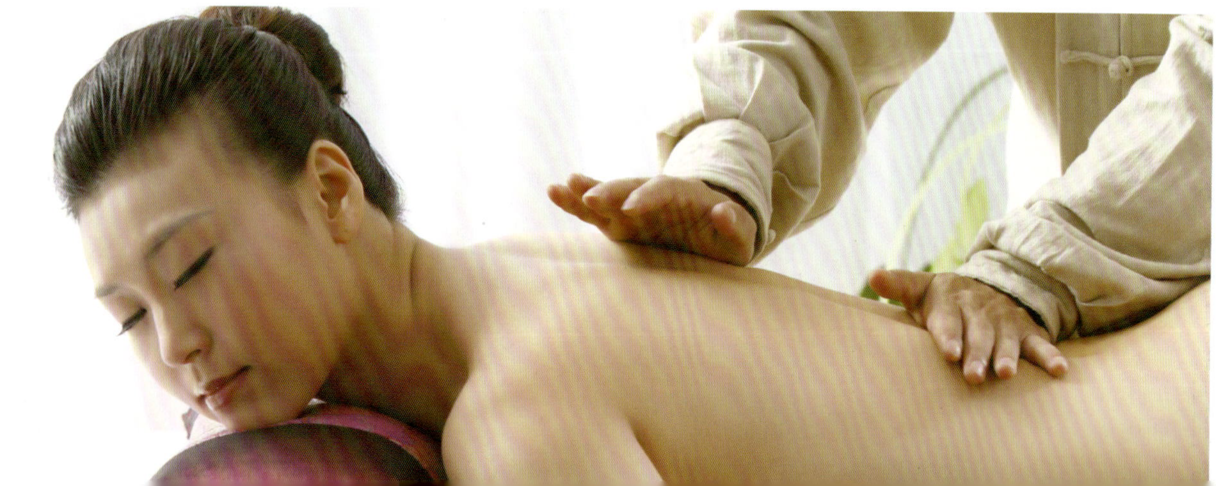

# 第二节 推拿常用的手法

推拿疗法主要是运用各种手法在人体表面的穴位、经络和特定部位进行治疗，因此手法是推拿疗法中重要的组成部分。推拿的手法主要包括基本手法、复合手法和运动关节类的手法三大类。

## 一 基本手法

凡手法动作单一，仅为一种运动形式；且在临床中起基础治疗作用或主要治疗作用，应用比较频繁的一类手法，称为“基本手法”。

### （一）㨰法

以手背部在体表进行连续的滚动，称为“㨰法”。㨰法是㨰法推拿流派的代表手法，它依靠滚动的力量作用于体表，具有平和的刺激性，安全舒适，易于被人接受，具有良好的调整作用。㨰法接触面广，在肌肉丰厚或薄弱的部位均可使用，多用于项、背、腰、臀及四肢部。

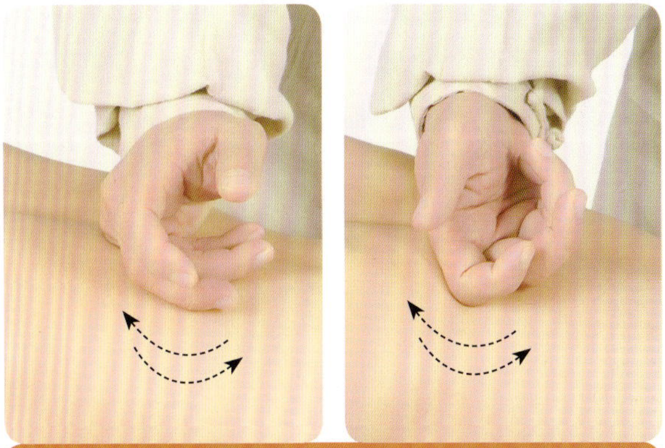

**动作要领**

- 拇指自然伸直，其余手指屈曲；小指和无名指的掌指关节屈曲度约成 90°，其余手指屈曲的角度依次减小；如此可使手背沿掌横弓排列，呈弧面，使之形成滚动的接触面。
- 以第 5 掌指关节背侧附于体表的操作部位上，以肘关节为支点，前臂主动做推旋运动，带动腕关节做较大幅度的屈伸和一定的旋转活动，使手背偏尺侧部位在体表的操作部位上进行连续不断的滚动，每分钟 120 ~ 160 次。

**细节要求**

- 操作者的肩关节宜放松下垂，屈肘呈 140° 左右；上臂中段距离胸壁约一拳远，松腕；食指、中指、无名指和小指的掌指关节屈曲幅度逐渐增加。
- 㨰法对体表应产生轻重交替的滚动刺激，前滚和回滚时着力的轻重之比为 3∶1，即“滚三回一”。
- 操作时不宜拖动、跳动和摆动。拖动是由于吸点不牢而形成的拖擦；跳动是由于前滚时推旋力过大，回滚时回旋力过小而形成的弹跳；摆动则是腕关节的屈伸幅度过小所致。
- 㨰法在进行移动操作时，移动的速度不宜过快。即在滚动的频率不变的情况下，用手背部在操作部位上进行缓慢移动。

**主治作用**

用于颈椎病、肩周炎等常见病的保健。

## （二）“一指禅”推法

“一指禅”推法是以拇指端或拇指的螺纹面着力，通过腕部的往返摆动，使产生的功力通过拇指持续不断地作用于操作部位或穴位上。“一指禅”推法是“一指禅”推拿流派的代表手法，其特点是手法操作缠绵，讲究内功、内劲；故初学时易形似，难以神似，需多加练习才能真正掌握。

“一指禅”推法的接触面积小，刺激偏弱或中等，不能光靠用力，而是要讲究内力、内劲，初学者要多加练习。“一指禅”推法如以指端操作，其接触面最小，易于施力，刺激相对较强；如果以拇指的螺纹面操作，则接触面积相对较大，刺激也相对平和。两者多用于躯干部及四肢部的经络腧穴。

**动作要领**

拇指伸直，其余手指自然屈曲，以拇指端或拇指的螺纹面着力于体表的操作部位或穴位上。沉肩，垂肘，悬腕，前臂自主运动，带动腕关节有节律地摆动，使产生的力通过指端或螺纹面轻重交替，持续不断地作用于操作部位或穴位上，手法频率为每分钟 120 ~ 160 次。

### 细节要求

- 操作时要沉肩，垂肘，悬腕，掌虚指实，紧推慢移。沉肩，指肩关节放松，肩胛骨自然下沉，以腋下空松，能容纳一拳为宜；垂肘，指肘部下垂，一般体位下肘部宜抵住腕部；悬腕，指腕关节悬屈，弓背向上，有如悬吊一般；在腕关节放松的基础上，应尽可能屈曲 90°；掌虚指实，指手法操作时，除拇指外，其余四指及手掌部均要放松，虚不受力；而拇指则要蓄满功力，以自然的压力进行操作；紧推慢移，指手法操作时腕部的摆动频率较快，每分钟 120 ~ 160 次，但拇指端和拇指的螺纹面在操作部位上的移动却较慢。
- 操作时注意力不可分散，不要耸肩用力，肘部不可外翘，拇指端或拇指的螺纹面与操作部位不要形成摩擦移动或者滑动。

### 主治作用

多用于冠心病、胃脘痛、头痛、面神经麻痹、近视、月经不调、颈椎病、关节炎等病症。

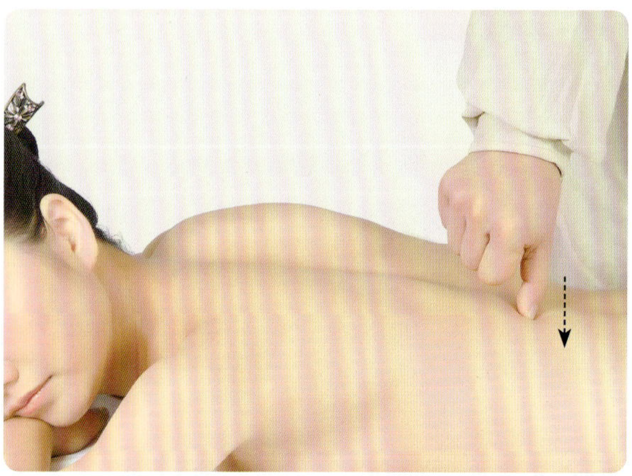

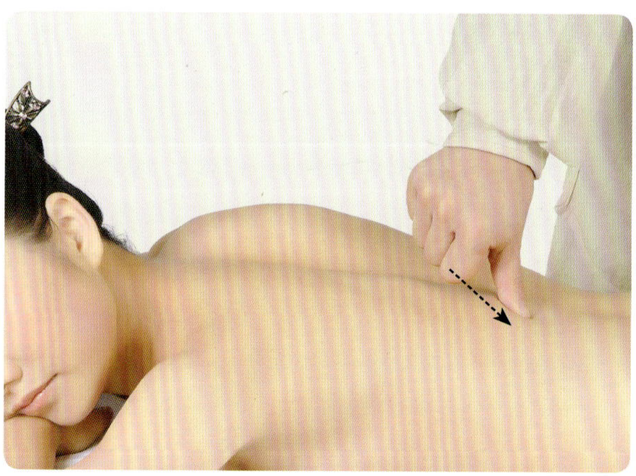

## （三）揉法

以指、掌的某一部位在体表的操作部位上做轻柔、灵活的上下、左右或环旋揉动，称为“揉法”。揉法是常用的推拿手法之一，根据肢体操作部位的不同可分为掌揉法、指揉法等。其中掌揉法又可分为大鱼际揉法、掌根揉法等；指揉法可分为拇指揉法、中指揉法等多种揉法。

### 动作要领

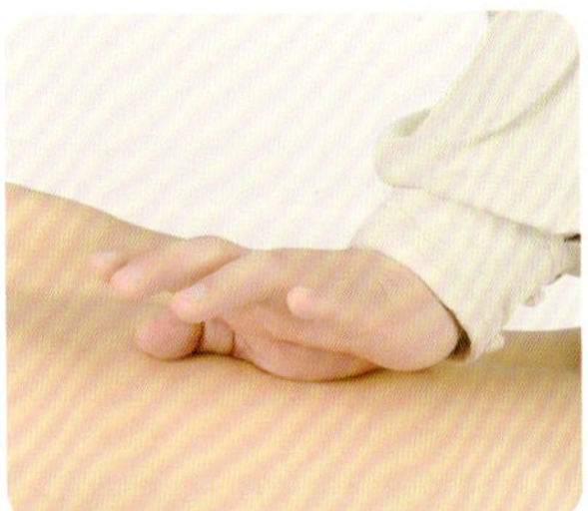

**大鱼际揉法**

以手掌的大鱼际部着力于操作部位上。沉肩，屈肘成 120° ~ 140°，肘部外翘，腕关节放松，呈微屈或水平状；以肘关节为支点，前臂做主动运动，带动腕关节进行左右摆动，使大鱼际在治疗部位上进行轻柔、灵活的揉动，手法频率为每分钟 120 ~ 160次。

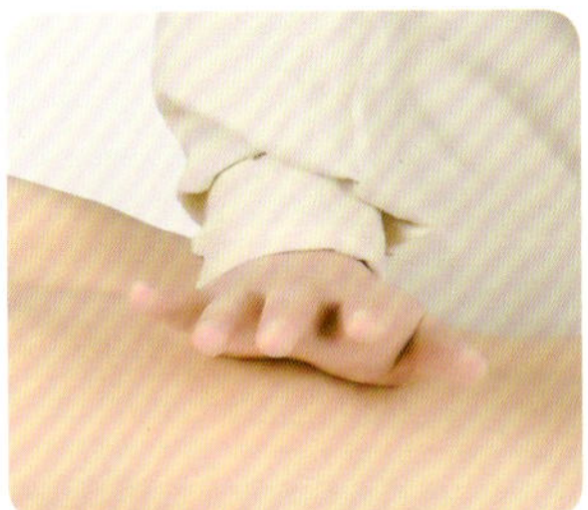

**掌根揉法**

肘关节微屈，腕关节放松，并略背伸，手指自然弯曲，掌根部附着于操作部位上。以肘关节为支点，前臂做主动运动，带动腕掌做小幅度的回旋运动，使掌根部在操作部位上进行柔和、连续不断的旋转揉动，手法频率为每分钟 120 ~ 160 次。

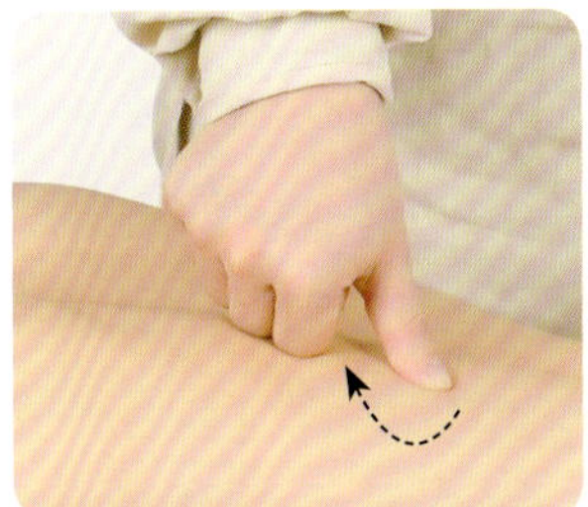

**拇指揉法**

以拇指的螺纹面置于操作部位上，其余四指放在合适的位置，以便于操作，腕关节微屈或伸直。以腕关节为支点，拇指主动做环转运动，使拇指的螺纹面在操作部位上做连续不断的旋转揉动，手法频率为每分钟 120 ~ 160次。

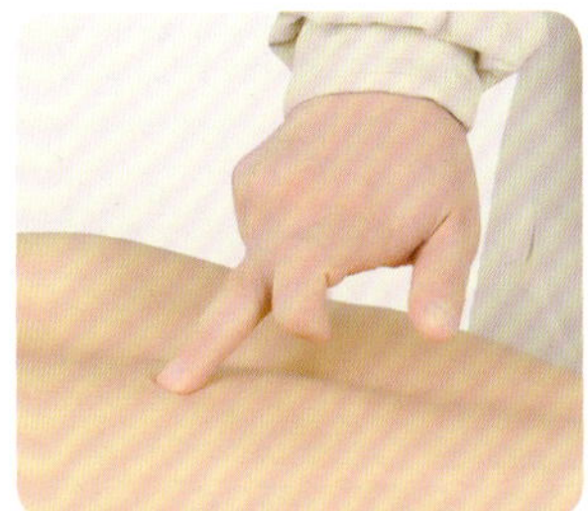

**中指揉法**

中指的指间关节伸直，掌指关节微屈，以中指的螺纹面着力于操作部位或穴位上。以腕关节为支点，拇指主动做环转运动；通过腕关节使中指的螺纹面在操作部位上做轻柔、灵活的小幅度环旋或上下、左右的揉动，手法频率为每分钟 120 ~ 160 次。为加强揉动的力量，可以用食指的螺纹面搭在中指背上进行操作。

### 细节要求

- 所施压力要适中，以受术者感到舒适为度。揉动时要带动皮下组织一起运动，动作要灵活而有节律性，不可在体表进行摩擦运动。
- 指揉法在面部操作时，频率可以放慢。
- 大鱼际揉法中前臂有推旋运动，腕部宜放松；指揉法中腕关节要保持一定的紧张度；掌根揉法中腕关节略背伸，松紧要适度。

### 主治作用

用于胃脘痛、便秘、泄泻、癃闭（小便点滴而出或闭塞）、头痛、软组织扭挫伤、颈椎病、骨折术后康复、小儿斜颈、小儿遗尿、近视等多种病症。

## （四）摩法

用手指或手掌在体表做环形而有节奏的摩动，称为“摩法”。此法分为“指摩法”和“掌摩法”两种。指摩法接触面较小，适用于颈项、面部、四肢等部位，而掌摩法接触面大，多适用于胸腹、腰背等部位。摩法是最古老的推拿手法，消郁散结的作用较好。

### 动作要领

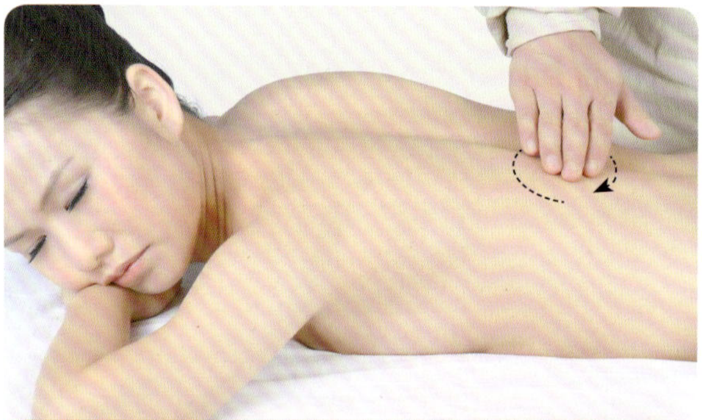

**指摩法**

掌部自然伸直，食指、中指、无名指和小指并拢，腕部略屈。拇指外的四指指面着力于操作部位，以肘关节为支点，前臂做主动运动，通过腕、掌使指面做环形摩动。

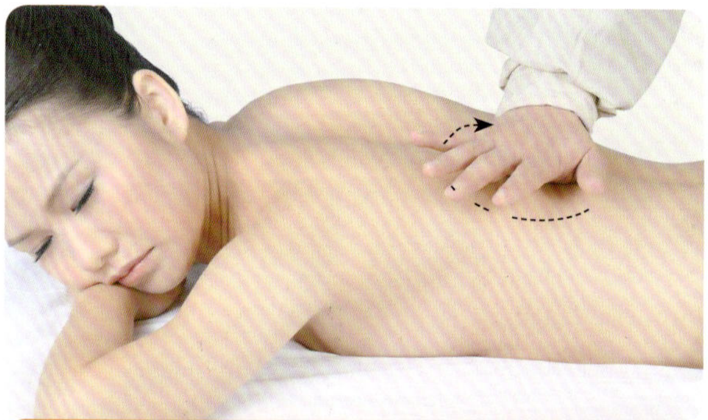

**掌摩法**

手掌自然伸直，腕关节略背伸；将手掌平置于操作部位上，其操作过程同指摩法。

### 细节要求

- 指摩法在操作时，腕关节要保持一定的紧张度，而掌摩法则需要腕部放松。
- 摩动的速度、压力宜均匀。一般指摩法宜稍轻快，掌摩法宜稍重缓，操作时应带动皮下组织。《圣济总录》中说：“摩法不宜急，不宜缓，不宜轻，不宜重，以中和之意施之。”

### 主治作用

用于咳喘、胸胁胀痛、呃逆、腹胀、腹痛、消化不良、泄泻、便秘、月经不调、痛经、遗精、阳痿早泄、外伤肿痛等病症。

## （五）推法

以指、掌或肘等着力于操作部位上，做单向直线推动，称为“推法”，又名“平推法”。成人推法和小儿推法有所不同，小儿推法除直线推动外，亦可做弧形推动。推法通经活脉、荡涤积滞的作用较强。

推法一般分为“指推法”和“掌推法”两种。指推法接触面积小，推动距离短，施力柔中带刚，易于查找和治疗小的病灶，故常用于足部、手部、项部和面部，也可用于局部的穴位；掌推法接触面积大，推动距离长，力量柔和而沉实，多用于腰背部、胸腹部及四肢部。至于肘推法，因施力刚猛，故一般只用于背部的脊柱两侧及大腿后侧。

### 动作要领

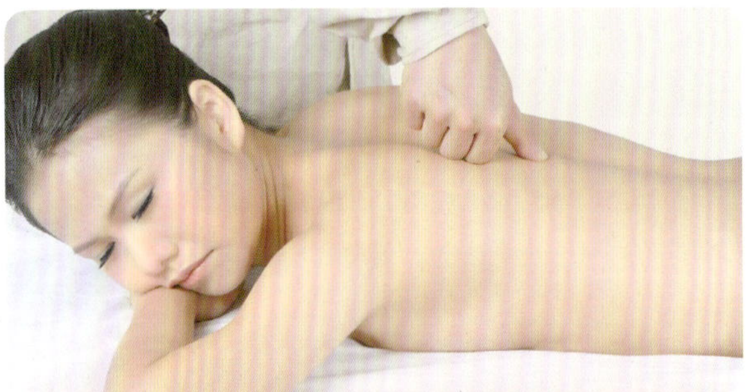

**指推法**

以拇指端着力于操作部位或穴位上，其余四指放在相应的位置，以方便用力，腕关节略屈，并偏向尺侧。拇指及腕臂部主动施力，向拇指端方向呈短距离单向的直线式推进。

指推法中，还可用拇指的螺纹面偏桡侧缘为着力面，按上述要领向食指方向推动，叫作“拇指平推法”；其次，指推法还可食指、中指、无名指并拢，用这三指的指端部及螺纹面为着力面进行推法操作，称为“三指推法”。

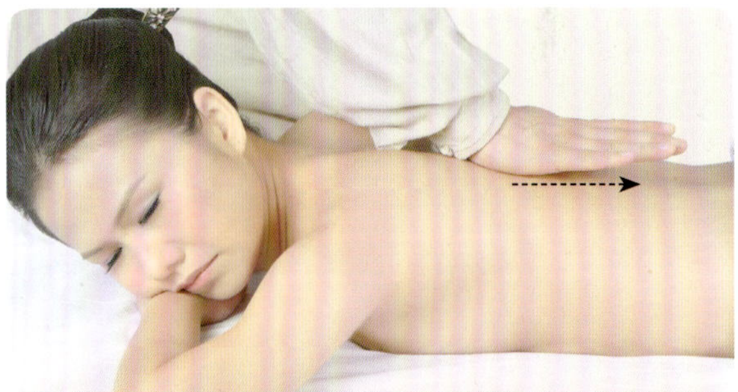

**掌推法**

以掌根部着力于施术部位，腕关节背伸，肘关节伸直。以肩关节为支点，上臂部主动施力，通过前臂、腕关节，使掌根部向前做单向直线式推进。

### 细节要求

- 着力部要紧贴体表，推进的速度宜缓慢均匀，压力平稳适中，要单向直线式推进。
- 不可推破皮肤。为防止推破皮肤，可使用冬青膏、滑石粉等介质，亦可用间歇操作的方法。

### 主治作用

用于外感发热、腹胀便秘、食积癃闭、高血压病、头痛失眠、腰腿痛、腰背筋膜炎、风湿痹痛、感觉迟钝等病症。

## （六）擦法

用指、掌贴附于操作部位，做快速的直线往返运动，使之摩擦生热，称为“擦法”。

本法包括全掌擦法、大鱼际擦法和小鱼际擦法，可用于胸腹部、两胁部、腰背部及四肢部。

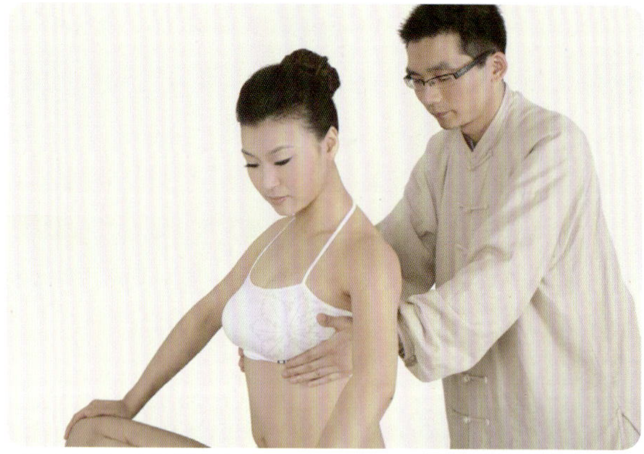

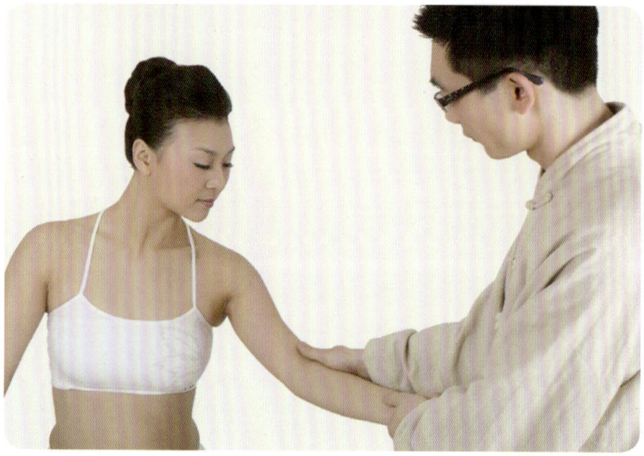

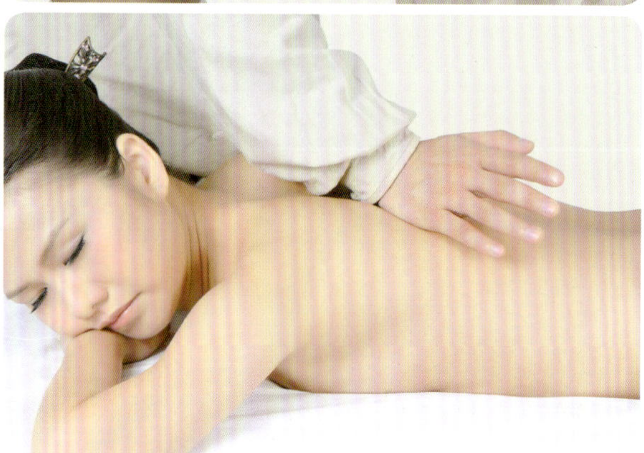

**动作要领**

以手掌的全掌、大鱼际或小鱼际着力于操作部位，腕关节放平。以肩关节为支点，上臂主动运动，通过肘、前臂和腕关节使掌指面、大鱼际或小鱼际进行前后方向的连续擦动，并产生一定的热量。

### 细节要求

- 着力部分要紧贴体表，与受术者体表的接触必须平实，否则在擦动时会时滞时浮。须直线往返运行，往返的距离应尽量拉长，力度要均匀，动作要连续不断，有如拉锯状。
- 擦法产生的热量应以“透热”为度，即操作者在操作时感觉擦动所产生的热已徐徐进入受术者的体内，此时称为“透热”。透热后，结束手法操作。
- 压力不可过大。操作时如压力过大，则手法滞重，易擦破皮肤。
- 不可擦破皮肤。长时间的操作，或在擦法后又使用了其他手法，易致皮肤破损，故应避免。为保护皮肤，可结合使用冬青膏、红花油等介质进行操作。

### 主治作用

擦法具有较好的温经散寒作用，常用于外感风寒、发热恶寒、风湿痹痛、胃脘痛、喜温喜按者；以及肾阳虚所致的腰腿痛、小腹冷痛、月经不调，以及外伤肿痛等病症。

## （七）搓法

用双手的掌面夹住肢体，或以单手、双手的掌面着力于操作部位，做交替搓动或往返搓动，形如搓绳，称为“搓法”。

搓法具有明显的疏松肌肉、调和气血的作用。它常被用于四肢和胸肋部、背部，尤其以上肢部的应用较多；常作为推拿治疗的结束手法。

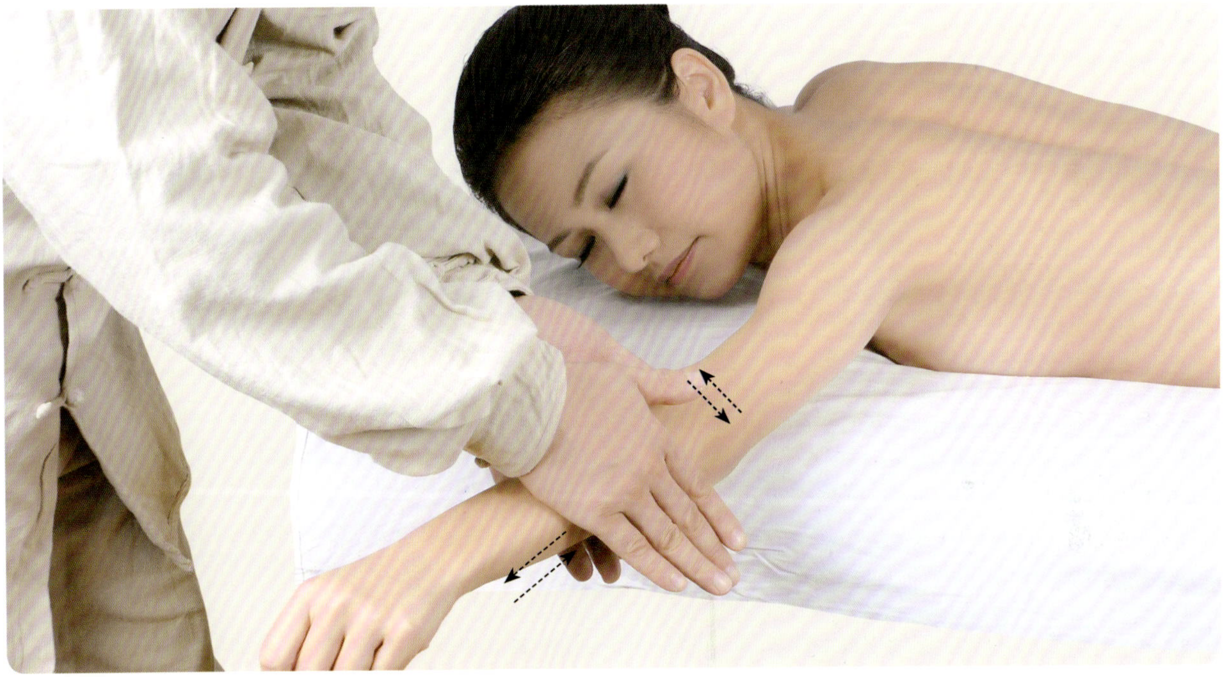

**动作要领**

用双手的掌面夹住操作部位，令受术者肢体放松。以肘关节和肩关节为支点，前臂与上臂部主动施力，做相反方向的快速搓动，并同时由上而下移动。

### 细节要求

- 操作时动作要协调、连贯。搓法的动作中含有擦、揉、摩、推等多种运动成分，需细心体会。搓动时掌面在操作部位的表面进行小幅度移动，受术者会有较强的放松感。
- 搓动的速度宜稍快，而从上向下的移动速度宜慢。不宜逆向移动。如需搓动几遍，则在第一遍结束后，第二遍再从起始部位开始。
- 施力不宜过重。夹搓时如夹得太紧，会造成手法呆滞。

### 主治作用

常用于肢体酸痛、关节活动不利及胸肋迸伤等病症。

## （八）抹法

用拇指的螺纹面或掌面在操作部位做上下或左右及弧形曲线的抹动，称为“抹法”。抹法与平推法相似，但用力较推法轻，也可往返移动。抹法属于易学难精之法，临床用者一般多取其镇静安神的作用。

此法分为指抹法和掌抹法两种。指抹法的活动范围小，多用于面部、项部；掌抹法抹动的范围较大，一般多用于背部、腰部。

### 动作要领

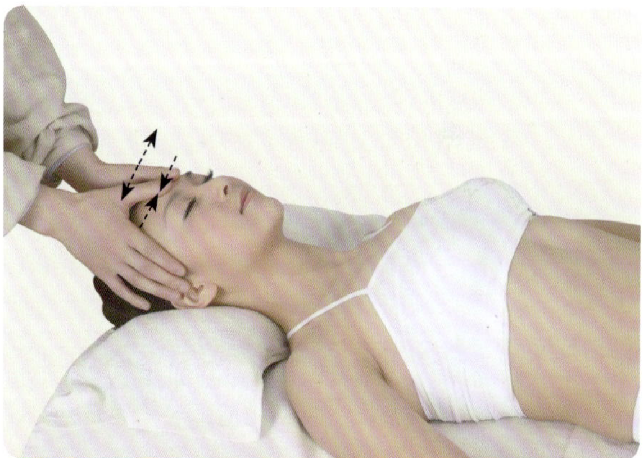

**指抹法**

以单手或双手拇指的螺纹面置于操作部位上，其余手指置于相应的位置，以方便用力。以拇指的掌指关节为支点，拇指主动运动，做上下或左右，直线往返或弧形曲线的抹动。

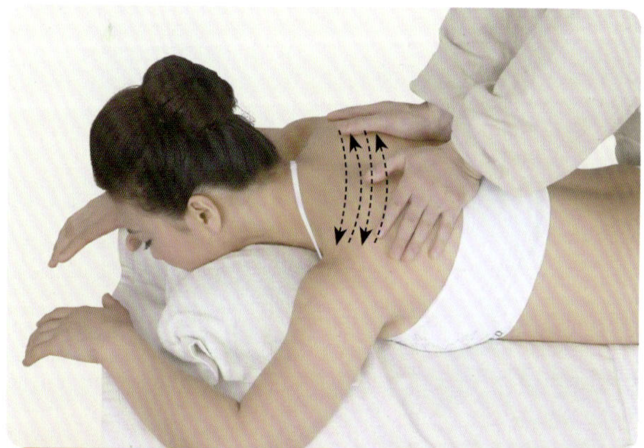

**掌抹法**

以单手或双手的掌面置于操作部位上，以肘关节和肩关节为双重支点。前臂与上臂部协调用力，腕关节适度放松，做上下或左右，直线往返或弧形曲线的抹动。

### 细节要求

- 操作时，手指的螺纹面或掌面要贴紧操作部位的皮肤，用力要均匀，动作要和缓灵活。抹动时，不宜带动深部组织。
- 注意抹法与推法的区别。通常所说的推法是指平推法，其运动特点是单向、直线，“有去无回”；而抹法则是或上或下，或左或右，或直线往来，或曲线运转，需根据不同的部位进行灵活的变化运用。

### 主治作用

主要用于感冒、头痛、面部神经麻痹及肢体酸痛等病症。

## （九）按法

以指、掌等部位节律性地按压施术部位，称为“按法”。

按法同摩法一样，均是推拿早期即已开始应用的手法，具有刺激强而舒适的特点，易于被接受，可“补虚泻实”。指按法接触面积小，刺激较强，常在按后施以揉法，有“按一揉三”的说法，即重按一下，轻揉三下，形成有规律的“先按后揉”的连续操作手法，一般多用于面部，亦可用于肢体的穴位；掌按法面积较大，沉实有力，舒缓自然，多用于背部、腰部、下肢后侧、胸部及上肢部。

按法一般以指按法与掌按法的应用较多，常与揉法结合运用，组成“按揉”复合手法。

### 动作要领

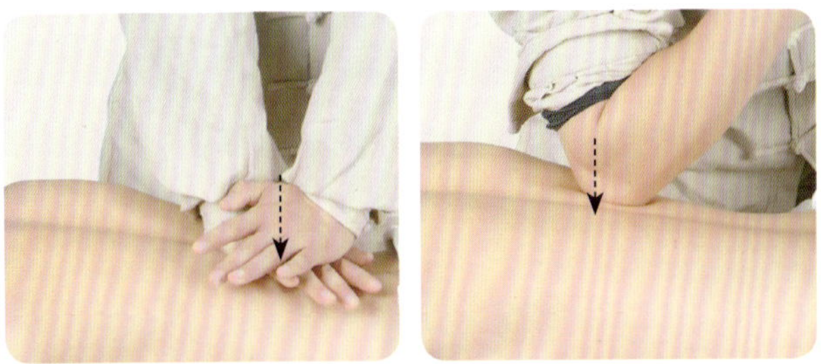

#### 指按法

以拇指端或将拇指的螺纹面置于操作部位或穴位上，其余四指张开，置于相应位置，以支撑助力，腕关节悬屈。以腕关节为支点，掌指部主动施力，做与操作部位相垂直的按压。当按压力达到所需的力量后，要稍停片刻，即所谓的“按而留之”，然后松劲撤力，再做重复按压，使按压动作既平稳，又有节奏。

#### 掌按法

将单手或双手的掌面置于操作部位。以肩关节为支点，利用身体上半部的重量，通过上臂、前臂及腕关节传至手掌部，垂直向下按压。施力原则同指按法。

#### 肘按法

按法除用指、掌部操作外，亦可用肘部操作。用肘操作时，当屈肘，以肘的尺骨鹰嘴部为着力面，并巧用身体上半部的重量进行节律性地按压。

### 细节要求

- 按法用力的原则是由轻到重，稳而持续，使刺激充分达到机体组织的深部，结束时则由重而轻。
- 按压的用力方向多为垂直向下或与受力面相垂直。
- 操作手法要缓慢而有节奏。
- 操作手法忌突发，突止，突施暴力，同时一定要掌握好受术者的骨质情况；诊断必须明确，避免造成受术者骨折。

### 主治作用

用于腰背筋膜炎、颈椎病、肩周炎、腰椎间盘突出症等疼痛性疾病，以及风寒感冒、高血压、糖尿病、偏瘫等多种病症。

## （十）点法

以指端或关节突起部点压操作部位或穴位，称“点法”。该法主要包括指点法和肘点法。指点法接触面小，刺激强，易于取穴，适于全身各部的穴位；其中，中指点法以面部、胸腹部的应用居多；屈指点法主要用于四肢关节的缝隙处。肘点法较指点法接触面积大，用力沉稳厚重，易于施力，适于背部、腰部、臀部及下肢后侧。

### 细节要求

- 取穴宜准，用力宜稳。准确取穴后，要由轻而重，平稳持续地施力，使刺激充分达到机体组织深部，从而获得手法治疗所特有的“得气”效果。点法结束时要逐渐减力，其总的施力过程为轻—重—轻。
- 点后宜用揉法，以避免气血积聚，或者点法所施部位及穴位局部的软组织损伤。
- 不可施暴力或蛮力。
- 对年老体弱、久病虚衰的受术者慎用点法。

### 主治作用

点法具有较明显的通经止痛作用，对各种疼痛性疾病有较好的治疗作用，主要用于各种痛症。

### 动作要领

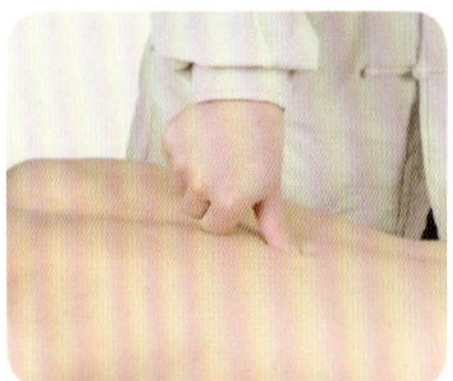

**拇指点法**

手握空拳，拇指伸直，并紧靠食指中节，以拇指端着力于操作部位或穴位。前臂与拇指主动发力，进行持续点压。也可采用拇指按法的手法形态，用拇指端进行持续点压。

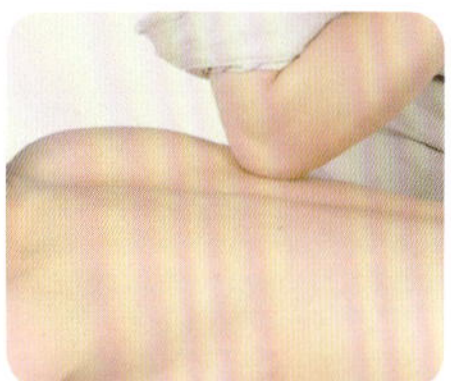

**肘点法**

屈肘，以尺骨鹰嘴突起部着力于操作部位或穴位。以肩关节为支点，用身体上半部的重量通过肩关节、上臂传递至肘部，进行持续点压。肘点法与肘压法的区别在于前者是以肘尖部着力，后者是以肘部的尺骨上段着力。

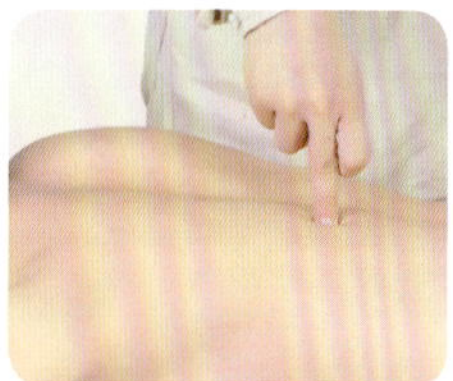

**中指点法**

用食指末节指腹按压于中指指背以助力，以中指端着力于施术部位，进行点压。

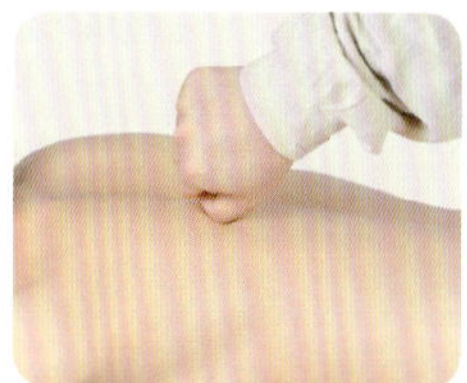

**屈拇指点法**

拇指屈曲，以拇指指间关节背侧着力于施术部位或穴位，拇指端抵于食指中节桡侧缘以助力，而后进行点压。

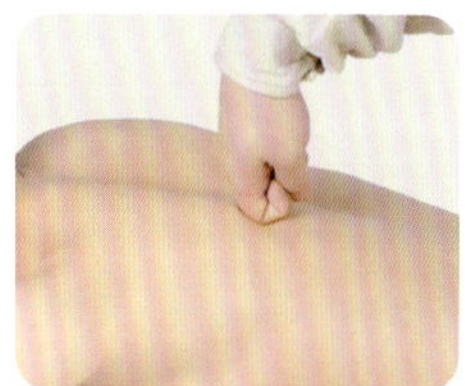

**屈食指点法**

食指屈曲，其他手指相握；以食指第一指间关节突起部着力于施术部位或穴位，进行点压。

## （十一）捏法

用拇指和其他手指在操作部位做对称性挤压，称为“捏法”。捏法的特点是舒适自然，不会使受术者的肢体产生晃动，具有较好的疏松肌筋的作用，因而常用于颈项部、四肢部。

捏法可单手操作，也可双手同时操作。捏脊法是捏法中比较特殊的一种方法，是用拇指桡侧缘顶住皮肤，食指、中指前按，三指同时用力，提拿皮肤；双手交替捻动向前；主要用于脊柱及其附近部位的皮肤，故被称为“捏脊疗法”。

### 细节要求

- 操作捏脊法时，捏起皮肤的多少及提拿用力的大小要适当，不可拧转。捏得太多，不容易向前捻动推进，捏少了则不易提起皮肤。捻动向前时，需直线前进，不可歪斜。
- 捏法要求拇指与其余手指间要具有强劲持久的对合力，初学者要多练习指力。
- 施力时，拇指与其余手指双方的力度要对称；用力要均匀而柔和，动作要连贯而有节奏。
- 操作时，要用指面着力，而不可用指端着力；如以指端着力，则变成其他手法了。

### 主治作用

用于颈椎病、疲劳性四肢酸痛等病症。

**动作要领**

用拇指和食指、中指指面或拇指与其余四指的指面夹住操作部位的肢体或肌肤，相对用力地挤压、拉拽，随即放松；再挤压、拉拽，再放松；重复以上挤压、放松的动作，并如此不断地循序移动。

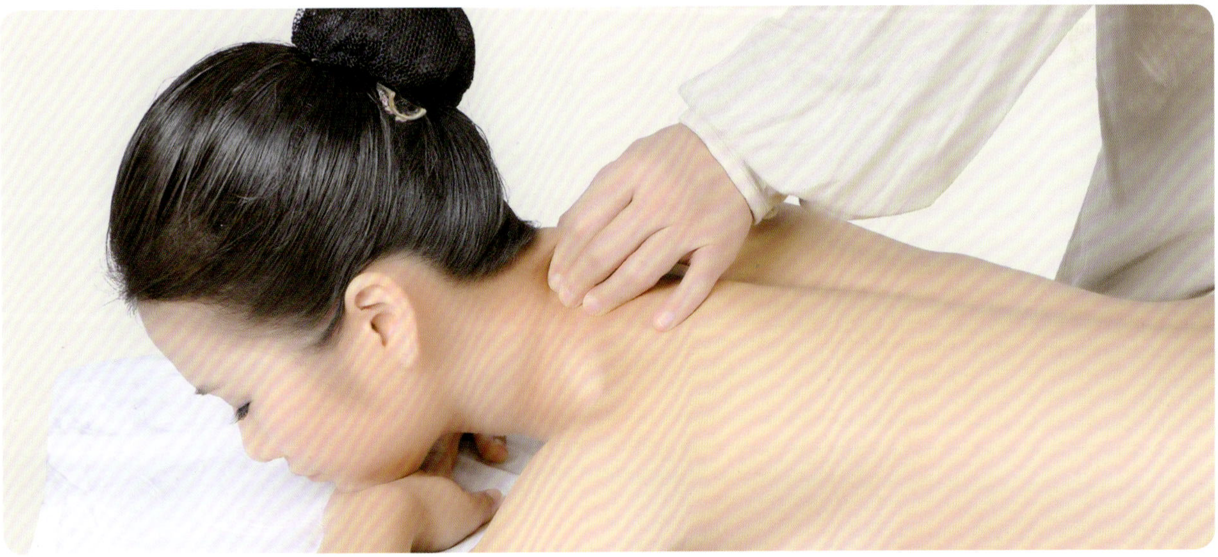

## （十二）拿法

**动作要领**

以单手或双手的拇指与其他手指相配合，捏住操作部位的肌肤或肢体；腕关节适度放松，进行轻重交替，连续不断地捏提，并略含揉动。

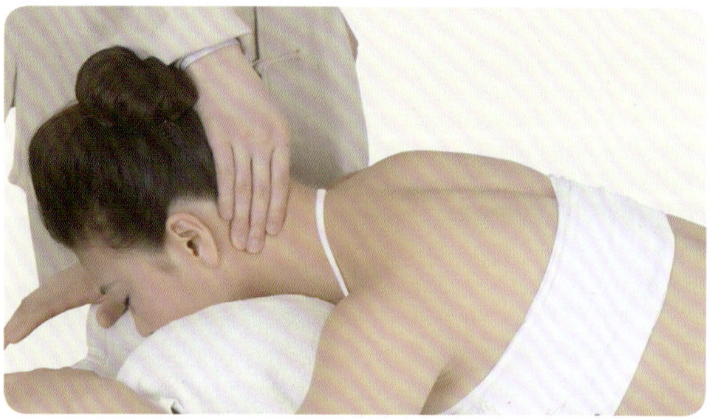

拇指与其余手指相对用力，提捏、揉捏肌肤或肢体，称为“拿法”。拿法舒适自然，最易被人接受，常用于颈项部及四肢部。根据施治部位的大小、宽窄程度，与拇指配合的其他手指的数量相对灵活，有“三指拿法”“五指拿法”等。拿法可单手操作，亦可双手同时操作。

### 细节要求

- 拿法中含有捏、提，并略有揉的动作，宜将其有机地结合在一起进行操作。
- 动作要协调连贯，富有节奏，不可死板僵硬。
- 拿法同捏法一样，要求手指具有稳定的对合力。

### 主治作用

拿法是具有放松作用类手法的典型代表，可放松肌肉、活血行气；常用于颈椎病、肩周炎、肢体麻木以及头痛、外感风寒等病症。

## （十三）捻法

用拇指、食指夹住治疗部位进行捏揉捻动，称为“捻法”。捻法的动作小，运用的主要是拇指和食指的力量及灵活性，理筋通络的作用显著，主要适用于四肢及小关节处。

### 细节要求

- 拇指与食指的运动方向须相反，只有相反方向的捏揉动作才能形成捻动。
- 操作时的动作要灵活连贯，柔和有力；捻动的速度宜稍快，而在操作部位上的移动速度宜慢。
- 动作不能呆板、僵硬。

### 主治作用

用于指间关节扭伤，屈指肌腱腱鞘炎等病症。

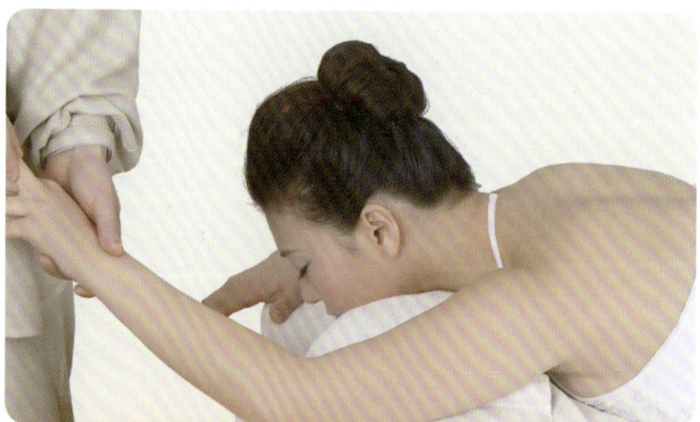

**动作要领**

用拇指的螺纹面与食指桡侧缘或螺纹面相对用力地捏住操作部位；拇指与食指相向，做主动运动；稍用力，做较快速的捏揉捻动，状如捻线。

## （十四）拍法

用虚掌拍打体表，称“拍法”。拍法可作用至机体组织的深部，不但能疏散肌表经脉阻塞之病气，更能宣泄五脏六腑郁闭之邪气。因拍法是以空掌拍打体表，受力短暂而均匀，舒适自然，易于被人接受。

拍法可单手操作，亦可双手同时操作。双掌拍法因双手同时操作，力量较弱，主要作用于肌表浅层组织，多用于脊柱两侧及两下肢后侧；单掌拍法的力量集中而强，适于脊柱正中，沿脊柱自上而下重拍。

### 动作要领

五指并拢，掌指关节微屈，使掌心空虚。腕关节适度放松，前臂主动运动，上下挥臂，平稳而有节奏地用虚掌拍打操作部位。用双掌拍打时，两手交替操作。

### 细节要求

- 操作时动作要平稳，要使整个掌、指周边同时接触体表。腕部要适度放松，上下挥臂时，力量通过腕关节传递到掌部，使刚劲化为柔和。
- 拍打操作时如直接接触皮肤，以皮肤轻度充血、发红为度。
- 拍打时力量不可有所偏移，否则易导致因拍击皮肤而疼痛。

### 主治作用

主要用于腰背筋膜炎、腰椎间盘突出症、高血压、糖尿病等病症。对结核病、严重的骨质疏松、肿瘤、冠心病等病症禁用拍法。

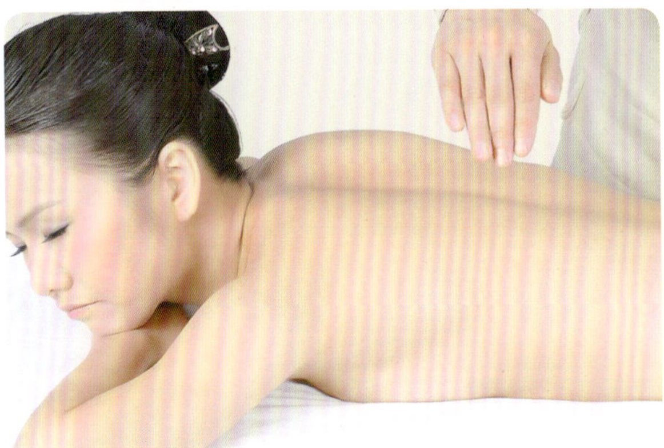

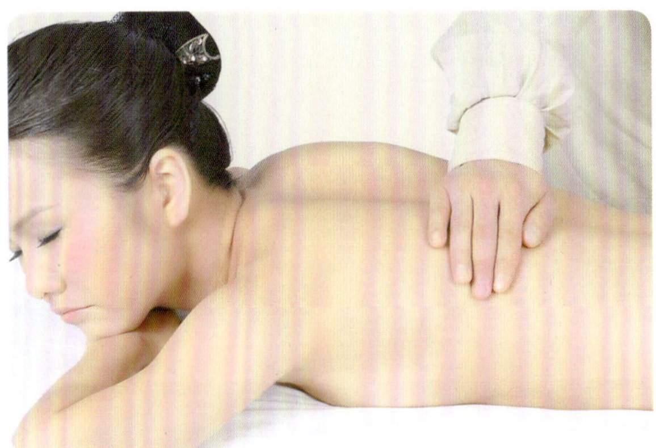

## （十五）击法

用拳背或掌根、掌侧小鱼际、指尖及桑枝棒等击打体表的操作部位，称为“击法”。此法主要分为拳击法、掌击法、侧击法和指击法等。

因击法种类较多，因而适应证各异，适应部位也有所不同。拳击法力沉而实，适用于背部、腰部、肩部及四肢部；掌击法透力较强，适于肩胛骨内侧缘、臀部的环跳穴处；侧击法用力较舒缓，适于肩井部、脊柱两侧及下肢后侧部；指击法如以指尖操作，力浅而急，主要适于头部。

### 动作要领

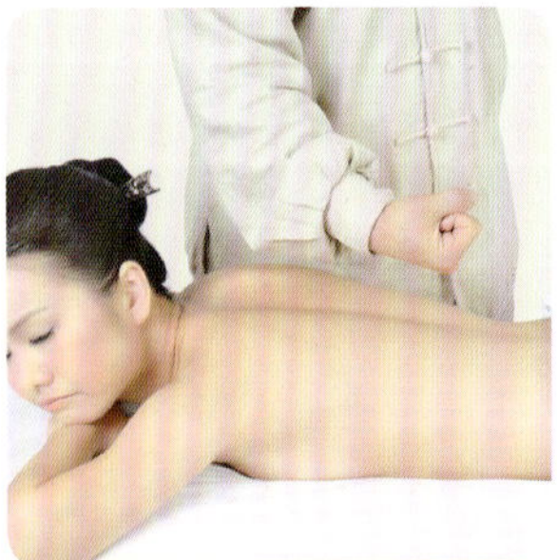

**拳击法**

握拳，以拳背或者拳盖、拳底部为着力面，以肘关节为支点，前臂主动运动，有节律地击打操作部位。用拳背击打时，腕关节可有一定的活动度，以减缓刚力；用拳盖，即拳的腹侧面（包括食指、中指、无名指、小指第2节的指背和掌根部）为击打着力面时，腕部要放松；用拳底，即拳的底部（小鱼际与屈曲小指的桡侧）为着力面时，腕部略背伸，并需放松。用拳盖或用拳底击打时，双手一般同时交替操作。

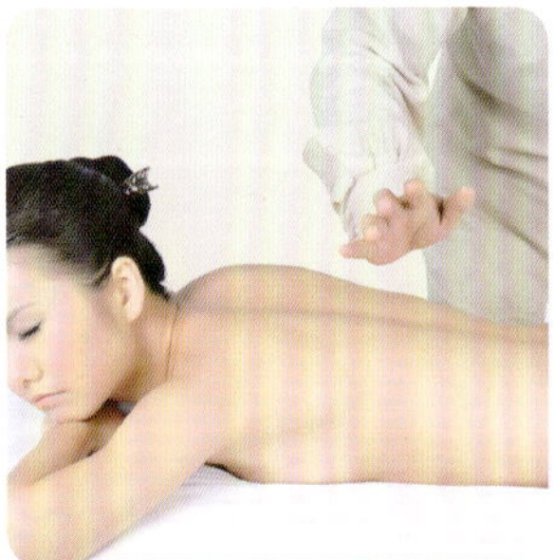

**掌击法**

手掌伸直，腕关节背伸，以掌根部为击打着力面。其操作过程同拳击法。

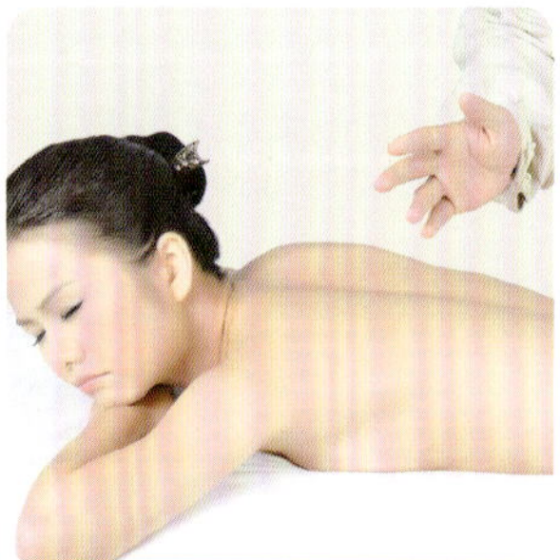

**侧击法**

手掌伸直，腕关节略背伸，以小鱼际部为击打着力面。其操作过程同拳击法，一般双手同时交替操作。

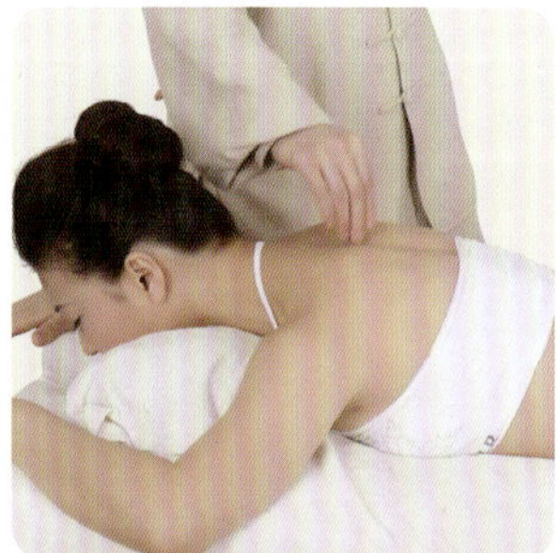

**指击法**

可用指尖部进行操作。用指尖击打时，以食指、中指、无名指和小指的指端或螺纹面为击打着力面，腕关节充分放松。其操作过程同拳击法。

### 细节要求

- 操作时用力要稳，要含力蓄劲，收发自如；击打的力量要适度，应因人、因病而异；动作要连续而有节奏性，快慢要适中。避免暴力击打。
- 击打时要有反弹感，一触及受术部位后即迅速弹起，不要停顿或拖拉。
- 须严格掌握各种击法的适应部位和适应证。

### 主治作用

击法较拍法的力量更集中，适合各种疼痛类疾病；其宣通气血的作用较为明显，主要用于肢体疼痛、麻木不仁、风湿痹痛、疲劳酸痛等病症。

## （十六）拨法

以拇指深按于治疗部位，进行单向或往返的拨动，称为“拨法”。拨法又名“指拨法”“拨络法”，此法力量沉实，拨动有力，有较好的止痛和解除粘连的作用，一般多适用于华佗夹脊穴、肩胛骨内侧缘、肱二头肌长头肌腱及短头肌腱、腋后的肩贞穴、第三腰椎横突、腰肌侧缘、环跳、曲池等穴位或部位。

### 细节要求

- 用力要由轻而重，实而不浮，按压拨动的方向与拨动组织的走向垂直。
- 拨动时，拇指不能只在皮肤表面进行摩擦移动，应一起拨动肌纤维或肌腱、韧带。

### 主治作用

用于颈椎病、肩周炎、腰背筋膜炎、第三腰椎横突综合征、腰椎间盘突出症、梨状肌损伤综合征等病症。

### 动作要领

拇指伸直，以指端着力于操作部位，其余手指置于相应的位置以助力；拇指下压至一定的深度，待有酸胀感时，再做与肌纤维、肌腱或韧带呈垂直角度的单向或来回拨动。若单手指力不足时，也可以将双手拇指重叠着进行操作。临床有“以痛为俞、无痛用力”的说法。即在患处先找到做出某一体位时最疼痛的一点，以拇指端按住此点不放；随后转动患部肢体，在转动过程中，找到指面下的痛点由痛变为不痛的体位；保持该体位，然后再使用拨法。

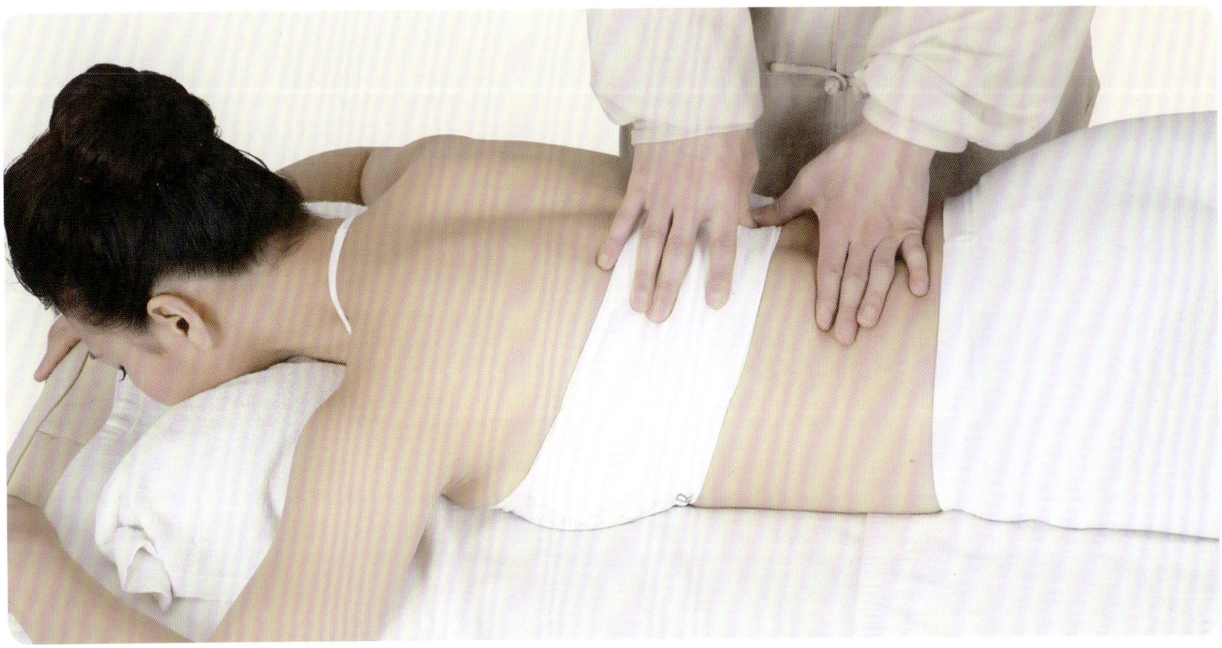

## （十七）抖法

以双手或单手握住患者肢体的远端，做小幅度的连续抖动，称为“抖法”。抖法具有疏松肌筋的作用，操作时及操作完毕后均有舒适的感觉，可作为推拿结束时的手法使用，主要适于四肢部，以上肢的应用多见。抖法常与牵引法结合成“牵抖复合手法”。

**动作要领**

以双手握住患者上肢或下肢的远端，即上肢的腕部或下肢的足踝部；将被抖动的肢体抬高一定的角度，两前臂同时施力，做连续的上下抖动；使抖动所产生的抖动波似波浪般地由肢体的远端传递到近端，让被抖动的肢体、关节产生舒适感。

### 细节要求

- 被抖动的肢体要自然伸直，并应使其肌肉处于最佳的松弛状态。
- 抖动的幅度要小，频率要快。一般上肢的抖动幅度应控制在 2 ~ 3 厘米，频率为每分钟 250 次左右；下肢的抖动幅度可稍大，频率宜稍慢，每分钟 100 次左右。
- 抖动时所产生的抖动波应由肢体远端传向近端。
- 有习惯性肩、肘、腕关节脱位者禁用。

### 主治作用

主要用于肩周炎、颈椎病、髋部伤筋及疲劳性的四肢酸痛等病症。

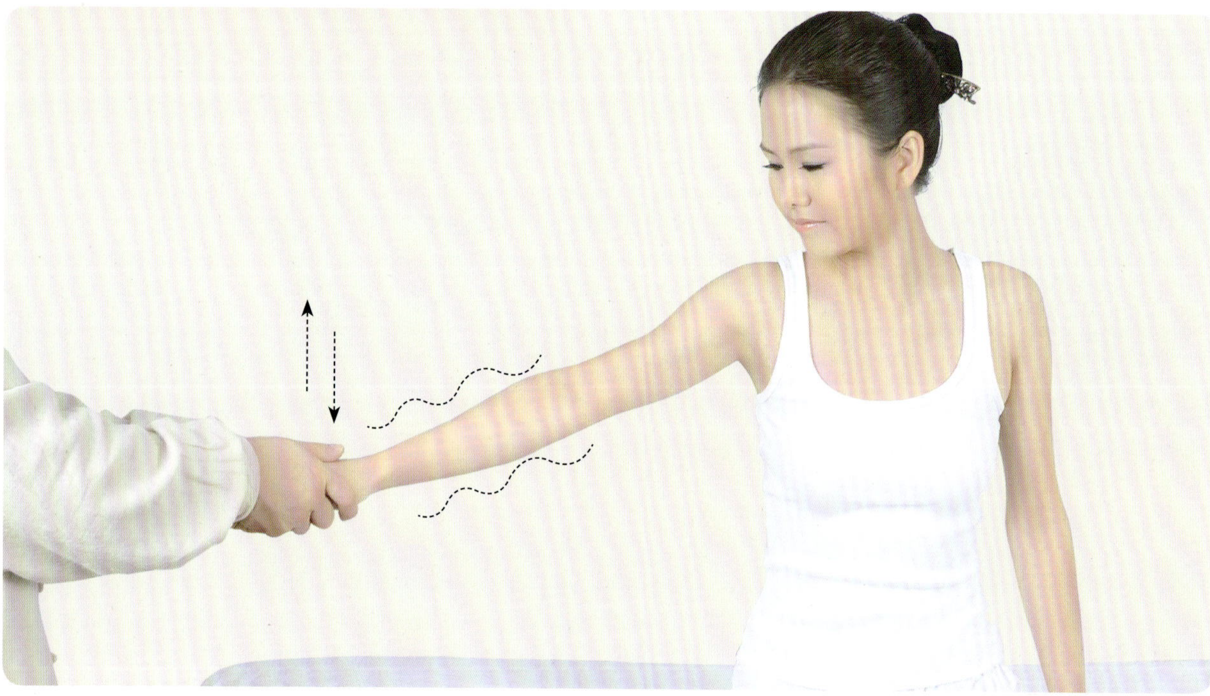

## 二 复合手法

将几种推拿的基本手法结合在一起，在特定的穴位或部位上同时进行复合性操作的方法，称为“复合手法”。常用的复合手法有按揉法、拿揉法和扫散法等。

### （一）按揉法

按揉法是将按法和揉法组合而成，分为指按揉法和掌按揉法两种。

按揉法刚柔并济，作用舒适，易于被人接受，具备按法与揉法的双重作用，应用比较多。指按揉法接触面积较小，按揉力量集中，适于颈项部、肩部、肩胛部内侧缘及全身各腧穴。掌按揉法接触面积较大，按揉力相对分散。其中单掌按揉法的力量相对较弱，多用于肩部、上肢、脊柱两旁的膀胱经侧线；双掌按揉法的按揉力量强而深透，适于背部、腰部及下肢后侧。

**细节要求**

- 将按法与揉法很好地结合在一起，做到按中有揉，揉中寓按，刚柔并济，缠绵不绝。
- 注意按揉法的节奏性，既不要过快，又不可过于缓慢。

**主治作用**

用于颈椎病、肩周炎、腰背筋膜炎、腰椎间盘突出症、高血压、糖尿病、痛经、颞颌关节功能紊乱、近视等多种病症。

**动作要领**

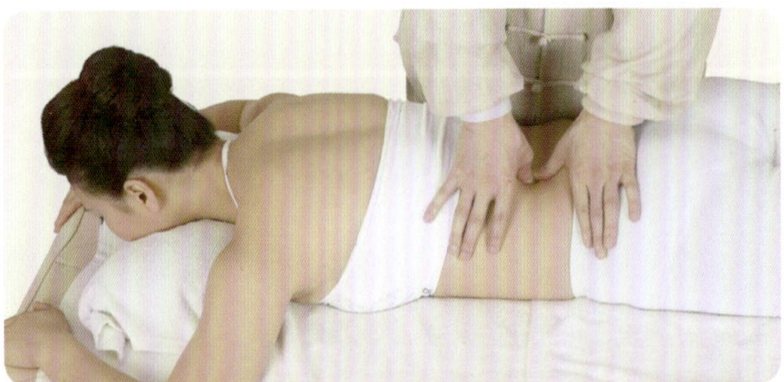

**指按揉法**

用单手或双手拇指的螺纹面置于操作部位上，其余手指置于相应位置以助力。腕关节悬屈，拇指和前臂部主动施力，进行有节律性的按压揉动。指按揉法无论是单手按揉还是用双手的拇指操作，外形都酷似拿法；其区别在于拿法是拇指和其他四指对称地用力，而指按揉法的着力点是在拇指外侧，其余手指仅起到助力的作用。

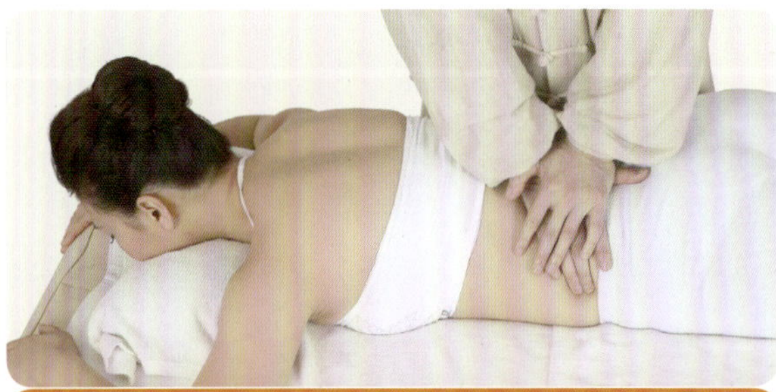

**掌按揉法**

掌按揉法分为单掌按揉法和双掌按揉法两种，操作上有较大的不同。单掌按揉法是以掌根部着力于操作部位，手指自然伸直，前臂与上臂主动用力，进行有节律性的按压揉动。双掌按揉法是用双掌重叠，增加力量，置于操作部位；以掌中部或掌根着力，以肩关节为支点，身体上半部做小幅度有节律性的前倾后移；在前倾时将身体上半部的重量经肩关节、前臂传至手部，从而产生有节律性的按压揉动。

## （二）拿揉法

拿揉法是拿法和揉法的复合运用。在施用拿法时增加揉动，则成为拿揉复合手法。拿揉法具备拿法和揉法的双重作用，且较拿法的力量更趋缓和，主要适用于四肢部及颈项部。

### 细节要求

- 用拿揉法在拿中包含一定的旋转揉动；以拿法为主，以揉法为辅。
- 操作时要自然流畅，不可呆滞僵硬。

### 主治作用

用于颈椎病、肩周炎、四肢疲劳酸痛等病症。

**拿揉法**

准备动作同拿法。在拿法动作的基础上，使拇指和其他手指在做捏、提的动作时，增加适度的旋转揉动；其所产生的拿揉之力连绵不断地作用于操作部位上。

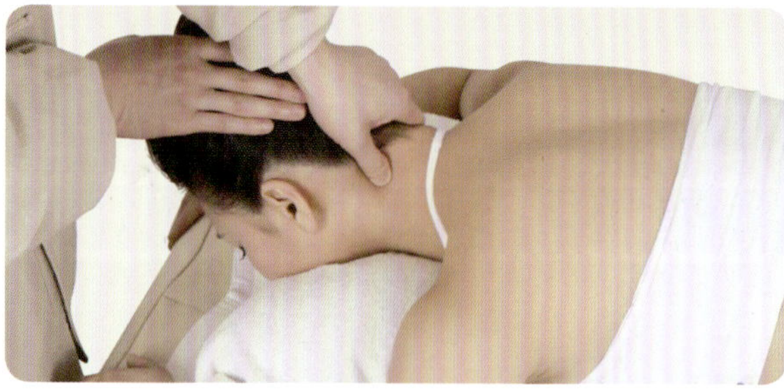

## （三）扫散法

用拇指桡侧面和其余四指的指端快速地来回推抹头颞部的手法，称为“扫散法”。

### 细节要求

- 操作时，以腕关节小幅度的左右摆动和肘关节少量的屈伸运动来带动手部的扫散动作。
- 动作要平稳，避免受术者的头部随手法操作而晃动。

**扫散法**

受术者取坐位，操作者站在其正面，一手扶住受术者的头部，固定其头部，不让其来回摇动；另一手的拇指桡侧面置于额角发际的头维穴处，其余四指并拢，微弯曲，指端置于耳后乳突上，食指与耳上角平齐，稍用力，做轻快的向耳后单方向的推动，使拇指在头维穴至太阳穴之间移动，其余四指在耳郭上缘、耳后乳突和风池穴之间移动，频率为每分钟 100 ~ 120 次；左右交替进行，每侧 30 ~ 50 次。

- 操作时，拇指桡侧面和其余四指的指端要紧贴皮肤，以免牵拉发根而引起疼痛。
- 动作连贯，快慢适度，轻重有序；扫散时出重回轻，下重上轻，重而不滞，轻而不浮。

### 主治作用

扫散法是头面部常用的推拿手法，具有祛风散寒、平肝潜阳、通经止痛的功效，可用于治疗头痛、眩晕、高血压、失眠等病症。

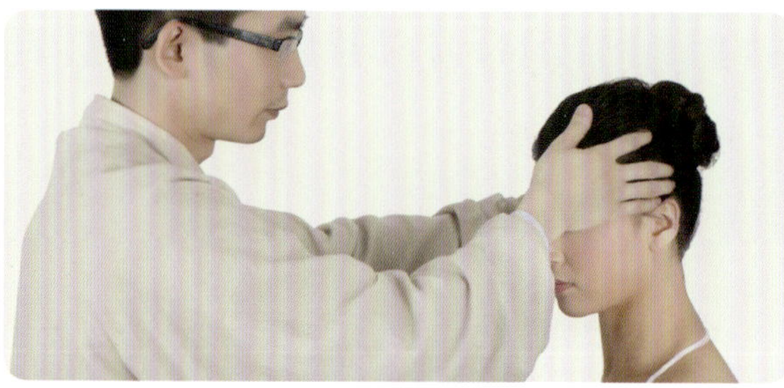

## 三 运动关节类手法

使关节在生理活动范围内进行屈伸、旋转、内收或外展等被动活动，称为“运动关节类手法”。该手法针对关节的生理特点，可加强关节活动，对某些病症往往能收到立竿见影的疗效。脊柱和四肢关节使用这类手法较多，其手法主要包括摇法、扳法和拔伸法。下面分别介绍本书中用到的运动关节类手法。

### （一）颈椎关节

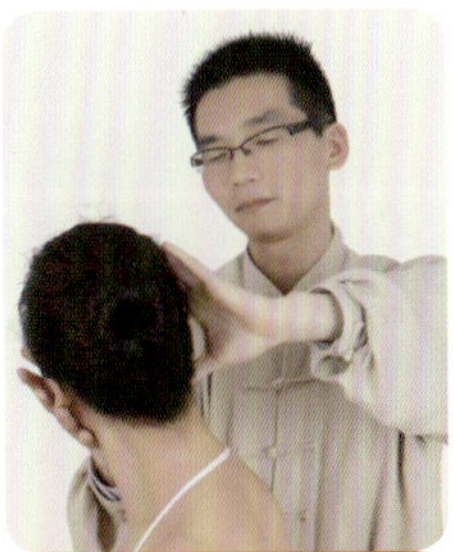

**颈项部摇法**

受术者取坐位，颈项部放松，操作者立于其背后或侧后方。以一手扶按其头顶后部，另一手扶托于其下颌部；双手协调运动，反方向施力；让头部保持水平位的运动，使颈椎做环形的摇转运动。

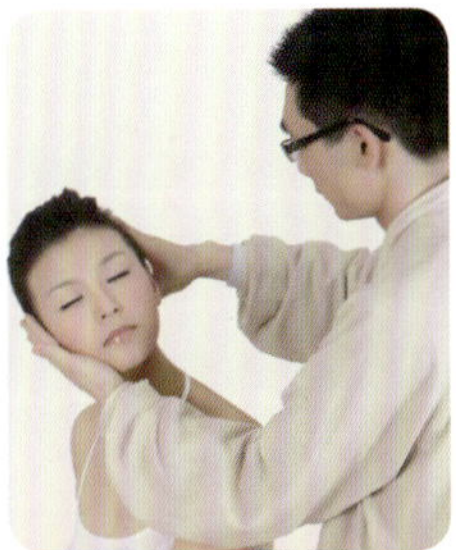

**颈部斜扳法**

受术者取坐位，颈部放松，头略前倾或保持中立位，操作者立于其侧后方。以一手扶按其头顶部，另一手扶托其下颌部，两手协同施力，使受术者的头部向一侧旋转；当旋转时遇到阻力时，略停顿片刻，随即以“巧力寸劲”做突发性的快速扳动；常可听到“咔”的弹响声。

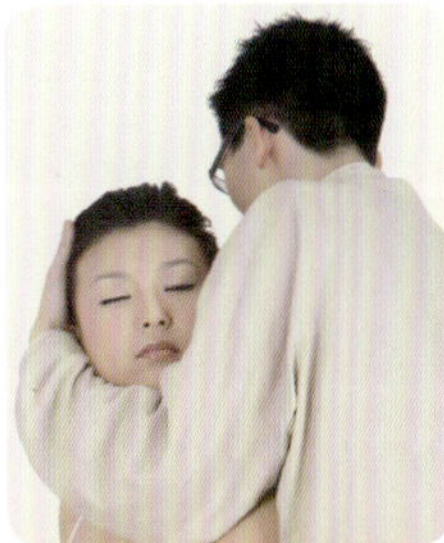

**颈椎旋转定位扳法**

受术者取坐位，颈项部放松，操作者立于其侧后方。以一手拇指顶按住其病变棘突旁，另一手托住其对侧下颌部，让其低头、屈颈，至拇指下感到棘突活动，关节间隙张开，再使其向患侧屈至最大限度，然后将其头部慢慢旋转至遇到阻力时略停，随即用“巧力寸劲”做快速扳动；常可听到“咔”的弹响声，同时拇指下也有棘突弹跳的感觉。

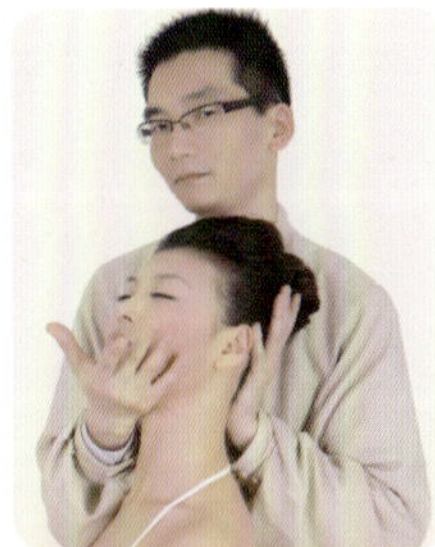

**掌托拔伸法**

受术者取坐位，操作者立于其后方。以双手拇指端及螺纹面分别抵住受术者枕骨下方的两个风池穴处，两掌分别置于其两侧的下颏部，两前臂置于其两侧肩上部的肩井穴内侧；两手臂协调用力，即拇指上顶，双掌上托；同时前臂下压，缓慢地向上拔伸1～2分钟。

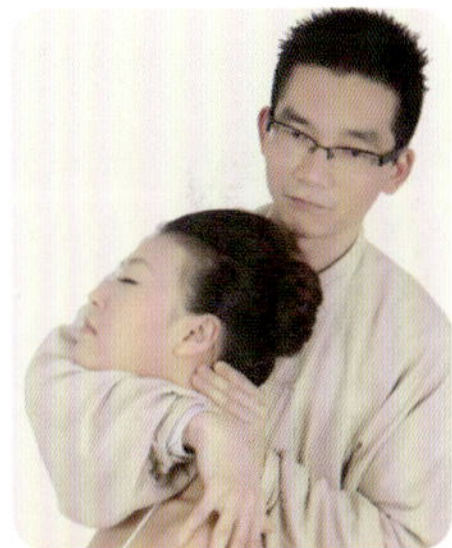

**肘托拔伸法**

受术者取坐位，操作者立于其后方。一手扶住受术者的枕后部以固定助力，另一侧上肢的肘弯部套住其下颏部，手掌则扶住其对侧头顶，以加强固定；两手臂协调用力，向上缓慢拔伸1～2分钟。

## （二）腰椎关节

### 仰卧位摇腰法

受术者取仰卧位，两下肢并拢，屈髋屈膝。操作者一手按住受术者的膝部，另一手按住其足踝部；两手臂协调用力，做环形的摇转运动。

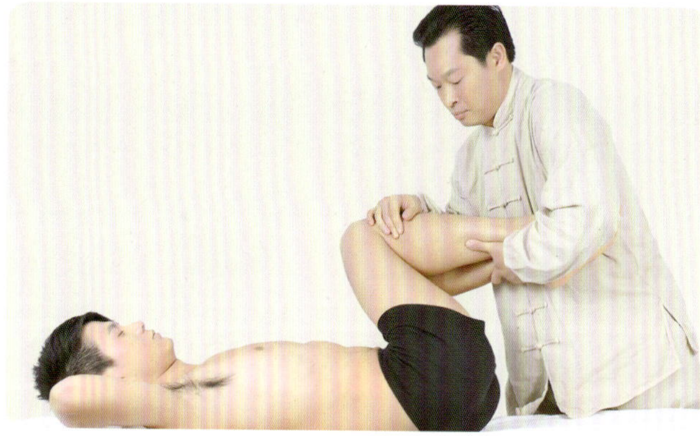

### 俯卧位摇腰法

受术者取俯卧位，两下肢伸直。操作者一手按压受术者的腰部，另一手托抱住其双下肢膝关节的稍上方；两手臂协调用力，做环形的摇转运动。

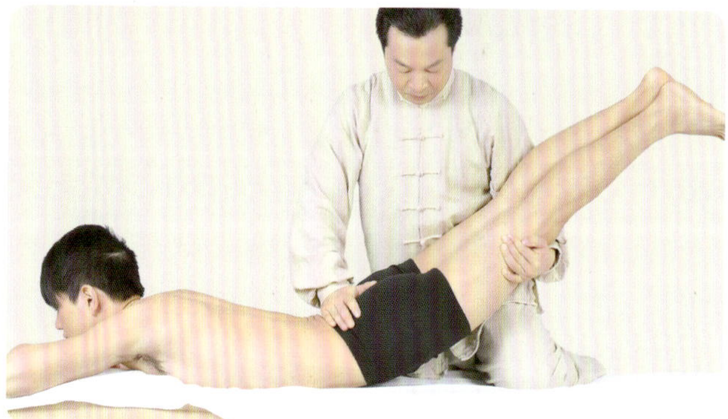

### 腰部斜扳法

受术者取侧卧位，位于上侧的下肢屈髋屈膝，位于下侧的下肢自然伸直。操作者以一肘或手抵住受术者的肩前部，另一手或肘抵住其臀部；两肘或两手协调施力，先做数次腰部小幅度的扭转活动，即按于肩部的肘或手和按于臀部的肘或手同时使用较小的力，对肩部向前下方，臀部向后下方按压，压后即松，使腰部形成连续的小幅度扭转而放松。在腰部完全放松后，再两手同时用力，在腰部扭转至有明显阻力的位置时，略停片刻，然后以“巧力寸劲”做一个突发的、增大幅度的快速扳动；常可闻“咔”的弹响声。

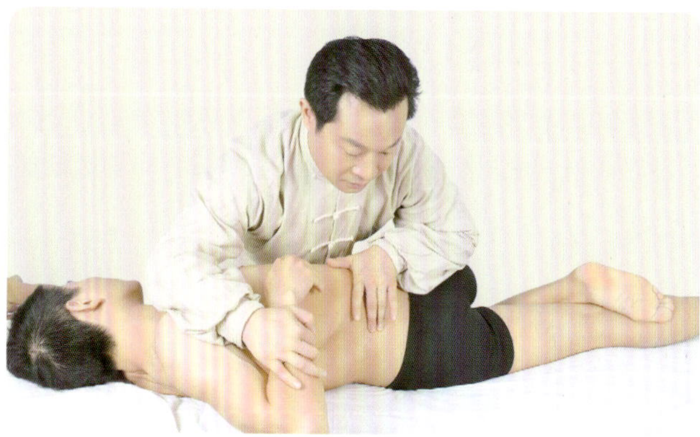

## 腰部后伸扳法

受术者取俯卧位，两下肢并拢。操作者一手按压受术者的腰部，另一手臂托抱住其两下肢膝关节的稍上方，并缓缓上抬，使其腰部后伸；当后伸至最大限度时，两手协调用力，快速地做一次增大幅度的下按腰部与上抬下肢的扳动；常可听到弹响声。

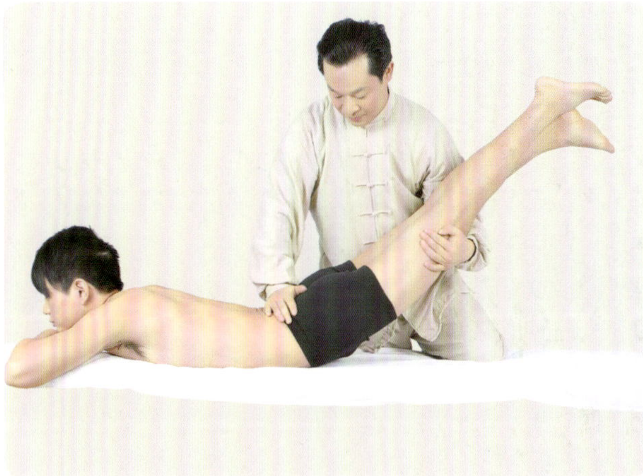

## 腰椎拔伸法

受术者取俯卧位，双手抓住床头。操作者站在受术者的足端附近，双手分别握住其两下肢的足踝部，身体后倾，逐渐将足裸向后拔伸。

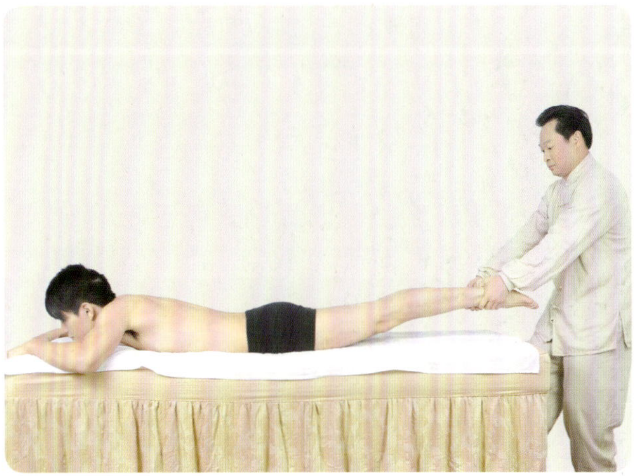

## （三）肩关节

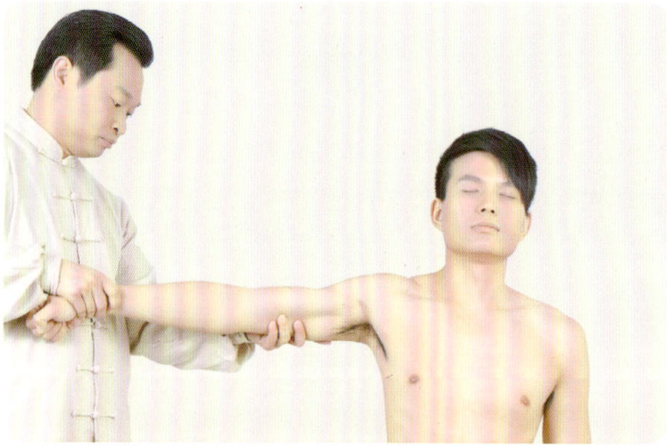

### 托肘摇肩法

受术者取坐位，操作者立于其侧方，一手按压受术者腕关节的上方以固定；另一手托握住其肘部，使其前臂搭在操作者的前臂上；手臂协调施力，使肩关节做中等幅度的环形摇转运动。

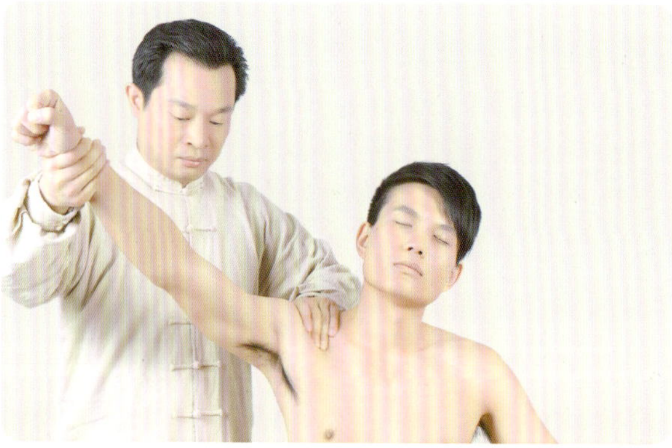

### 握腕摇肩法

受术者取坐位，操作者立于其后，一手按扶受术者的肩部以固定；另一手握住其腕部，使上肢外展；双手协调施力，使肩关节做中等幅度的环形摇转运动。

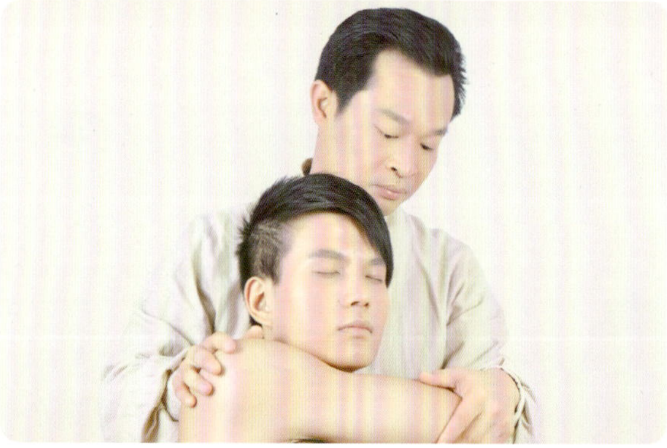

### 肩关节内收扳法

受术者取坐位，一侧的手臂屈肘，置于胸前，手搭扶在对侧的肩部；操作者立于受术者的身体后侧，一手按扶其患侧的肩部以固定；另一手托握住其肘部，并缓慢向其对侧的胸前上托；至遇到阻力时，以“巧力寸劲”做一次增大幅度的内收位扳动。

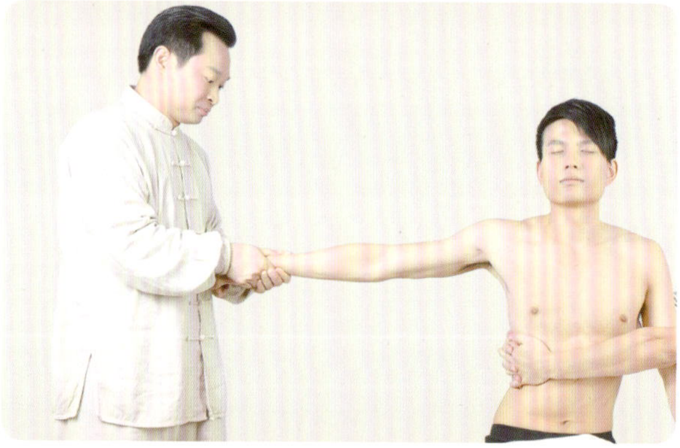

### 肩关节对抗拔伸法

受术者取坐位，操作者立于其侧方，双手握住受术者上臂近肘关节的部位，在其肩关节外展 45° ~ 60° 时逐渐用力牵拉；同时让受术者的身体向对侧倾斜，或者让助手协助固定其身体的上半部，以与牵拉之力相对抗；持续拔伸 1 ~ 2 分钟。

## （四）肘关节

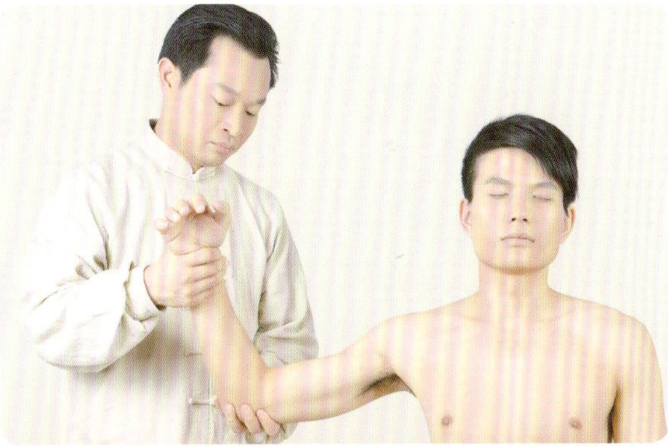

### 肘关节摇法

受术者取坐位，屈肘约 45°；操作者一手托住受术者的肘后部，另一手握住其腕部；双手协调施力，使其肘关节做环转的摇动。

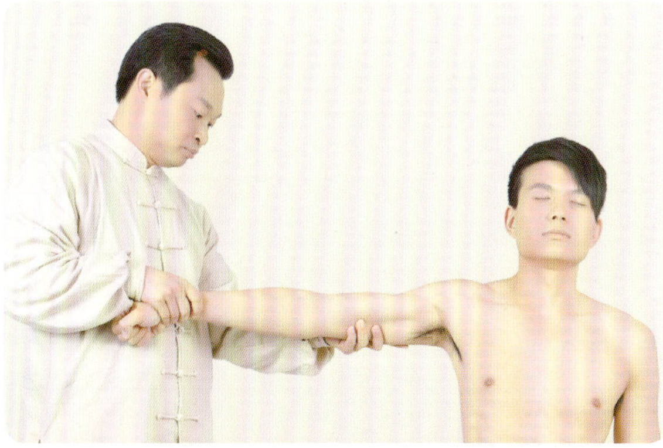

### 肘关节拔伸法

受术者取坐位，操作者站在其侧，使受术者的上肢外展；一手握住其腕部，另一手握住其前臂下段进行拔伸。

## （五）腕关节

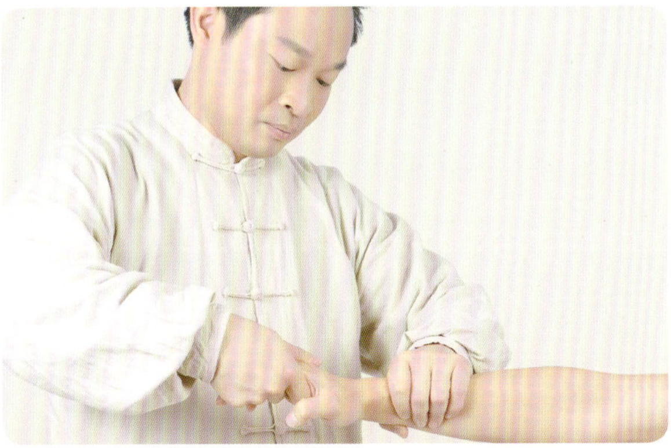

### 腕关节摇法

受术者取坐位，伸出手臂，掌心向下。操作者一手握住受术者的腕上部，另一手握住其手掌部，在稍作牵引的情况下做腕关节的摇转运动。

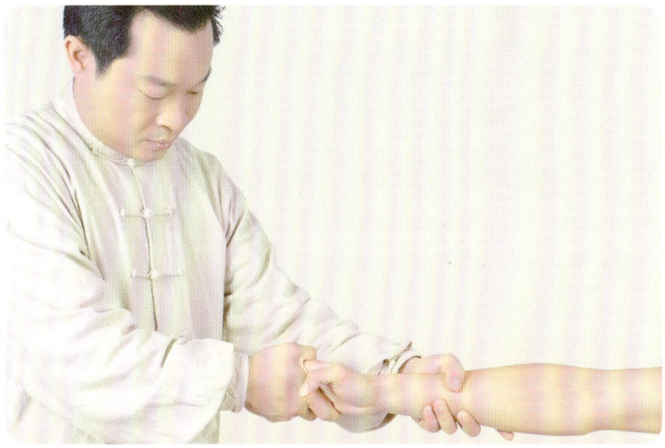

### 腕关节拔伸法

受术者取坐位， 操作者站在其侧；一手握住受术者的前臂中段，另一手握住其手掌部，两手对抗施力，进行拔伸。

## （六）膝关节

### 膝关节摇法

受术者取俯卧位，一侧的下肢屈膝；操作者一手扶按住受术者的大腿后部以固定，另一手握住其足踝部，做膝关节的环转摇动。

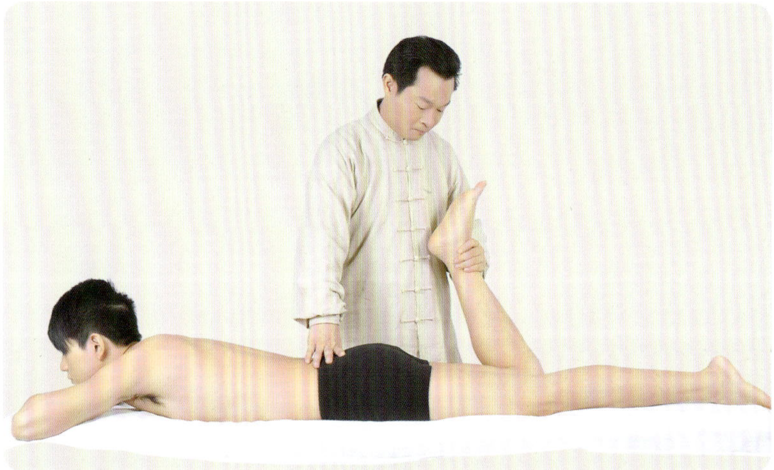

## （七）踝关节

### 踝关节摇法

受术者取仰卧位，下肢自然伸直；操作者位于受术者的足端附近，用一手托握住其足跟以固定，另一手握住其足趾部；在稍用力拔伸的情况下，做踝关节的环转摇动。

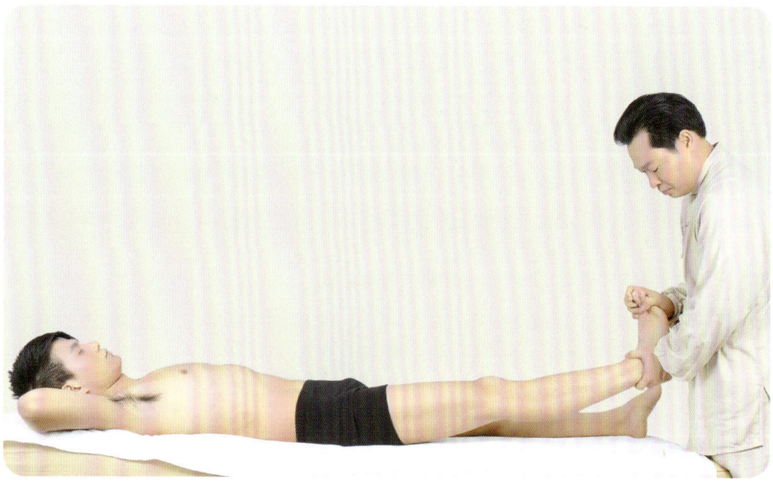

# 第三节 扫除障碍——医学名词解析

推拿是一种在人体表面进行操作的治疗方法，在运用过程中经常会涉及一些有关人体解剖部位和关节运动方式的名词。这些比较专业的医学名词对于普通读者来说不易理解，因此我们在本节中将这些名词一一列出，并加以解释，以便读者更好地学习推拿。

## 一 肌肉类

**斜方肌：**位于颈部和上背部的浅层肌肉。它分布于颈椎两侧，并沿着颈椎向下，覆盖到肩、背部。治疗颈部的肌肉关节疾病时，常拿捏斜方肌。

**胸锁乳突肌：**斜向分布于颈部两侧的皮下；当头扭向一侧时，在颈部可明显见到该肌肉。推拿手法中的“推桥弓”，即沿着胸锁乳突肌由耳后的翳风穴推至锁骨上窝的缺盆穴。该手法具有降血压的作用，可辅助治疗高血压。

**竖脊肌：**又叫“骶棘肌”，是背部肌肉中最长最大的肌肉之一；上至枕骨后方，下至骶骨背面，沿着脊柱两侧纵向分布。推拿背部的膀胱经，一般就是在竖脊肌上操作。在治疗腰部的肌肉关节病症时，常在腰部的竖脊肌上施展手法。

**股四头肌：**是人体最大、最有力的肌肉之一，分布于大腿前侧；向下形成髌骨韧带，保护膝关节。

**腓肠肌：**小腿后面浅层的大块肌肉，俗称“小腿肚子”。腓肠肌的下端形成坚韧的跟腱，联结跟骨。通常所说的“小腿抽筋”，即腓肠肌痉挛。

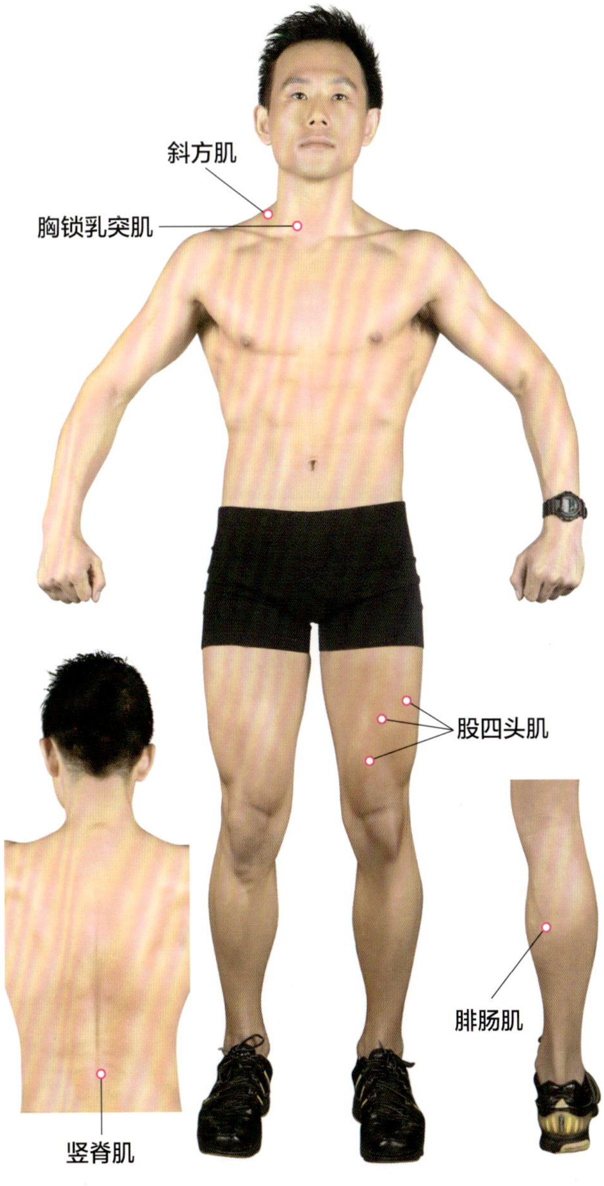

## 二 骨骼类

**脊椎：**也称“脊柱”，位于背部正中，上端承托颅骨，下端连接髋骨，中间有肋骨附着。人类的脊柱由 24 块椎骨（颈椎 7 块，胸椎 12 块，腰椎 5 块），1 块骶骨和 1 块尾骨借由韧带、关节及椎间盘连接而成。我们在背部正中摸到的一个个骨性突起就是椎骨的棘突。背部的很多穴位都以棘突作为取穴标志。

**下颌骨：**下颌骨是构成口腔下部的骨头，俗称“下巴”，下牙即附着在下颌骨上。与嘴唇相对的那部分下颌骨，称为“下颏”，即下巴尖儿。下嘴唇与下颏之间有一个凹陷，称为“颏唇沟”。承浆穴即在颏唇沟中。

**乳突骨：**是头部两侧颞骨上的锥形突起，即耳后突起的骨头。在成年人的耳后可清楚地看到乳突骨。翳风穴即在乳突骨前下方的凹陷处。

**胸骨剑突：**为胸骨下端形状不定的薄骨片，位于心窝处，可起到保护心脏的作用。

**尺骨鹰嘴：**为肘关节背面皮下的突起部位，屈肘时的肘尖处。推拿手法中的肘按法和肘点法，都是以尺骨鹰嘴为着力面进行手法操作的。

**肱骨外上髁：**上臂只有一根长骨，那就是肱骨。肱骨又叫“上臂骨”，肱骨下端（即肘关节部位）在内侧和外侧都有一个突起的部分，叫作“肱骨内上髁”和“肱骨外上髁”，分别位于尺骨鹰嘴的两侧。“网球肘”即肱骨外上髁炎。

**骶骨：**骶骨位于腰部下方，上与第 5 腰椎相连，下与尾骨相连，是骨盆的后壁。八髎穴即位于骶骨上。

**髌骨：**俗称“膝盖骨”，为覆盖在膝关节上的三角形的扁平骨；髌底在上，尖部在下，具有保护膝关节的作用。鹤顶穴即在髌底中点上方的凹陷处。

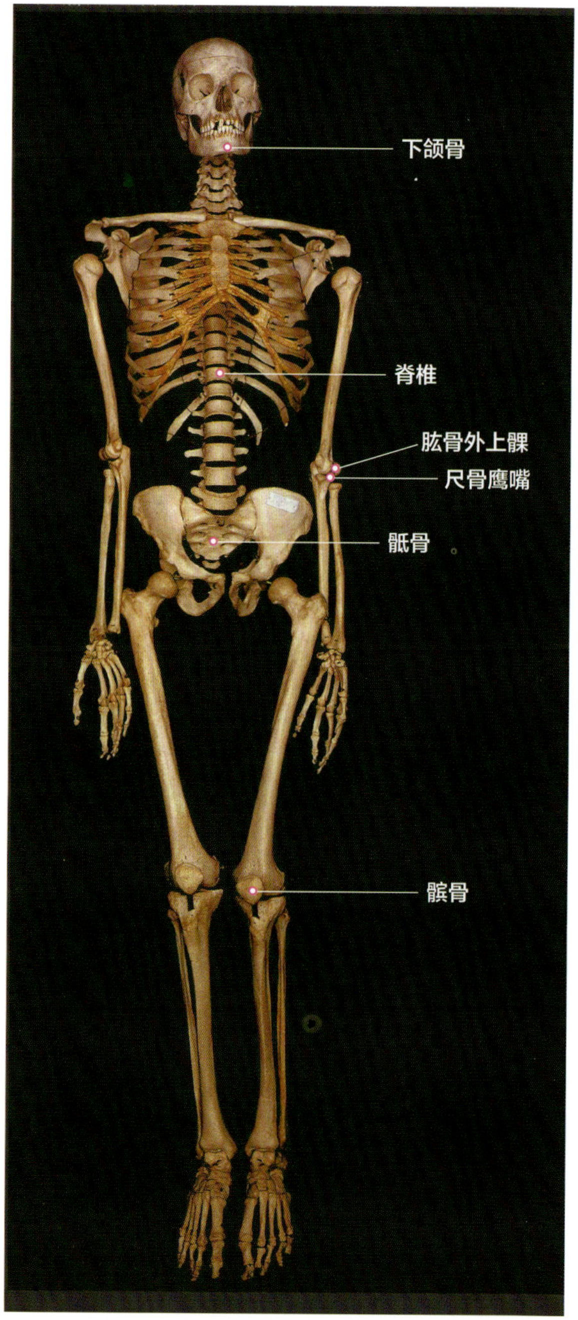

## 三 关节类

**掌指关节：**为手掌和手指之间的关节，共5个；拇指的掌指关节为第1掌指关节，食指为第2，以此类推。

**指间关节：**手指节之间形成的关节，有近端指间关节和远端指间关节之分；靠近手掌部位的为近端指间关节，离手掌部位远的为远端指间关节。

## 四 关节动作类

**背伸：**主要是指腕关节和踝关节的运动。手掌向手背部屈曲，足掌向足背部屈曲，都是背伸。

**掌屈：**主要是指腕关节的运动，与背伸相反。手腕向手掌部弯曲，称为掌屈；足掌向足底部弯曲，称为趾屈。

**外展：**主要是肩关节和髋关节的运动。手臂向外伸展，为肩关节的外展运动。

**内收：**与外展相反的运动。肢体由外向内移动，称为内收。

**屈髋：**大腿向腹部移动，使髋关节屈曲，称为屈髋。

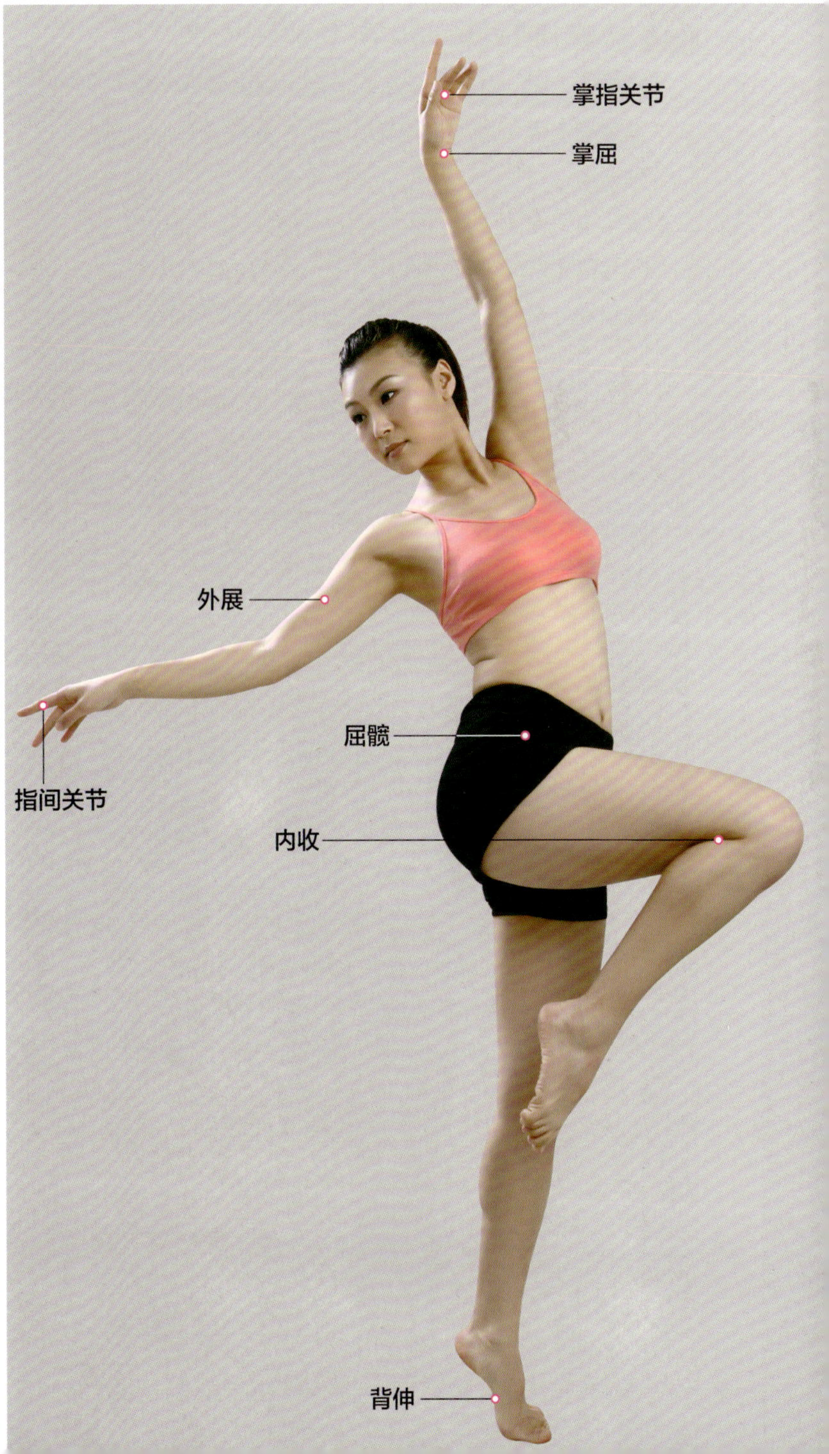

## 五 特定部位类

**前臂：**手臂上肘关节和腕关节之间的部分。

**上臂：**手臂上从肩关节到肘关节之间的部分。

**掌横弓：**手背部由第 2 至第 5 掌指关节共同组成的结构，叫“掌横弓”。推拿手法中的擦法，操作时需要以手背和掌横弓为接触面。

**胁肋部：**在侧胸部，腋窝以下至第 12 肋骨的部位，即侧胸部肋骨分布的部位。

**胃脘部：**为上腹部靠近心窝处，是胃部的部分体表投影。

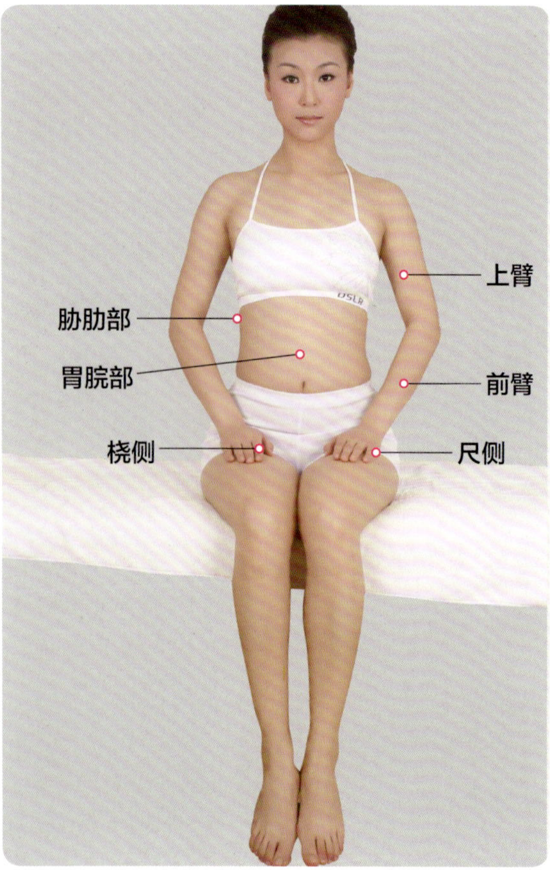


## 六 方向类

**桡侧、尺侧：**桡侧和尺侧是以骨骼指代方位的名词。前臂上有桡骨和尺骨两块长骨，桡骨位于拇指侧，尺骨位于小指侧；因此靠拇指的一侧称为“桡侧”，靠小指的一侧称为“尺侧”。

**患侧、健侧：**由于人体是对称的，故可以将人体分为两侧。疾病常常发生在人体的那一侧称为“患侧”，未发生病变的一侧称为“健侧”。

# 第四节 掌握这些，才能安全推拿

推拿相比其他同样有效的中医外治法，具有不需要借助工具的特点，只要操作得当；徒手操作即能达到治病保健的目的。作为一种治病保健的方法，推拿同样有其适应证、禁忌证和一些需要注意的事项。

## 一 推拿的适应证

推拿的适应证十分广泛，包括骨伤科、内科、外科、妇科、儿科、五官科等中的多种疾病。它不仅适用于慢性疾病，对一些急性期的疾病也具有很好的疗效。推拿的适应证主要有：

### （一）各种疼痛性疾病

疼痛是运用推拿进行治疗的最常见的症状之一。疼痛性疾病包括各种急慢性扭挫伤所致的疼痛，如急性腰扭伤、慢性腰肌劳损、“网球肘”、腰椎间盘突出症等；神经性疼痛，如坐骨神经痛、肋间神经痛、梨状肌综合征等；因外科手术引起的疼痛，如伤口疼痛、瘢痕疼痛和由麻醉引起的腰痛等。

### （二）各种慢性疾病

推拿能够治疗由内脏和机体软组织病变所引起的慢性疾病，如肩周炎、颈椎病、关节僵硬、脂肪垫炎、腕管综合征等。

### （三）各种炎症性疾病

推拿对各种急慢性炎症性疾病有较明显的疗效，它被广泛运用于支气管炎、肺炎、急慢性胆囊炎、胃炎、肠炎、关节炎和心肌炎等炎症性疾病的预防和治疗。

### （四）妇科、儿科疾病

推拿对胎位不正、慢性盆腔炎、乳腺增生、子宫肌瘤、痛经、闭经、小儿斜颈、小儿遗尿、小儿哮喘、小儿营养不良等病症都有较好的治疗作用，尤其对儿科疾病的治疗快捷、经济、有效，深受人们欢迎。

### （五）其他疾病

推拿还被广泛运用于中老年保健、美容、减肥、运动损伤等领域；对近视、鼻炎、耳鸣、突发性耳聋等五官科的病症也有较好的疗效。

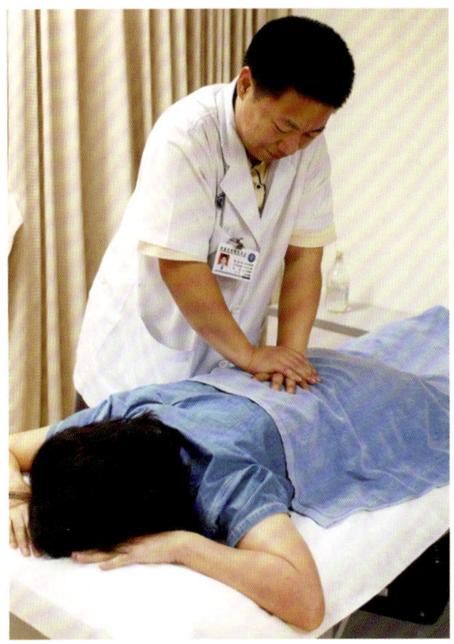

▲ 科学推拿才能有好的疗效

## 二 推拿的禁忌证

作为物理疗法的一种，推拿疗法虽然安全，无副作用，但也有一定的禁忌证；如果在不适宜的情况下使用，会引起不良的后果。以下情况不适合使用推拿疗法。

- 诊断尚不明确的急性脊柱损伤伴有脊髓损伤症状的患者。
- 有急性软组织损伤且局部肿胀严重的患者。急性扭伤时不能立即在扭伤部位进行推拿，以免加重内出血。
- 疑似或已经被明确诊断为有骨关节或软组织肿瘤的患者。
- 骨关节结核、骨髓炎、老年性骨质疏松症等骨病的患者。
- 有严重心、脑、肺疾患的患者。
- 有出血倾向的血液病患者。
- 局部有皮肤破损或皮肤病的患者。
- 有各种感染性、化脓性疾病、消化道急性出血性疾病的患者。
- 有精神疾病，且无法和操作者合作的患者。
- 有各种肘关节疾病，以及在腰椎间盘突出症急性期的患者也不宜推拿。
- 妊娠 3 个月以上的孕妇和处于经期的女性，尤其是在其腹部严禁推拿。
- 年老体弱、久病体虚、过度疲劳、过饥、过饱、醉酒以及病情危重者不适宜使用推拿疗法。

## 三 推拿的注意事项

推拿疗法虽然比较安全、可靠，但进行治疗时还应注意以下几个问题，以免出现不良反应。

- 推拿前，操作者一定要修剪指甲，不佩戴戒指、手链、手表等硬物，以免划破受术者的皮肤；并需注意推拿前后个人的卫生。
- 推拿前，操作者要全面了解受术者的病情，排除推拿的禁忌证。
- 推拿前，受术者要排空大小便，穿上比较舒适的衣服；需要时可裸露部分皮肤，以利于推拿。
- 推拿时，操作者要随时调整姿势，使自己处在一个合适的体位，从而有利于发力和持久操作；同时也要尽量让受术者处在一个舒适放松的体位上，以利于推拿治疗的顺利进行。
- 推拿时，操作者要保持身心平静、注意力集中，从而在轻松的状态下进行推拿；也可以同时播放轻柔、舒缓的乐曲。
- 推拿时，用力不要太大，并需注意观察受术者全身的反应；一旦受术者出现头晕、心慌、胸闷、四肢出冷汗、脉细数等现象，应立即停止推拿，同时采取休息、饮水等对症措施。
- 急性软组织损伤，局部疼痛肿胀，淤血较严重者，宜选择远端的穴位进行操作；当病情缓解后，再进行局部操作。
- 为了避免推拿时过度刺激操作部位的皮肤，可以选用一些皮肤润滑剂，如爽身粉、推拿按摩膏、凡士林油等，先涂在施术部位的皮肤上，然后再进行推拿。
- 推拿后，受术者如感觉疲劳，可以休息片刻，然后再做其他活动。
- 推拿的 1 个疗程以 10 ～ 15 次为宜，疗程之间宜休息 2 ～ 3 日。

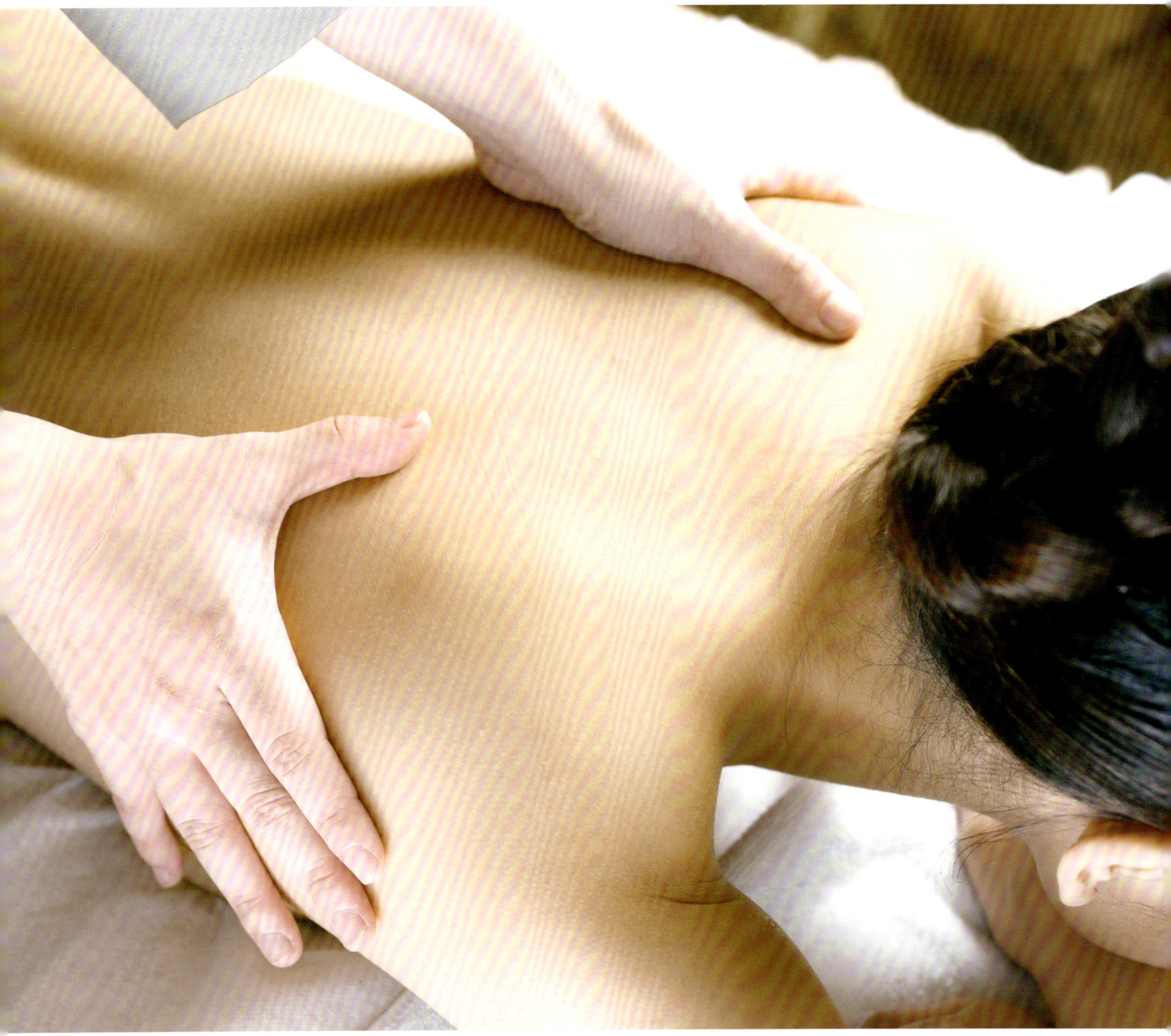

# 第五节 推拿异常情况的预防和处理

推拿是一种安全、有效而无副作用的医疗方法，但是如果操作者的手法操作不当，受术者体位不适或精神过于紧张，也会出现一些异常情况。因此，在推拿之前，操作者应该采取相应措施，积极避免异常情况的发生。在操作时，如果发生异常情况，则应采取及时而恰当的处理措施。

## 一 淤斑

淤斑是受术者在推拿治疗中和治疗后皮下出血的现象，表现为局部皮肤肿起，出现面积大小不等的红色或青紫色斑痕。

**引起淤斑的原因主要有 3 点：**一是初次治疗时手法刺激过重，时间过长；二是受术者患有血小板减少症；三是老年性毛细血管的脆性增加。

对于局部小块的淤斑，一般不必处理。出现局部青紫现象严重者，可先冷敷；待出血停止后，再在其局部及其周围使用轻柔的按、揉、摩、擦等手法治疗；同时加湿热敷，以消肿、止痛，也促进局部淤血的消散、吸收。

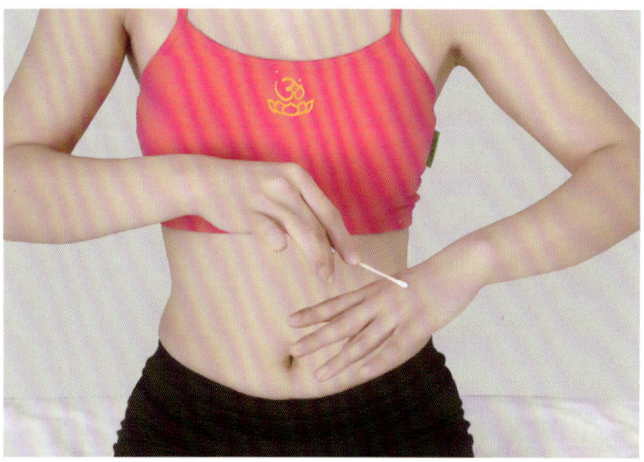

▲ 处理破皮的伤口

**淤斑的预防，可从以下 3 个方面进行：**

- 若非必要，治疗不宜选用过强的刺激手法。
- 对老年人使用手法操作时必须轻柔，特别是在其骨骼的突起部位，手法刺激不宜太强。
- 对于急性软组织损伤者，不要急于在损伤部位的局部使用手法治疗和使用湿热敷；一般应在皮下出血停止 1 ~ 2 个小时后，方可在损伤部位的局部周围配合使用手法。

## 二 破皮

破皮是指手法操作时出现的皮肤破损的现象，表现为局部皮肤发红、疼痛、起泡、表面擦伤、出血、破损等症状。

引起破皮的主要原因是手法使用不当。如用按揉法操作时用力过重，幅度过大，捻动皮肤；用拍法、擦法操作时没有紧贴皮肤，向下的用力太强；用“一指禅”推法、㨰法操作时没有吸住皮肤，产生了异常的摩擦运动等。

发生破皮时，在损伤处要立即停止手法治疗；做好局部皮肤的清创，防止感染。

为了预防在使用推拿手法时破皮，操作者应加强手法训练，熟练掌握各种手法的动作要领、要求；在使用擦法和按揉法时，可配合使用介质。

## 三 疼痛

疼痛是指受术者经推拿治疗后局部皮肤产生不适的现象，表现为局部皮肤出现疼痛、肿胀等，夜间尤甚；用手按压后疼痛加重。

引起受术者疼痛的原因，可能是操作者的手法操作技术生硬，或者是在局部操作的时间过长，手法刺激过重。

一般不需要做特别处理，1 ~ 2 天内症状即可自行消失。若疼痛较为剧烈，可在局部施行轻柔的按、揉、摩、擦法等，并配合使用湿热敷。

操作者应注意，对于初次接受推拿手法治疗的受术者，手法要轻柔，在局部操作的时间不宜过长。

## 四 疲乏

疲乏是指受术者在手法治疗后产生疲倦的现象，如气短、乏力、昏昏欲睡。疲乏发生的原因可能是受术者体质虚弱、过度疲劳，或治疗时受术者的体位不适，以及操作者的手法刺激过强。

一般不需要特别处理，受术者休息片刻后即可恢复。也可对其面部进行推拿，如按摩前额，抹眼眶，按揉太阳穴、印堂穴等。

受术者在治疗时，应采取较为舒适的体位，以配合较长时间的治疗。年老体弱或者精神紧张的受术者应尽可能采用卧位，同时手法的刺激也不宜过强。

## 五 晕厥

晕厥是指在推拿治疗的过程中，受术者发生晕倒、昏厥的现象。轻者出现头晕目眩、心慌气短、胸闷泛恶；严重者会出现四肢厥冷、出冷汗、晕厥、昏倒等症状。

**引起晕厥的原因可能有以下几点：**

- 受术者精神过度紧张或者体质特别虚弱。
- 受术者正当饥饿状态或过度劳累。
- 治疗时受术者体位不适或操作者的手法过重、过强。

受术者发生晕厥时，操作者应立即停止手法治疗，让受术者平卧于空气流通处，采取头稍低位。轻者静卧片刻，饮用温开水或糖水后即可恢复。重者在上述处理基础上，可配合掐人中穴、十宣穴，以及拿肩井穴、合谷穴等，随后即可恢复。同时，为了预防晕厥的发生，操作者和受术者应注意避免以上几点引起晕厥的因素。

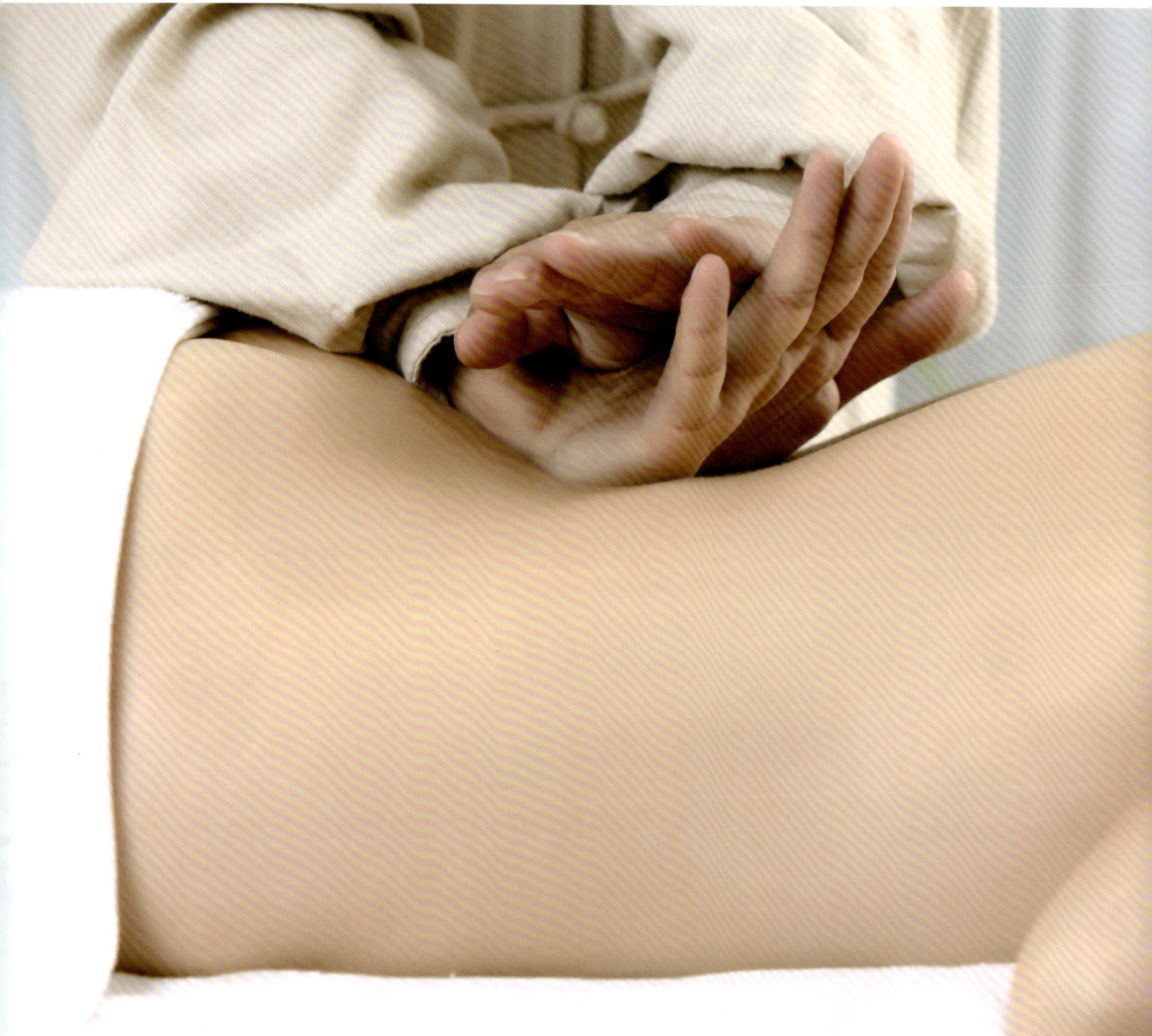

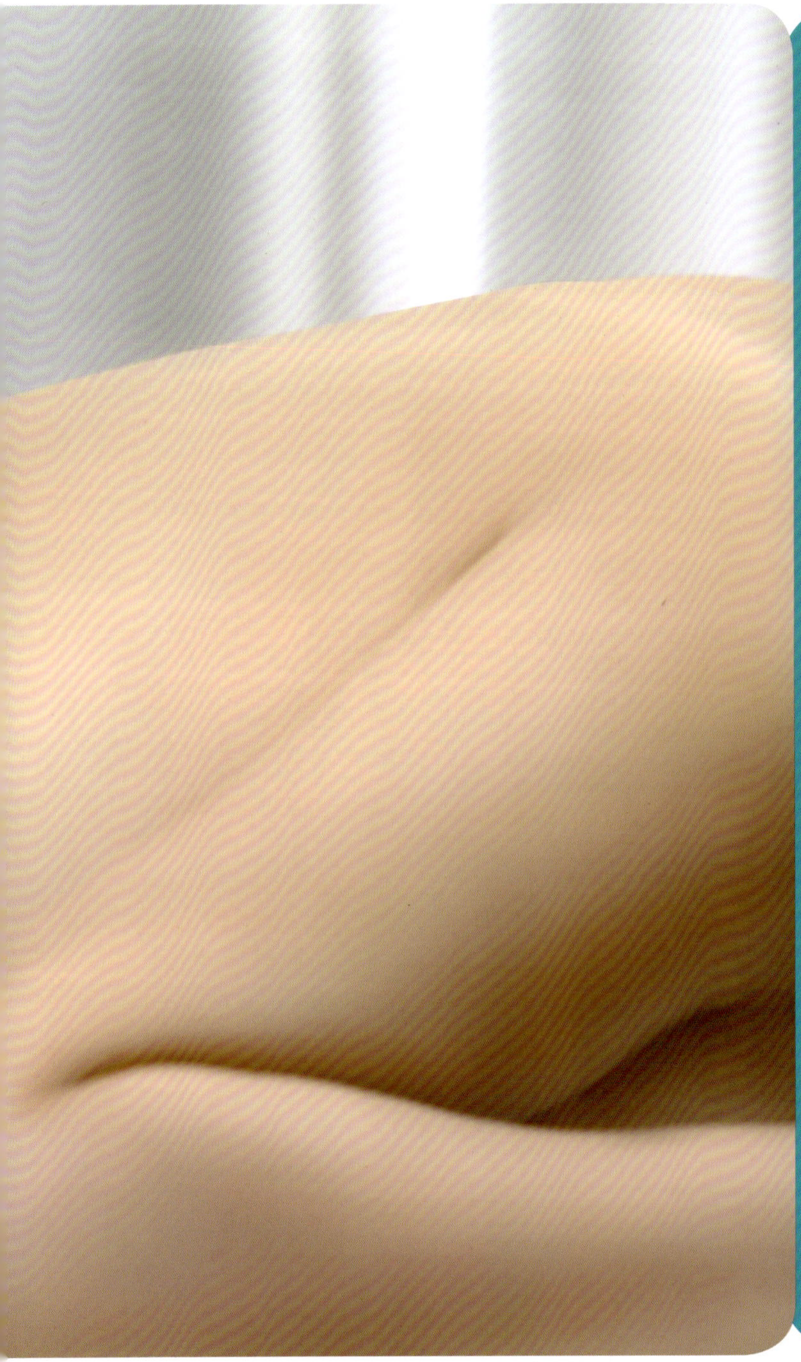

CHAPTER 04

# 经络与腧穴 循经按摩显奇效

经络将人体联系成了一个有机的整体。人体的五脏六腑、四肢百骸、五官九窍、皮肉筋骨等组织器官之所以能保持相对的协调与统一，维持正常的生理活动，正是依靠经络系统的联络沟通实现的。

身体中的经络、穴位遍布全身，复杂得犹如一张|“神秘的地图”。在按摩的过程中，千万不要忽略了这些能加强治疗和保健效果的关键点。如果经络穴位运用得当，往往能取得神奇的疗效。

# 第一节 循经按摩的路线图——认识经络

经络是什么？对于这个问题，古人早在几千年前就给出了答案，并绘制出了详细的经络图谱。

在几千年的中医发展和应用过程中，经络学说在指导临床实践中起着决定性作用。然而，近代关于经络学说的争论此起彼伏，即使到了科学高度发达的今天，对经络的认识还处在“争鸣”阶段，至今仍没有一个统一、清楚的科学解释。但种种迹象表明，经络是真实存在的。

## 一 经络是真实存在的

虽然中国早在 2000 多年前就已经有了详细的经络图谱，但是用现代的解剖方法，根本找不出与图谱一致的经络。因为手术刀不能帮助人们观察到经络，而无论用哪一种现代的精密仪器也无能为力，于是不少人对经络的存在表示怀疑。

20 世纪 60 年代，朝鲜有一位叫金凤汉的科学家宣称他找到了实质存在的经络，并将其命名为“凤汉小管”，后来却提供不了实际的证据，只得承认是弄错了。

美国总统尼克松在访华时现场观看了针灸治病，并为之惊叹不已；随后针灸传入美国，西方各国亦开始了对经络穴位的研究。

半个多世纪以来，国内外许多学者不懈地对经络进行探索，使用了各种最先进的研究技术，但都没能提出一种得到公认的理论来描述经络的实质。

虽然目前经络的实质研究并没有得出一个令人信服的结论，但是经络并非子虚乌有，我国科学家已经用现代科学实验检验了经络存在的客观性；此外，还有很多现象都能证明经络是真实存在的。

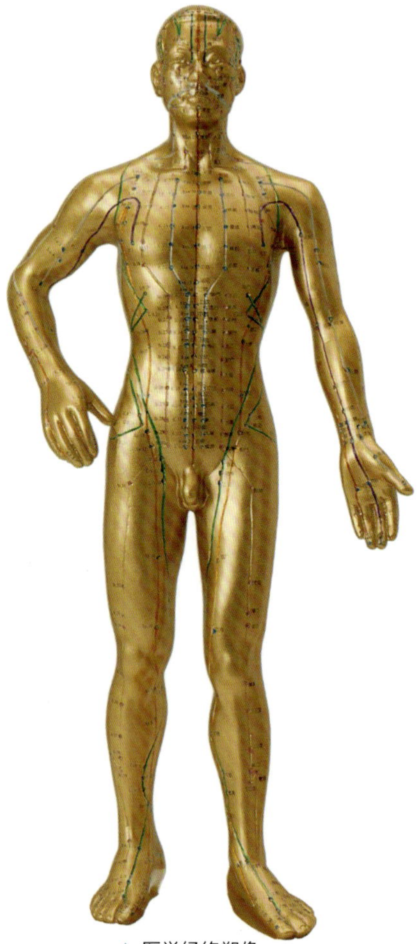

▲ 医学经络塑像

一是感觉。针灸或按压穴位时，人体经络循行部位会出现酸、麻、胀、痛等感觉，中医把这种现象称为“得气”，得气后治疗的效果会更好。是否能得气跟个人的体质有关，有的人的经络比较敏感，感觉比较明显，有的人的感觉则很微弱。一般说来，黑人和白人的循经感传比黄种人明显，所以对黑人和白人运用针灸施治时的效果更好。

二是皮肤病循经分布。某些人在得皮肤病后，皮肤上的斑疹沿着经络循行部位分布，而并不沿神经或血管分布。

三是皮肤上的低电阻。经实验发现，经络循行部位的电阻比其他部位低；这种现象不仅在活人身上可以观察到，在其他活的动物身上也可以观察到。

四是皮肤血管的反应。在刺激某些穴位后，循经感传的路线上会出现红线、白线、皮疹、皮下出血、皮丘带等皮肤血管的反应。

五是经络迹象。经科学家研究发现，人体是一个发光体，可以主动发出很微弱的冷光，发光强的点绝大多数在经络上。几年前，法国的研究人员通过向穴位注射放射性物质锝，借助电子照相机成功拍下了锝的行走路线，并发现它的行走路线与中医中的经络基本相同，同时证明穴位是经络上的某些点。日本的科学家接着采用电子计算机和全息技术，将人体由平面转为立体来进行观察；通过荧光染色，发现穴位实际上是某些组织的“聚合物”，具有高度的灵敏性。另外，同位素跟踪、声音的传导等检测手段都表明了经络循行的存在。

各种迹象表明，经络是真实存在的。随着科学的发展和越来越多的科学家投入到经络的研究之中，相信在不久的将来，经络的实质会“大白于天下”。

## 二 经络的基本介绍（总览表）

- 经络系统
  - 经脉
    - 十二经脉
      - 手三阴经（手太阴肺经 手厥阴心包经 手少阴心经）
      - 手三阳经（手阳明大肠经 手少阳三焦经 手太阳小肠经）
      - 足三阴经（足太阴脾经 足厥阴肝经 足少阴肾经）
      - 足三阳经（足阳明胃经 足少阳胆经 足太阳膀胱经）
    - 奇经八脉（十二经脉之外的另一些重要的经脉，包括督脉、任脉、冲脉、带脉、阴跷脉、阳跷脉、阴维脉、阳维脉，有统率、联络和调节十二经脉的作用）
    - 十二经别（从十二经脉中别出的最大分支，有加强十二经脉中互为表里的两经之间的联系的作用）
  - 络脉
    - 十五别络（从十二经脉及任脉、督脉各分出一支别络，再加上脾之大络；有加强表里两经在体表的联系和渗灌气血的作用）
    - 浮络（分布于人体浅表部位的络脉）
    - 孙络（细小的络脉）
  - 十二经筋（十二经脉循行部位上分布的筋肉系统）
  - 十二皮部（十二经脉的功能活动反映于体表的部位）

## 三 经络对人体的重要作用

经络是运行气血，联系脏腑、体表及全身各部分的通道。经，原意是“纵丝”，有路径的含义，即直行主线的意思，是经络系统中的主干，深而在里，贯通上下，沟通内外；络，有网络的含义，是经脉别处的分支，浅而在表，纵横交错，遍布全身。

经络中的经脉、经别与奇经八脉、十五络脉纵横交错，入里出表，通上达下，联系着人体的各脏腑组织；经筋、皮部联系着肢体的筋肉皮肤；浮络和孙络联系着人体的各细微部分。经络是人体气血运行的通道，能将营养物质输送到全身各组织脏器，使脏腑组织得到营养，筋骨得到濡润，关节得到通利。

经络“行血气”而使营卫之气密布周身，在内和调于五脏，洒陈于六腑；在外抗御病邪，防止内侵。外邪侵犯人体由表及里，先从皮毛开始。卫气充实于络脉，络脉散布于全身而密布于皮部；当外邪侵犯机体时，卫气首先要发挥其抗御外邪、保卫机体的屏障作用。如黄帝内经《黄帝内经·素问》的缪刺论篇中所说：“夫邪客于形也，必先舍于皮毛，留而不去，入舍于孙脉，留而不去，入舍于络脉，留而不去，入舍于经脉，内连五脏，散于肠胃。”

经络学说阐述人体经络的循行分布、生理功能、病理变化及其与脏腑的相互关系，是针灸学科的基础，也是中医基础理论的重要组成部分。经络理论贯穿中医的生理、病理、诊断和治疗等各个方面，对中医各科的临床实践有重要的指导意义。医家通过辨证，可以选择不同的经络进行施治。世界上现存最早的灸疗专著——马王堆汉墓出土的《足臂十一脉灸经》与《阴阳十一脉灸经》即是根据不同症状来选择某条经络进行灸治。古人有“宁失其穴，勿失其经”的记载。经络是灸法辨证论治的基础。

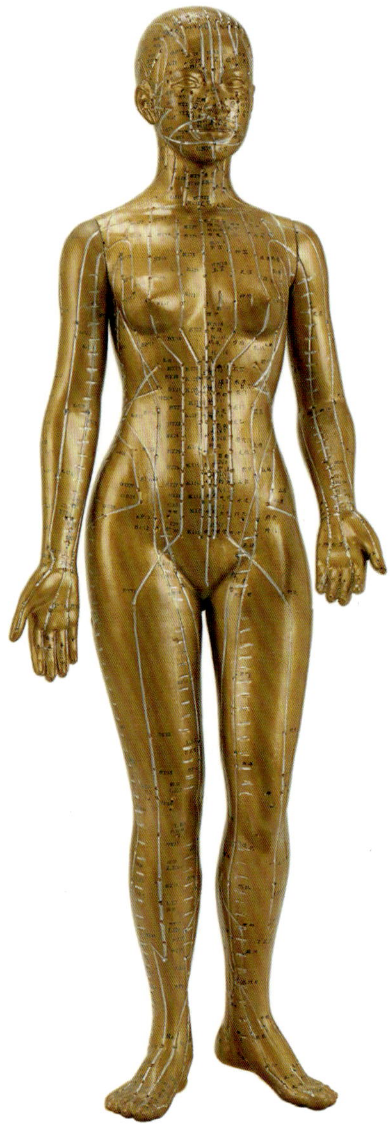

# 第二节 身体上有特效的反应点——认识腧穴

腧穴，通常也被称为“穴位”。穴位是人体经络气血所注的部位，也是经络接受体内或外界刺激的反应点。如果把经络比作人体内的一条条“路线”，穴位就是这些线路上的一个个“关卡”。关卡开放，路线才能通畅。当有“不法分子”逃窜，关卡也能将其截留。同理，穴位畅通，脏腑的经络之气才能正常流通。当外邪侵入机体时，刺激穴位，增强机体功能，也可以把外邪驱逐出去，防止其向内传导。在推拿的过程中，需要选取相应的穴位进行手法操作。

## 一 小小穴位作用大

穴位有沟通表里的作用。人体内在脏腑气血的病理变化能够反映于体表的穴位，相应的穴位会出现压痛、酸楚、麻木、结节、肿胀、变色、丘疹、凹陷等反应，利用穴位的这些病理反应可以帮助诊断疾病。穴位更重要的作用是治疗疾病。通过针刺、艾灸、推拿等刺激相应穴位，可疏通经络，调节脏腑气血，达到治病的目的。具体说来，穴位的主治作用有以下这些。

### （一）近治作用

近治作用是指通过作用于该穴位，能治疗该穴位所在的部位以及其邻近组织、器官的局部病症。这是一切穴位主治作用共同具有的特性。

### （二）远治作用

在十二经脉和任督二脉的穴位中，尤其是十二经脉在肘及膝关节以下的穴位，不仅能够治疗局部病症，还可以治疗本经循行所及的远隔部位的组织器官病症，甚至会影响全身的功能。比如灸合谷穴，不仅可以治疗上肢病，还可以治疗颈部及头面部疾患，还可以治疗外感发热病；灸足三里穴不仅可以治疗下肢病，而且对调整消化系统功能，甚至对人体的防卫、免疫反应等都具有一定的促进作用。

### （三）特殊作用

指的是某些穴位具有双重良性调整作用或相对的特异性。具有双重良性调整作用的穴位，如天枢穴，可以治疗泄泻，也可以治疗便秘；内关穴在心动过速时可以减慢心率，在心动过缓时又可以提高心率。而具有特异性的穴位，如大椎穴可以退热，至阴穴可矫正胎位等。

小小的穴位，作用可不小。你是不是也想亲自体验一下穴位的神奇呢？可那么多穴位，我们该如何找到它们呢？下面我们就介绍几种常用的取穴方法，助你轻松找到穴位。

## 二 取穴方法，帮你轻松找到穴位

### （一）手指度量法

中医里有“同身寸”一说，就是指用自己的手指作为穴的尺度。人有高矮胖瘦，骨节自有长短不同。例如虽然两人同时各测得了1寸的长度，但实际距离却不同。

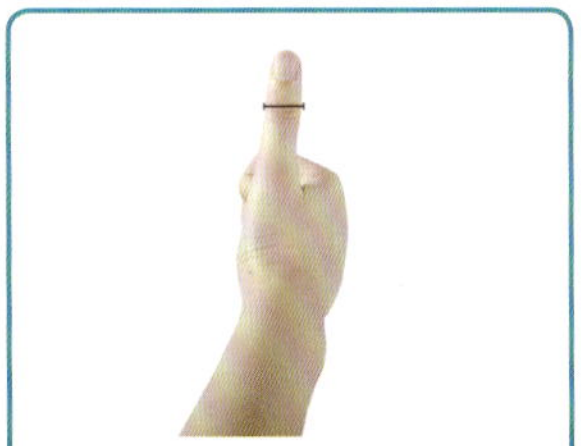

→ 1寸：约为拇指横宽

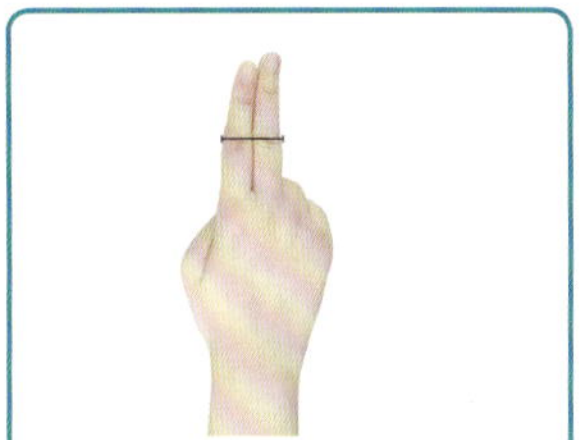

→ 1.5寸：约为食指和中指二指的指幅横宽

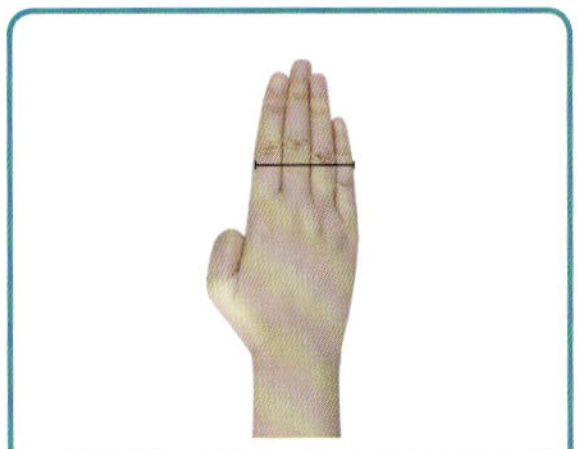

→ 3寸：约为食指、中指、无名指和小指四指的指幅横宽

### （二）标志参照法

**固定标志：** 如眉毛、脚踝、指甲、乳头、肝脏等，都是常见的判别穴位的标志。如：印堂穴位于双眉的正中央；素髎穴位于鼻尖处。

**动作标志：** 必须采取相应的动作姿势才能出现的标志，如张口后耳屏前的凹陷处即为听宫穴。取阳溪穴时应将拇指竖起，当拇长、短伸肌腱之间的凹陷中取穴。

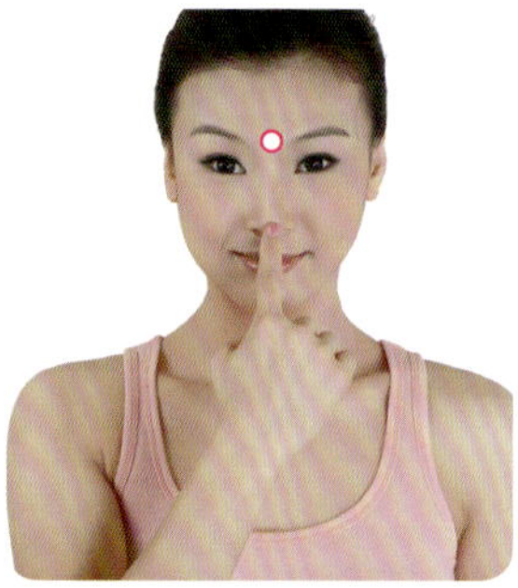

▲ 素髎穴

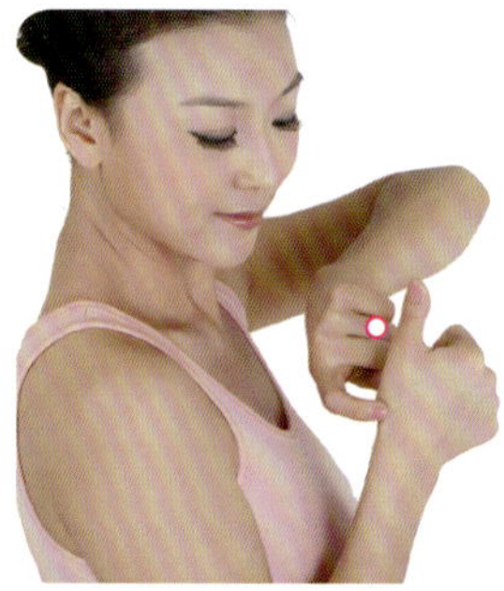

▲ 阳溪穴

### （三）徒手找穴法

**触摸法：** 以拇指指腹或其他四指下的手掌触摸皮肤，如果感觉到皮肤有粗糙感，或是有刺般的疼痛，又或是有硬结，那里可能就是穴位的所在之处。如此可以观察皮肤表面的反应。

**抓捏法：** 以食指和拇指轻捏感觉异常的皮肤部位，前后揉一揉；当揉到经穴部位时，感觉会特别疼痛，而且身体会自然地抽动，想要“逃避”。如此一来，可以观察皮下组织的反应。

**按压法：** 用指腹轻压皮肤，画小圈揉一揉。对于在抓捏皮肤时感到疼痛，想要“逃避”的部位，再以按压法确认。如果指头碰到有点状、条状的硬结，就可确定其是经穴的所在位置。

## 三 推拿常用的十大重要穴位

### （一）百会穴——人体最高处的穴位

**百会穴：**属于督脉。百，数量词，“多”之意。会，交会也。“百会”意指手足三阳经及督脉的阳气在此交会。本穴由于处于人之头顶，在人的最高处，因此人体各经上传的阳气都交会于此，故名“百会”。百会穴贯通诸阳经，内系于脑，在上能醒脑开窍，在中能宁心安神；既能升清阳举下陷，又能温阳以暖下元；既能平息内风，又能疏散外风。所以本穴是救急特效穴，为治疗神志病、风证、阳气虚损之要穴，临床上被用于诸种疾病。

百会穴在头顶正中线与两耳尖连线的交点处。

**推拿方法：**正坐，抬头，目前视，将一手放在头侧部，中指端置于穴位上；以指腹用力按揉穴位，力度以出现酸、胀、痛的感觉为宜；该手疲劳后可换另一只手继续按摩，按摩时间为1~3分钟。每天早晚各按摩1次。

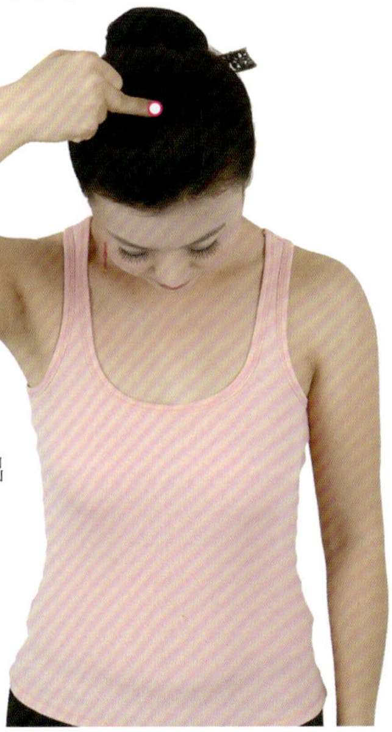

▲ 百会穴

### （二）大椎穴——阳气与督脉会合之处

**大椎穴：**属于督脉。有通督行气，贯通督脉上下的作用。如果同时患有感冒、过敏性疾病、热病、癫痫、颈椎病，治疗时取大椎穴是首选。治疗寒凉的疾病时，其也是首选穴位。

大椎穴还有明显的退热作用。按摩大椎穴，能防治感冒、气管炎、肺炎等上呼吸道感染疾病，还可用于肺气肿、哮喘的防治。

大椎穴在人体的后正中线上，第7颈椎棘突下的凹陷中。

**推拿方法：**正坐或站立，一手举起，放在后颈部，拇指外的四指屈曲，拇指置于穴位上；用指尖按揉穴位，力度以出现酸、痛或胀、麻的感觉为宜，按摩时间1~3分钟；或者请他人用中指关节突或刮痧板刮擦穴位，效果更好。

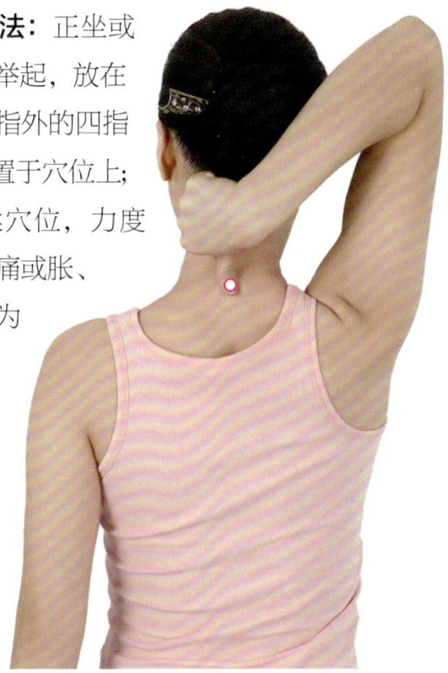

▲ 大椎穴

### （三）命门穴——蕴藏先天之气的生命之门

**命门穴：**属于督脉。命，人之根本也，以便也。门，出入的门户也。“命门”意指脊骨中高温高压的阴性水液由此外输督脉。本穴因位处腰背的正中部位，内连脊骨，在人体的重力场中为位置低下之处，脊骨内高温高压的阴性水液由此外输体表督脉；本穴外输的阴性水液有维系督脉气血流行不息的作用，为人体的生命之本。

按摩命门穴可强肾固本，温肾壮阳，强腰膝，固肾气，能治疗腰部虚冷疼痛，遗尿，腹泻，男性遗精，阳痿，以及女性的虚寒性月经不调，习惯性流产等症；并能延缓人体衰老，疏通督脉上的气滞点，加强其与任脉的联系，促进真气在任督二脉上的运行。

命门穴很好找，因为它和我们的肚脐是前后相对的，所以我们在找该穴的时候，只要以肚脐为中心，围绕腰部划一个圆圈，这个圆圈与背后正中线的交点处即是命门穴。

**推拿方法：**正坐或站立，双手伸到腰背后；用左手中指的指腹按住穴位，右手中指的指腹压在左手中指的指甲上，双手的中指同时用力揉按穴位，力度以出现酸、胀、痛的感觉为宜；左右手的中指轮流在下按揉穴位，先左后右，每次揉按 3 ~ 5 分钟。

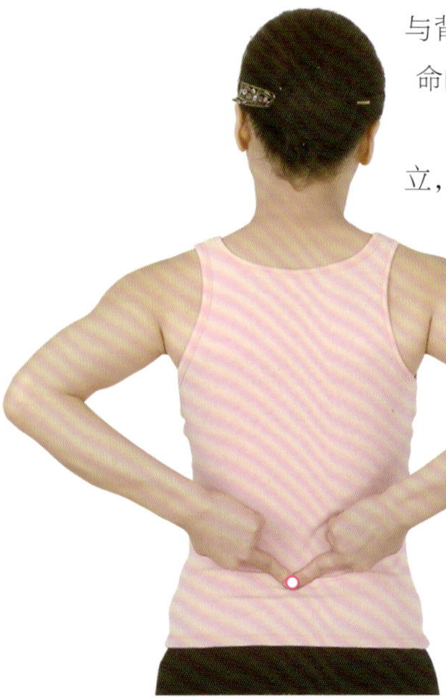

▲ 命门穴

### （四）中脘穴——胃腑气血阴阳虚实的调控中心

**中脘穴：**属于任脉。中，指本穴相对于上脘穴、下脘穴二穴而为中也。脘，空腔也。“中脘”意指任脉的地部经水由此向下而行。本穴的物质为任脉上部经脉的下行经水，至本穴后，经水继续向下而行，如流入任脉下部的巨大空腔，故名。

中脘穴位于腹部的正中线上，脐上 4 寸处。中脘穴有调胃补气、化湿和中、降逆止呕的作用。按摩中脘穴可直接调控胃腑气血，有利于提高脾胃功能，促进消化吸收和增强人的抵抗力，对于胃脘胀痛、呕吐、呃逆、吞酸、食欲不振等有较好疗效。

**推拿方法：**正坐或仰卧，或站立，双手放在上腹部；用左手中指的指腹按压穴位，将右手中指的指腹按压在左手中指的指甲上，双手的中指同时用力揉按穴位，力度以出现酸、胀的感觉为宜；每天早晚先左手，后右手地轮流按摩穴位，每次按揉1 ~ 3 分钟。

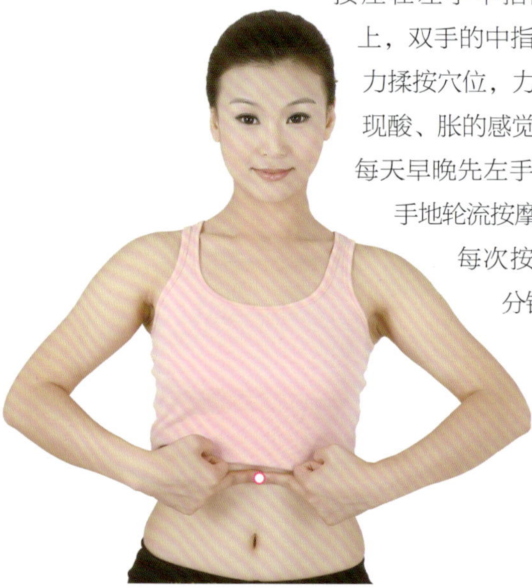

▲ 中脘穴

## （五）神阙穴——任脉气血在肚脐正中聚集之处

**神阙穴：**神阙穴是人体任脉上的重要穴位之一，是人体的长寿大穴。它与人体的生命活动密切相关。母体中的胎儿是靠胎盘呼吸的，处于先天真息状态；婴儿脱离母体后，脐带被切断，先天呼吸中止，后天肺呼吸开始；而脐带、胎盘紧连在脐中，没有神阙穴，生命就不复存在。

经常按摩神阙穴，可使人体真气充盈、精神饱满、体力充沛、腰肌强壮、面色红润、耳聪目明、轻身延年；并对腹痛肠鸣、水肿膨胀、泻痢脱肛、中风脱症等有独特的疗效。

神阙穴非常好找，人体肚脐的中央处即是此穴。

**推拿方法：**正坐或仰卧，或站立，双手放在脐旁；用左手中指的指腹按压肚脐中央，将右手中指的指腹按压在左手中指的指甲上，两手的中指同时用力揉按穴位，力度以出现酸、胀的感觉为宜；每天早晚用左右手轮流按摩穴位，先左后右，每次按摩1～3分钟。

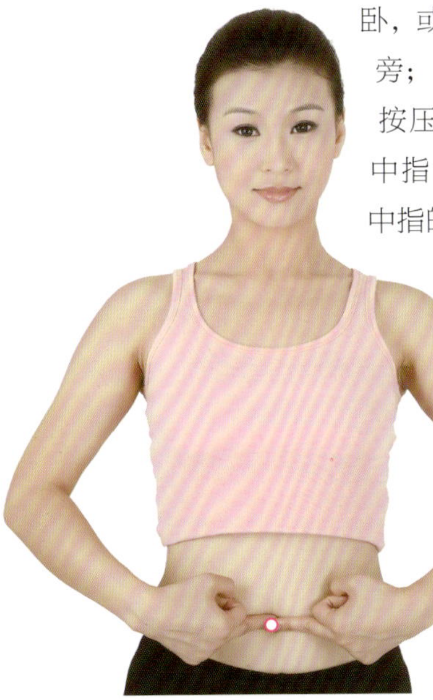

▲ 神阙穴

## （六）气海穴——元气聚集的地方，打通“小周天”的关键

**气海穴：**属于任脉。“气”就是人体呼出吸入的气息，也就是元气与其他各种气，如宗气、卫气、营气等。“海”就是海洋，意喻广大深远、无边无际。“气海”，简单理解就是“气息的海洋”。

气海穴有“气海一穴暖全身”之美誉，是说气海穴有温养，健壮全身的作用。导引养生之术中经常提及的“下丹田”就是指以气海穴为核心的区域，是人体的活力之源。人身的真气由此而生，按摩气海穴能温阳益气、扶正固本、培元补虚、延年益寿；能治疗阳气缺乏，活力乏源所致的虚寒性疾患。

气海穴在下腹部前的正中线上，当脐中下1.5寸处。

**推拿方法：**正坐或仰卧，或站立，双手放在脐下部；用左手中指的指腹按压穴位，将右手中指的指腹按压在左手中指的指甲上，双手的中指同时用力揉按穴位，力度以出现酸、胀的感觉为宜；每天早晚用左右手轮流按摩穴位，先左后右，每次按摩1～3分钟。

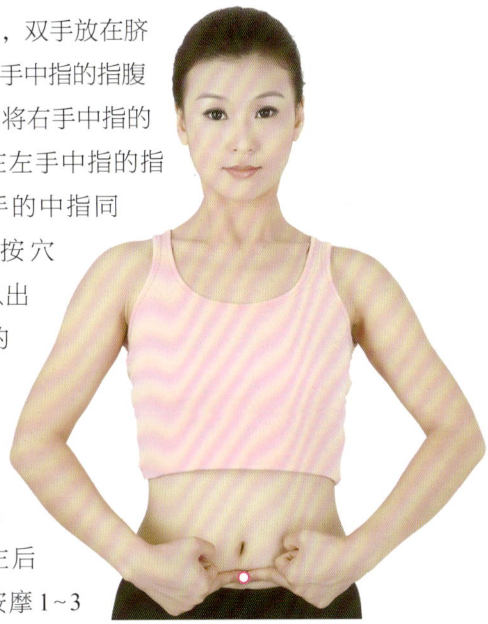

▲ 气海穴

## （七）关元穴——守住关卡，提升阳气

**关元穴：**属于任脉。关，关卡也。元，元首也。“关元”意指任脉气血中的滞重水湿在此关卡不得上行。

关元穴是人体足太阴脾经、足少阴肾经、足厥阴肝经在任脉的交会点，此穴有“精宫”“丹田”等别名。关元穴可以治疗阳虚证、气虚证，如气喘气短、畏寒怕冷、遗尿、小便频数、尿闭、泄泻、腹痛、遗精、阳痿、疝气、月经不调、带下、不食、精冷、中风脱证、虚劳羸瘦等。关元穴又是小肠的募穴，小肠之气汇聚于此。小肠是人体吸收营养物质的主要器官，按摩关元穴能很好地促进肠道功能，增强其对营养物质的吸收能力。

关元穴位于下腹部前的正中线上，肚脐下面的3寸处。关元穴是养生要穴，坚持按摩关元穴可以健康长寿，增强体质。

**推拿方法：**正坐或仰卧，或站立，双手放在小腹上；用左手中指的指腹按压穴位，将右手中指的指腹按压在左手中指的指甲上，双手的中指同时用力揉按穴位，力度以出现酸、胀的感觉为宜；每天早晚用左右手轮流按摩穴位，先左后右，每次按揉1~3分钟。

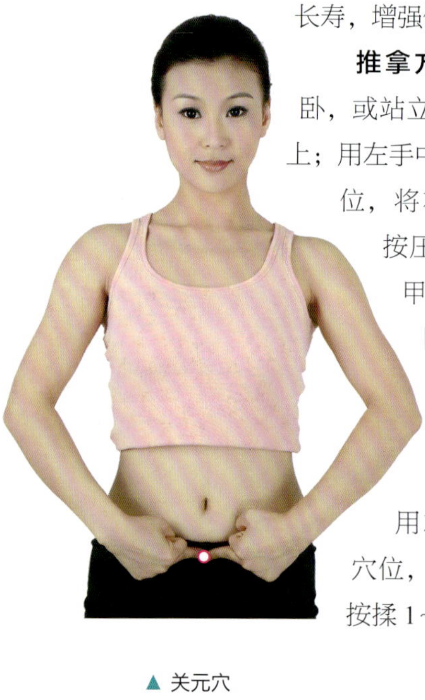

▲ 关元穴

## （八）足三里穴——强壮身心的大穴

**足三里穴：**属于足阳明胃经。“三里”是指理上、理中、理下。

大量的实践证实足三里穴是一个能防治多种疾病，强身健体的重要穴位。中医认为，脾胃为后天之本，气血生化之源，五脏六腑赖之充养，是生命的根本。所以调补脾胃的重要穴位——足三里穴可以补益气血、扶正培元，达到保健防病、强身健体的目的。经常推拿、按摩足三里穴，能促进气血运行，起到温中散寒、化淤消肿的作用；并能健脾补胃，增强正气，提高机体的免疫功能，从而发挥其防病强身，延年益寿的作用。

取足三里穴时，可屈膝，在小腿前外侧，当犊鼻穴下3寸，距胫骨前缘一横指（中指）处即是。

**推拿方法：**取坐位，双腿并拢且屈曲，食指和中指伸直，指腹置于穴位上；用指腹垂直用力按揉，力度至出现酸、痛、胀、麻的感觉为止；每天早晚各按摩1次，每次按揉1~3分钟。

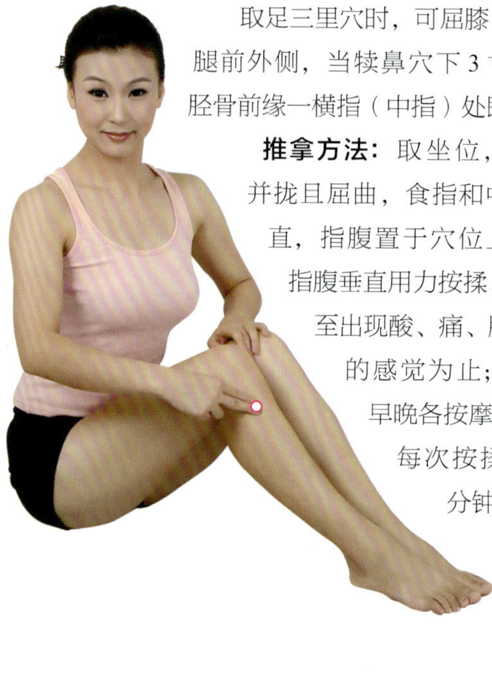

▲ 足三里穴

## （九）三阴交穴——脾经、肝经、肾经，三条阴经交会之处

**三阴交穴：**属于足太阴脾经。三阴，足三阴经也。交，交会也。“三阴交”意指足部三条阴经中的气血物质在本穴交会。本穴内的物质有脾经提供的湿热之气，有肝经提供的水湿之气，有肾经提供的寒冷之气；三条阴经的气血交会于此，故名“三阴交”。

三阴交穴是保健大穴之一，经常按摩三阴交穴，对肝、脾、肾的疾病都有防治作用，具有健脾、和胃、化湿、疏肝、益肾、调经血、主生殖的功能。

中医认为妇女“少气多血”“以血为本”。因妇女具有经、带、胎、产、乳的生理过程，相应地也形成了病理上的特殊性，具有气血不足及肝、脾、肾易损的病理特点。女性经常按摩三阴交穴，除了防病保健外，还有美容的功效。

三阴交穴在小腿内侧，当足内踝尖上 3 寸，胫骨内侧缘后方；正坐，屈膝呈直角时取穴。

**推拿方法：**取坐位，抬起一只脚，放在另一条腿上；拇指弯曲，指头置于穴位上，用指尖垂直按压穴位，力度以出现较强的酸痛感为宜。每天早晚各按摩 1 次，每次 1 ~ 3分钟。孕妇禁按此穴。

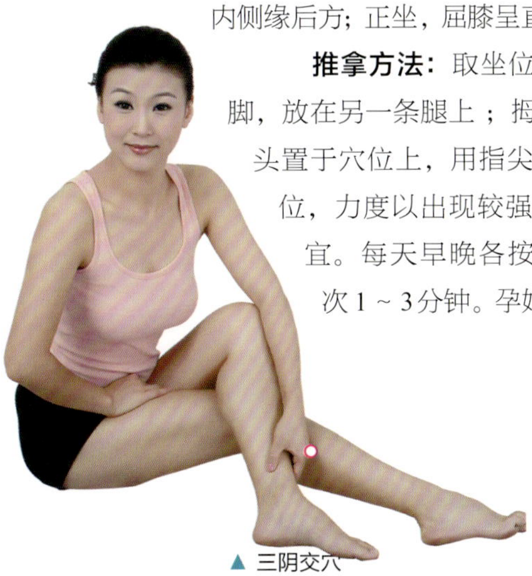

▲ 三阴交穴

## （十）涌泉穴——肾经经脉第一穴，肾经经水涌出之所

**涌泉穴：**涌，外涌而出也。泉，泉水也。属于足少阴肾经。“涌泉”意指体内肾经的经水由此外涌而出体表。本穴为肾经经脉的第一穴，它连通肾经体内体表的经脉；肾经体内经脉中高温高压水液由此外涌而出体表，故名“涌泉”。

涌泉穴又名“地冲”，为足少阴肾经的井穴。按摩涌泉穴可滋阴潜阳、宁心安神；且有增精益髓、补肾壮阳、强筋壮骨之功。

涌泉穴位于足底中线前、中三分之一的交点处；当足趾屈时，足底前的凹陷处。

**推拿方法：**取坐位，把要按摩的脚放在另一条腿的膝盖上；一手扶住小腿，另一手握住足底，拇指置于穴位上；用拇指的指腹从后往前推按穴位，力度以出现酸痛感为宜，按摩时间 1 ~ 3分钟。用同样的方法按摩另一侧的穴位。每天早晚各按摩一次两侧的穴位。

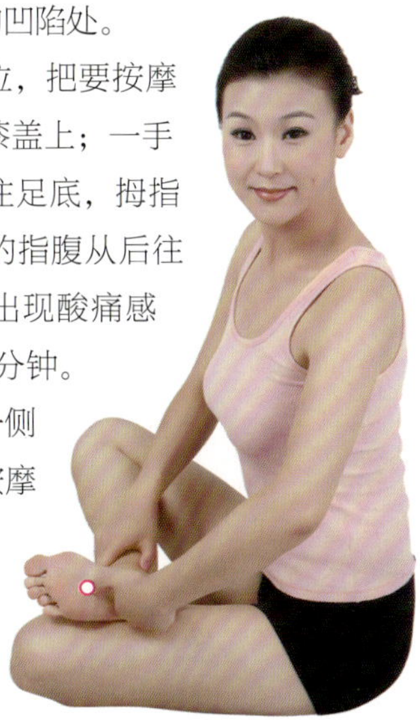

▲ 涌泉穴

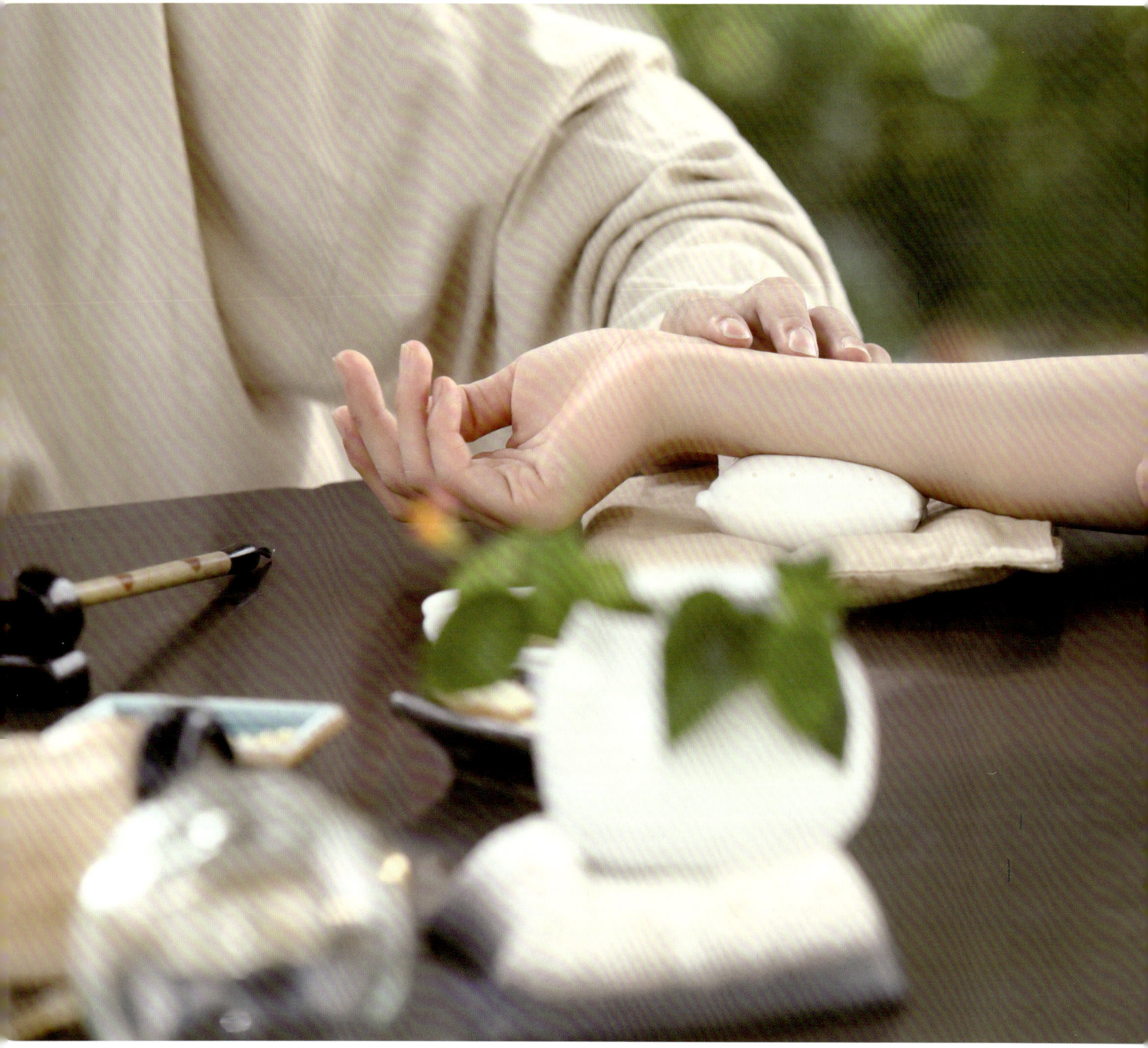

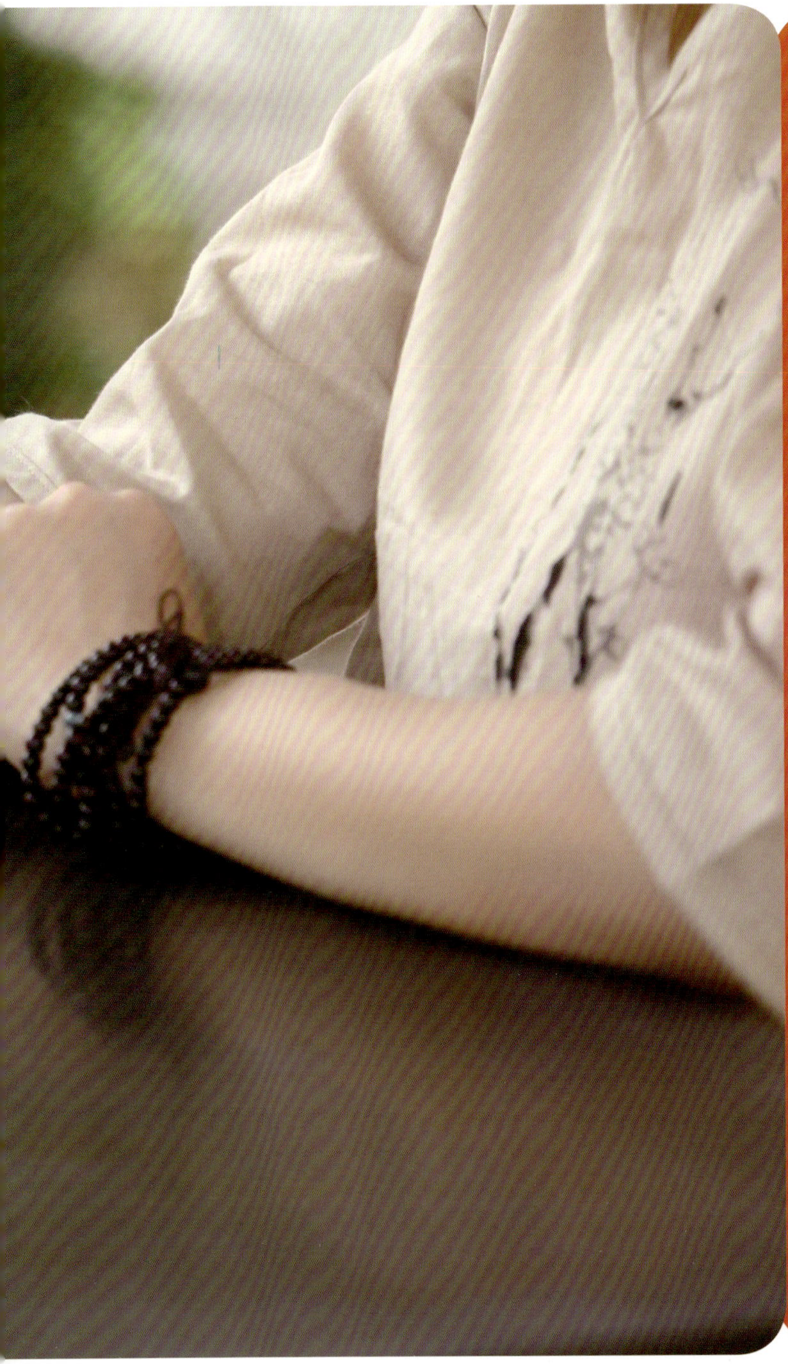

CHAPTER 05

# 对症推拿
# 养生保健治未病

现代社会，生活节奏日益加快，人们的压力越来越大，有诸多因素严重威胁着人们的身心健康。运用推拿疗法可防病、治病、健身益寿，能为遭受病痛的人祛病除邪，轻松缓解其全身的不适症状，也能对健康者起到预防调理的作用。对症选择正确的推拿方法进行治疗，你会领略到“推拿”这一古老中医外治法的神奇之处。

# 第一节 通经活络，从头到脚排解不适

经络联结了人体的五脏六腑，循行于体表四肢，运行气血灌溉，以荣养全身。如果因为种种原因导致经络不通，则会由此产生如眼睛疲劳、腰酸背痛、全身不适等症状。若此时运用推拿对经络进行疏通，不但能解除疼痛和不适症状，还能起到预防、调理的作用。简单推拿，全身轻松。何乐而不为呢？

## 一 眼睛疲劳

眼睛疲劳是一种眼科常见病，它所引起的眼干，眼涩，眼酸胀，视物模糊，甚至是视力下降，直接影响着人们的工作与生活。眼睛疲劳主要是由于我们平时用眼过度，眼睛眨眼次数少，造成眼泪的分泌相应减少，同时有不良因素强烈刺激眼睛而引起的。它会导致人的颈、肩等相应部位出现疼痛，还会引发和加重各种眼病。

### 推拿调理

1 患者取仰卧位，双目微闭，操作者坐在患者右侧。用“一指禅”推法从右侧太阳穴处开始，慢慢地推向右侧阳白穴，然后经过印堂穴、左侧阳白穴，接着推到左侧太阳穴处为止。再从左侧太阳穴处开始，经左侧阳白穴、印堂穴、右侧阳白穴，到右侧太阳穴处为止。反复操作5～6遍。

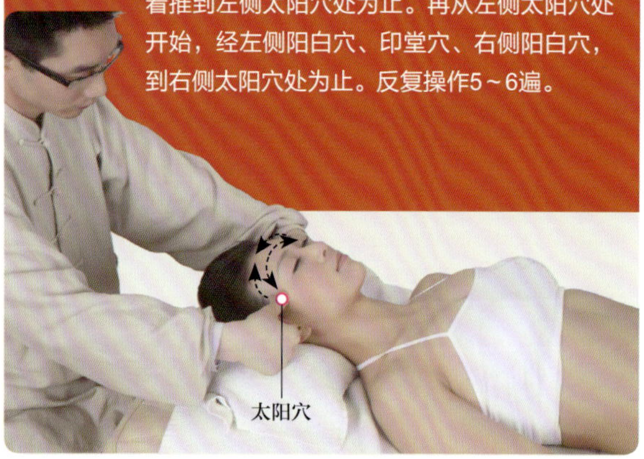


2 用双手的拇指端或中指端轻揉患者双侧的睛明穴、攒竹穴、鱼腰穴、丝竹空穴、太阳穴等穴。每穴1～2分钟。

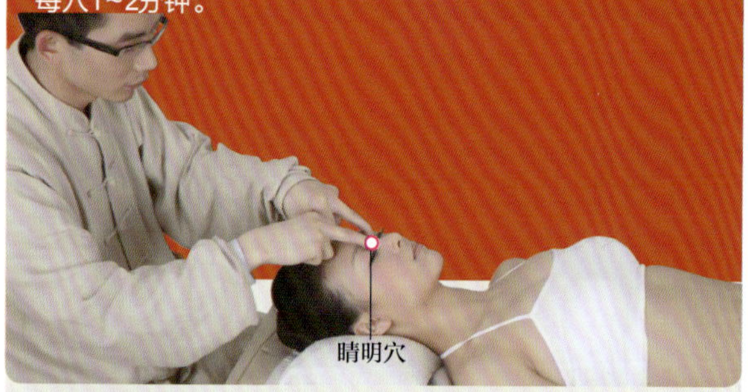


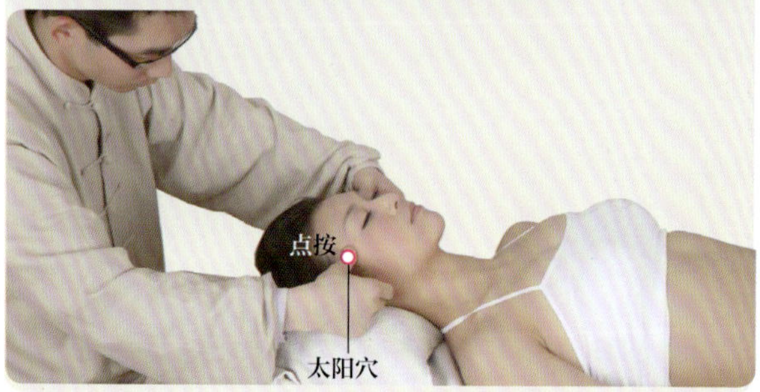

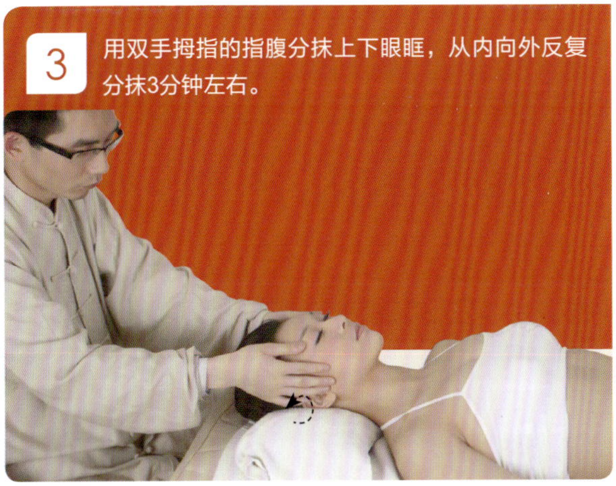

3 用双手拇指的指腹分抹上下眼眶，从内向外反复分抹3分钟左右。

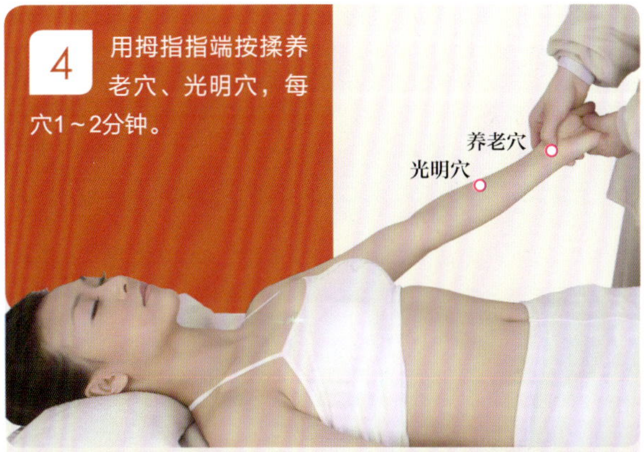


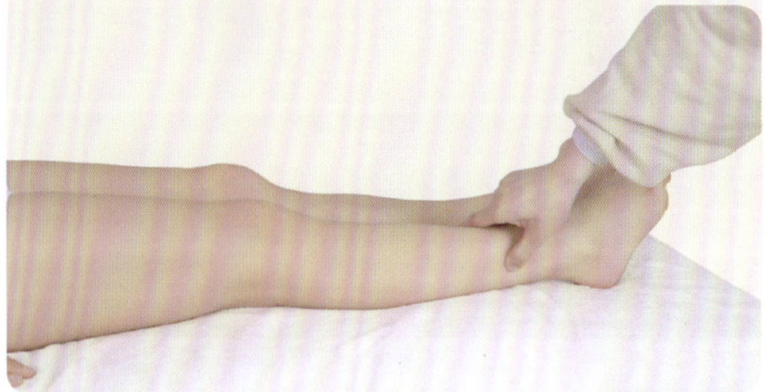

4 用拇指指端按揉养老穴、光明穴，每穴1～2分钟。

## ⊕ 预防调理

- **眨眼按摩。**每天特意眨眼300下，有助于清洁眼睛，并相当于给眼睛做轻轻的按摩。
- **中断工作。**如果连续使用电脑6～8小时，应每2～3小时休息1次。喝杯咖啡，上趟厕所，或是让眼睛离开电脑10～15分钟。
- **减弱荧屏的光线。**电脑屏幕会直接将光线射入你的眼睛。因此，你需要调整屏幕的亮度，并调整反差(明暗对比)，使字体清晰。
- **注意光线。**在柔和的灯光下阅读，不会伤害眼睛；但若光线未提供足够的明暗对比，将使眼睛容易疲劳。需使用能提供明暗对比的柔和灯光(不刺眼的光线)。不要使用直接将光线反射入眼睛的电灯。
- **闭眼休息。**缓解眼睛疲劳的最佳方式是让眼睛休息。这比你想象的还简单。例如，你可以一边打电话，一边闭着眼睛。你若无须读什么或写什么，就可以在聊天时闭上眼睛休息。
- **选用食疗。**可选择食用枸杞桑葚粥。选择枸杞子5克，桑葚5克，山药5克，红枣5个，粳米100克。将上述原料熬成粥食用。此方中的枸杞子、桑葚能补肝肾，山药、红枣可健脾胃。视力疲劳者如能坚持每天早晚两餐，较长时间服用此粥，既能消除眼疲劳症状，又能增强体质。

## 二 颈椎病

颈椎病又称“颈椎综合征”，是由于颈部长期劳损，颈椎及其周围软组织发生病理改变或骨质增生等，刺激和压迫了颈神经根、颈部脊髓、椎动脉及交感神经，使其结构和功能受到损害，从而引起一系列症状的疾病。本病高发于40岁以上的中老年人群之中，多因风寒、外伤、劳损等因素造成。随着电脑和网络的普及，在电脑前久坐不动的人群越来越多，颈椎病的发病患者群逐渐低龄化。

### 推拿调理

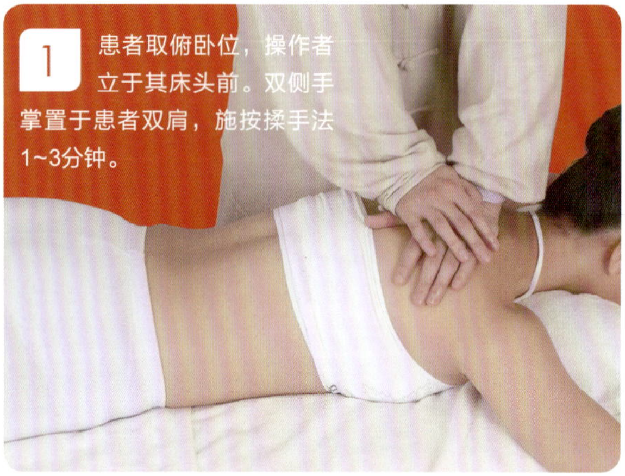


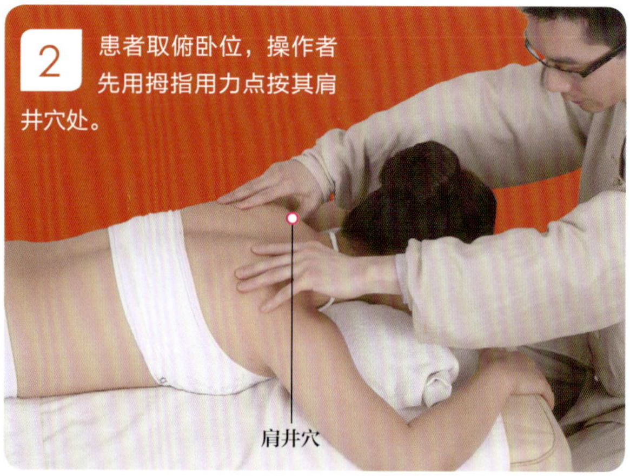


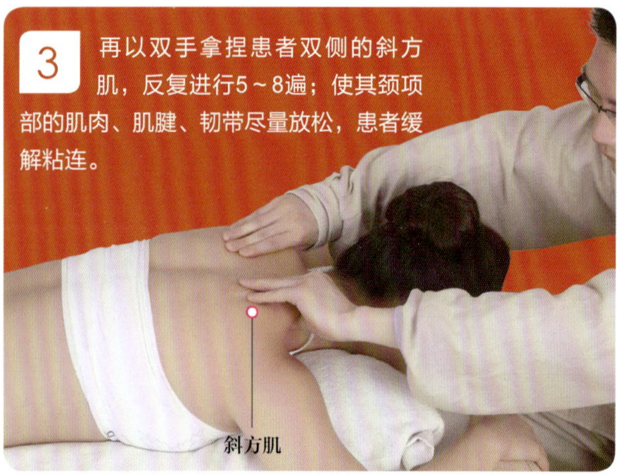


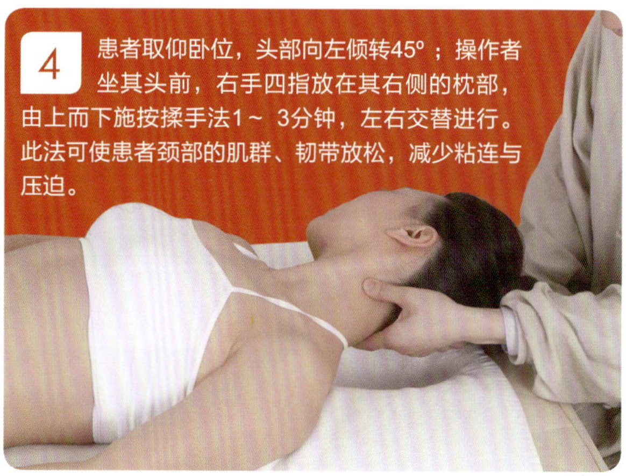

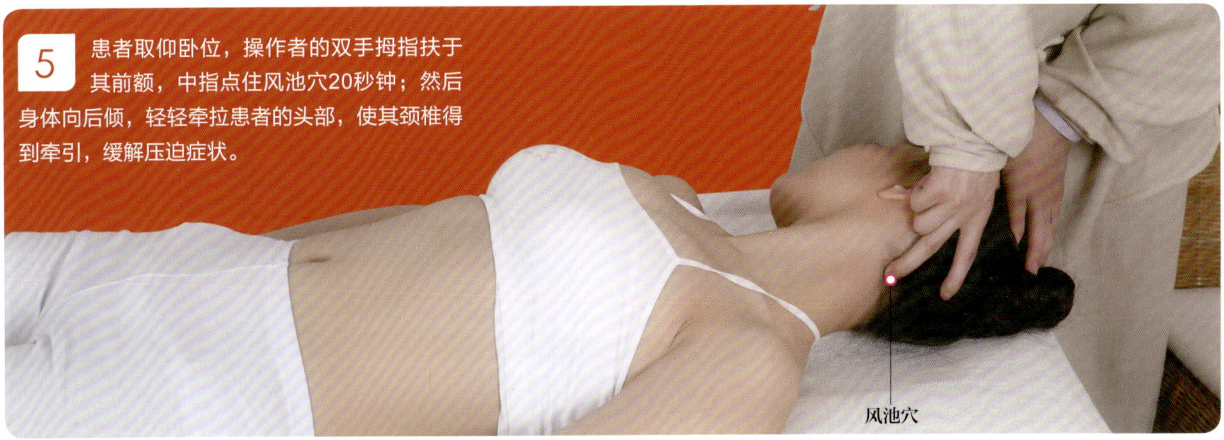


5 患者取仰卧位，操作者的双手拇指扶于其前额，中指点住风池穴20秒钟；然后身体向后倾，轻轻牵拉患者的头部，使其颈椎得到牵引，缓解压迫症状。

## ⊕ 预防调理

- 保持正确的坐姿，使颈肩部放松，保持最舒适自然的姿势。长时间坐着的办公室工作者，应每隔一段时间站起来走动，活动一下肩颈部，使肩颈部的肌肉得到放松。
- 应在工作、学习1小时后，有目的地让头颈部向前、后、左、右转动数次。应单纯地向前、向后、向左、向右转动，不可做环形转动；转动时应轻柔、缓慢，以达到各个方向的最大运动范围为准；使颈椎关节的疲劳得到缓解。
- 注意睡眠姿势。睡觉时不可趴着睡，枕头不可过高、过硬或过低。枕头中央应略凹进，颈部应充分接触枕头，并保持略后仰的姿势，不要悬空。习惯侧卧者，应使枕头与肩同高。睡觉时不要躺着看书。不要对着头颈部吹风。
- 注意对肩颈部保暖。空调和电风扇不能对着肩颈部吹；可以在办公室准备一件带领的外套，避免肩颈部受寒。
- 可食用桑枝煲鸡、葛根煲猪脊骨、天麻炖鱼头等食物，这些食物可补益肝肾，舒筋活络，对治疗颈椎病有良好的辅助作用；还可多喝骨头汤，多吃豆制品、乳制品，以补充骨骼所需的钙。

## 三 落枕

落枕又称“失枕”，是指由于睡眠时姿势不当，或外感风寒所引起的颈部肌肉紧张、痉挛，醒后即自觉颈部疼痛或酸痛，活动不利。本病常发生于颈部一侧，也可累及双侧，是颈部软组织常见的损伤之一，多见于青壮年。轻者 2 ~ 3天可自愈，重者疼痛严重，并可向头部及上肢部放射，迁延数周不愈。成年人若经常出现落枕，应怀疑有患颈椎病的可能。

本病多由于睡眠姿势不良，枕头过高、过低或过硬，使头颈部处于过伸或过屈的状态，导致颈部的肌肉长时间被牵拉而受到损伤。长期从事低头伏案工作，使颈部的肌肉得到积累性劳损，或骤然转动颈部，也可引起其损伤。

### 推拿调理

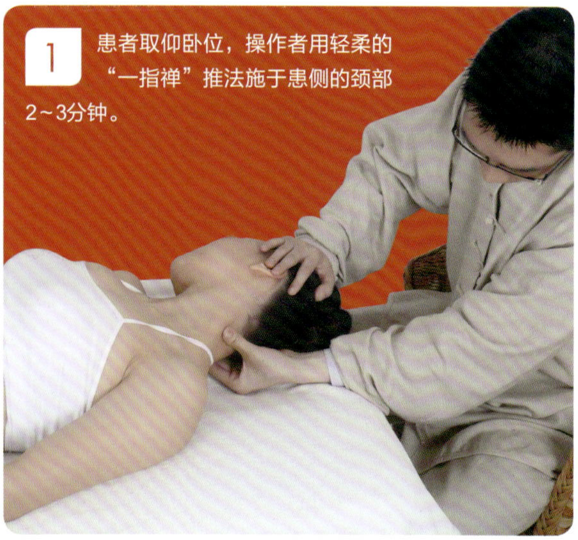

1 患者取仰卧位，操作者用轻柔的“一指禅”推法施于患侧的颈部2~3分钟。

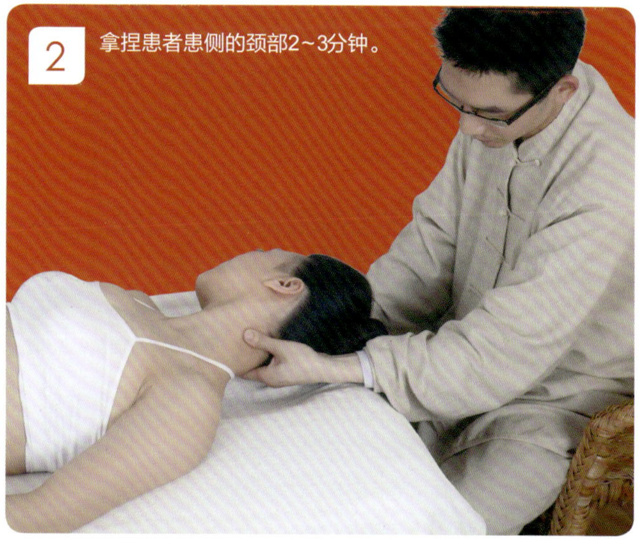

2 拿捏患者患侧的颈部2~3分钟。

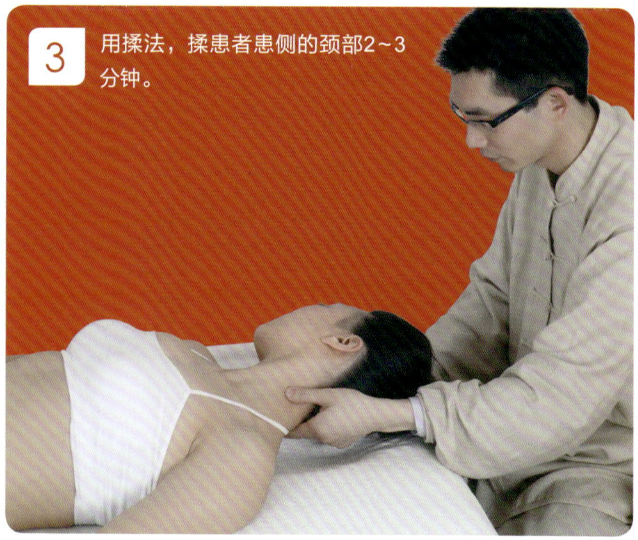

3 用揉法，揉患者患侧的颈部2~3分钟。

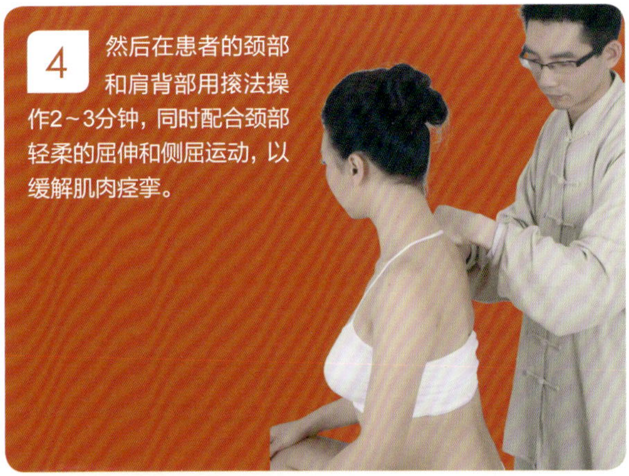

4 然后在患者的颈部和肩背部用㨰法操作2~3分钟，同时配合颈部轻柔的屈伸和侧屈运动，以缓解肌肉痉挛。

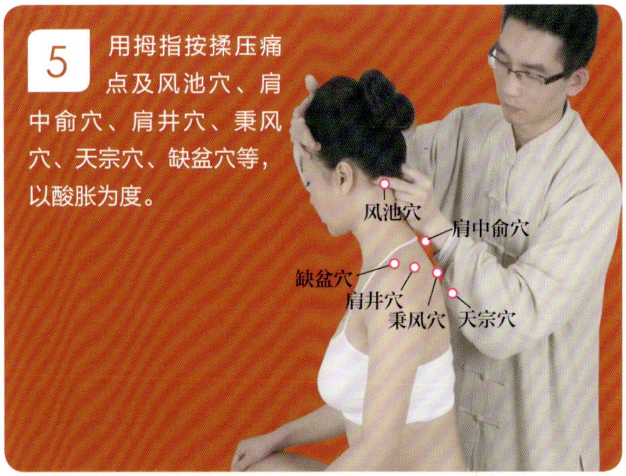


5 用拇指按揉压痛点及风池穴、肩中俞穴、肩井穴、秉风穴、天宗穴、缺盆穴等，以酸胀为度。

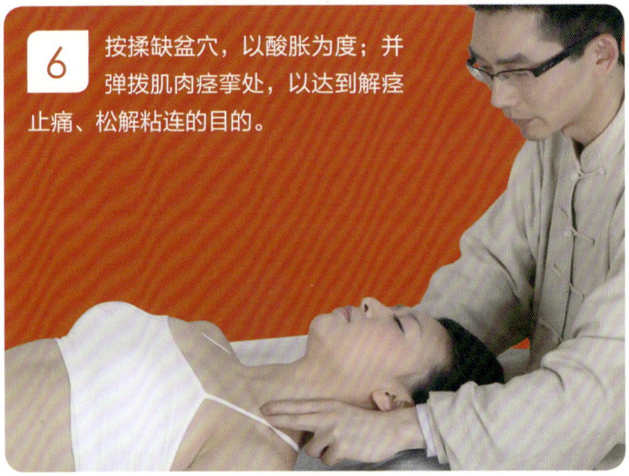

6 按揉缺盆穴，以酸胀为度；并弹拨肌肉痉挛处，以达到解痉止痛、松解粘连的目的。

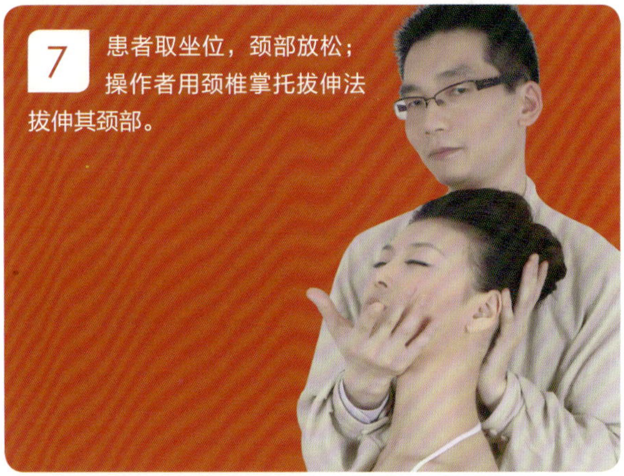

7 患者取坐位，颈部放松；操作者用颈椎掌托拔伸法拔伸其颈部。

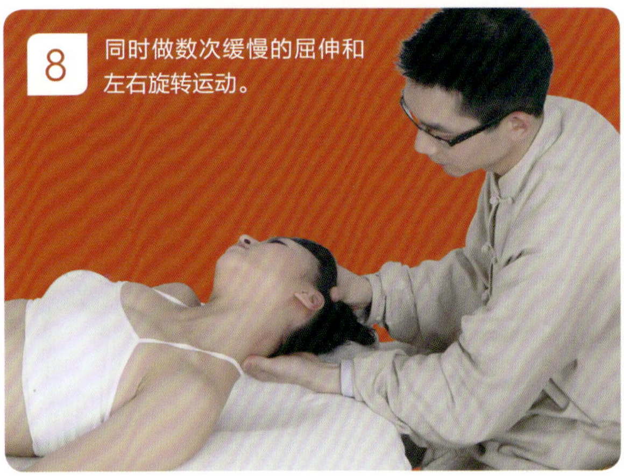

8 同时做数次缓慢的屈伸和左右旋转运动。

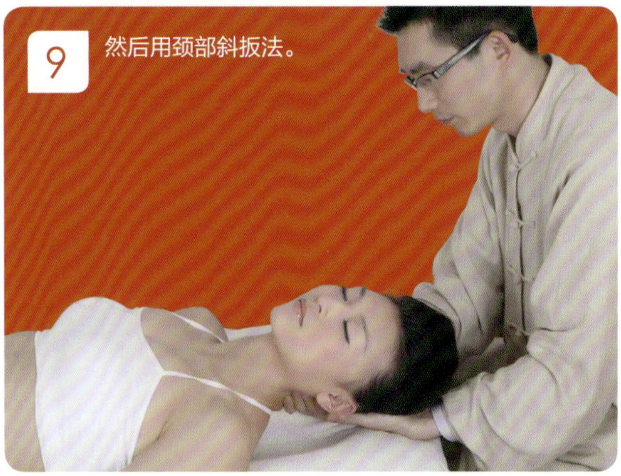

9 然后用颈部斜扳法。

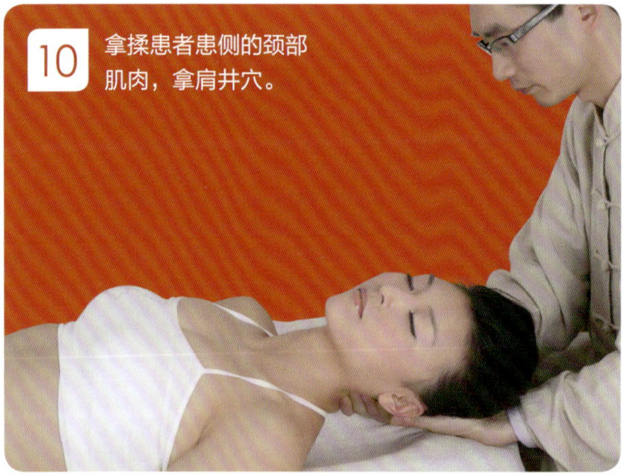


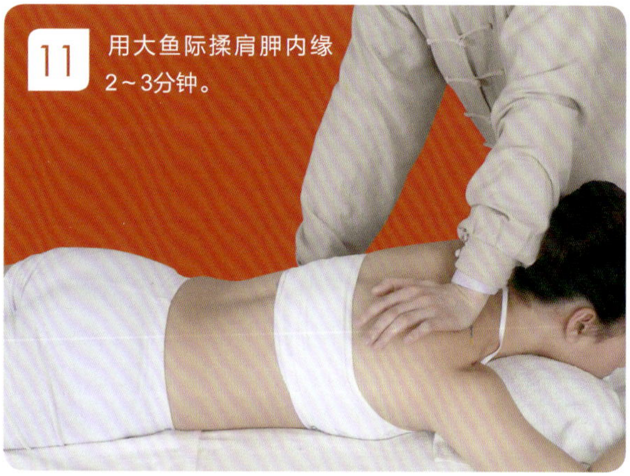


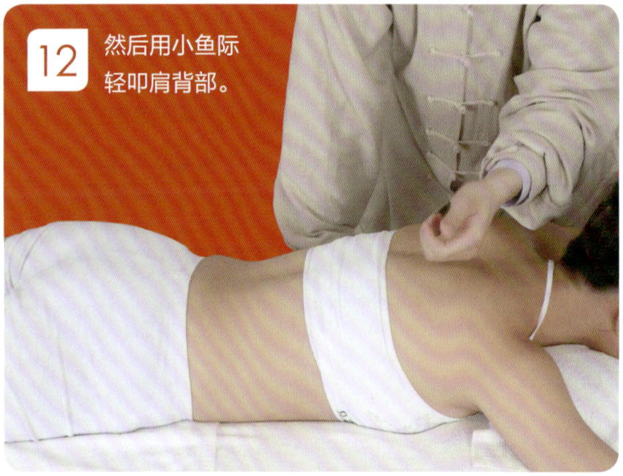


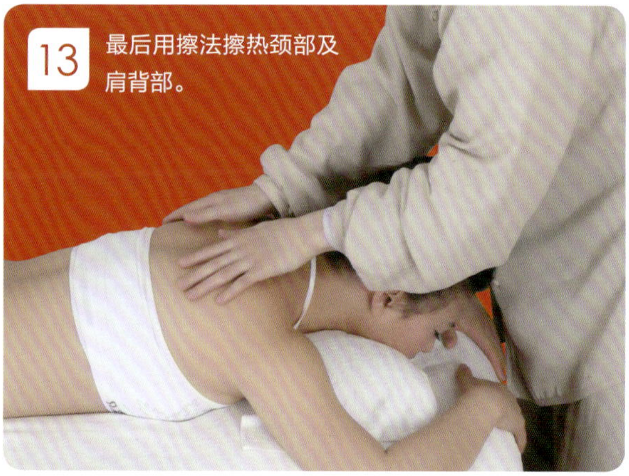


## ⊕ 预防调理

- 选择合适的枕头，一般枕头高度以 10 ~ 15 厘米为宜；枕头的软硬要适当。
- 避免不良的睡眠姿势，如俯卧时把头颈弯向一侧；在极度疲劳时，还没有摆正姿势就熟睡过去；头颈部位置不正，过度屈曲或伸展等。
- 避免受凉、吹风和淋雨，睡觉时尤其要注意对颈部进行保暖。
- 饮食要均衡，荤素合理搭配；多摄入富含维生素、微量元素、钙的食品，如新鲜的蔬菜、水果、奶制品及豆制品等。
- 平时多锻炼身体，尤其要加强颈部功能的锻炼。

### 注意事项

本病所用手法要求轻柔和缓，颈部的运动要在生理范围内进行，不可强求颈部的弹响声。扳法是治疗落枕的有效手法，操作时要求稳妥，用力适度，切忌使用暴力和蛮力。

## 四 肩周炎

肩关节周围炎简称“肩周炎”，是指肩关节及其周围的肌腱、韧带、腱鞘、滑囊等软组织因损伤、退变，加之感受风寒、湿邪，致局部产生无菌性炎症，从而引起肩关节疼痛，活动障碍，以及肌肉萎缩等症状的一种疾病。本病多见于 50 岁左右的患者，故又名“五十肩”，又叫“冻结肩”“漏肩风”“肩痹”等。本病在体力劳动者身上多见，且女性略多于男性。

### 预防调理

- 受凉是肩周炎的诱发因素。应注重保暖防寒，勿使肩部受凉。
- 加强对肩关节肌肉的锻炼可以预防肩周炎，并减轻肩周炎的症状。
- 治疗期间，避免提重物；同时应注意休息，避免过度疲劳。

### 推拿调理

1 患者取坐位，操作者站在其患侧；一手握患肢的腕部，另一手则自上而下，揉捏肩臂部的整块肌肉，反复5～10遍。要求施术手法柔和，不可用蛮力。

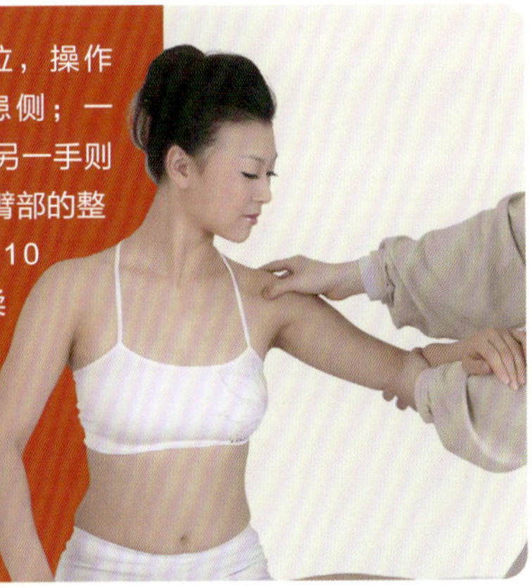

2 使用肩关节对抗拔伸法。注意牵引力不可过大，以患者能够接受为度。使用肩关节旋内扳法，力度及幅度慢慢增大，不可急于求成，以免形成新的损伤。

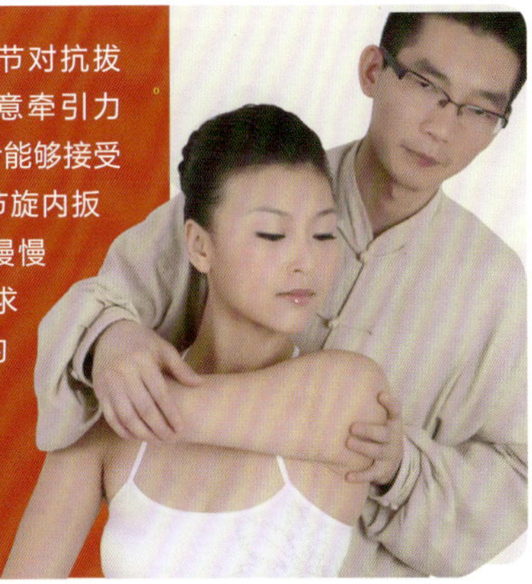

3 采用托肘摇肩法或握腕摇肩法摇动肩关节，操作6~8次。

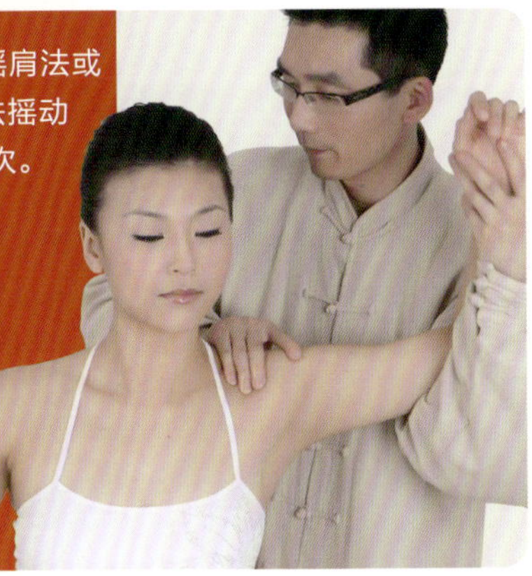

4 患者取坐位，操作者站在其侧面；双手五指交叉相扣，掌心分别贴按患者的肩前肩后，相对用力地挤压、抱揉，使患者产生舒适轻松之感。可用此法重复抱柔8～10次。

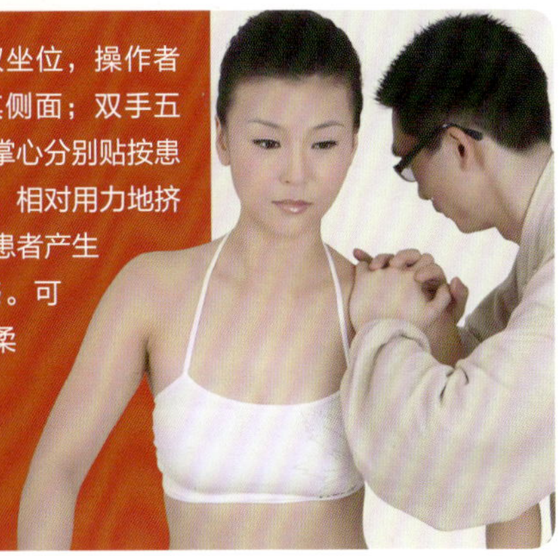

## 五 肩背酸痛

引起背痛的原因很多，常见的有类风湿性脊柱炎、感染性脊柱炎、脊柱骨折、肿瘤，以及背部的肌肉软组织劳损等。

背痛因病因不同，其感觉亦各异。适用于推拿的背痛为肩背疼痛、酸沉、紧僵等不适，病情可因天气变化而加重，但对人体活动无明显影响。检查局部肌肉，可感觉其弹性减弱，甚至呈索条或硬结样改变，并有压痛存在。究其病因，多由背部肌肉软组织劳损引起。其发病可由急性损伤（外伤）转来，也可呈慢性病变。多发生于伏案工作者及扛重物的体力工作者身上。

### 预防调理

- 不要久坐在电脑前面，隔一段时间要起来活动一下。
- 时常将头部转向不同的方向。
- 将两肩向后打转，甚至伸个“大懒腰”。
- 下班回家后可以用热敷，或在淋浴的时候用暖水喷射酸痛的部位。

### 推拿调理

1 患者取坐位，操作者提拿、按揉颈部两侧的肌肉。

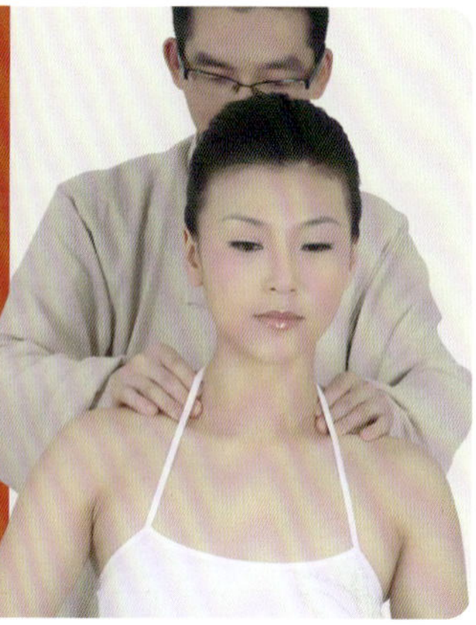

2 以拇指的指腹从风府穴始，揉、按颈后正中的一条线。

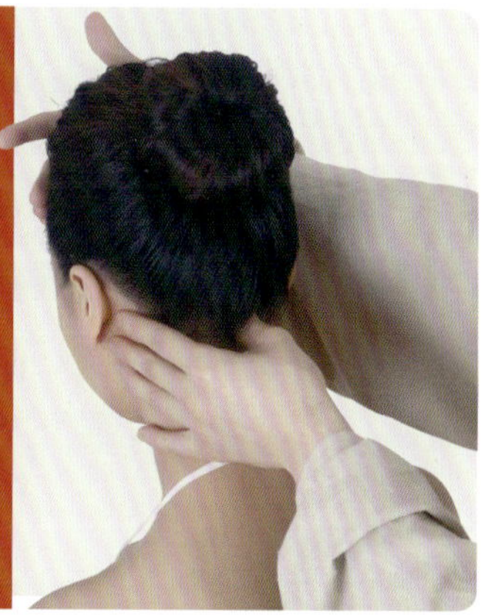

3 亦可用双掌根提拿颈部肉。从颈部的基底部开始，向肩两侧提拿斜方肌，并用拇指按压斜方肌的肌腹。

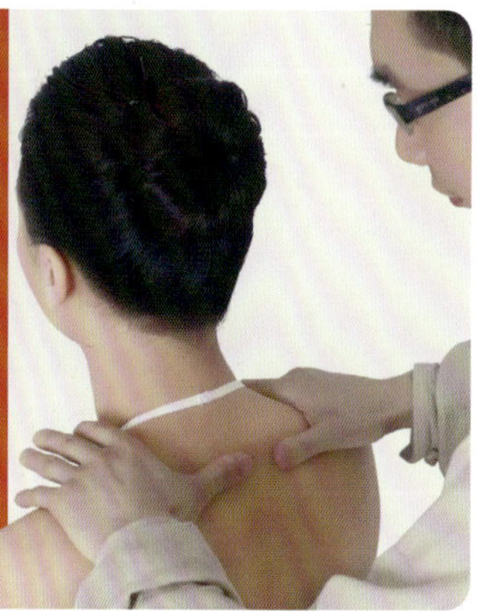

4 用双手手掌斜搓斜方肌及颈基底部。

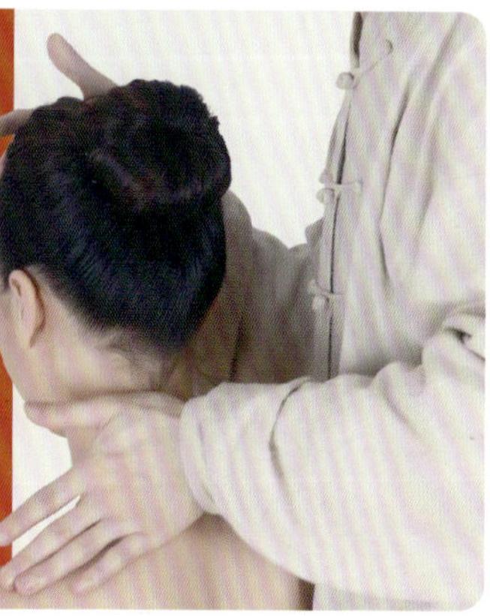

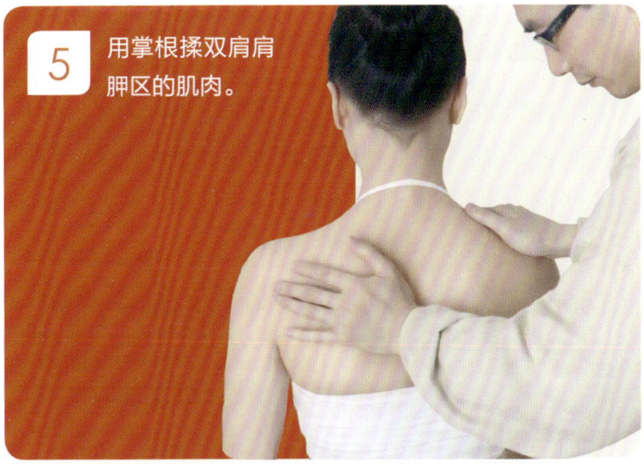

5 用掌根揉双肩肩胛区的肌肉。

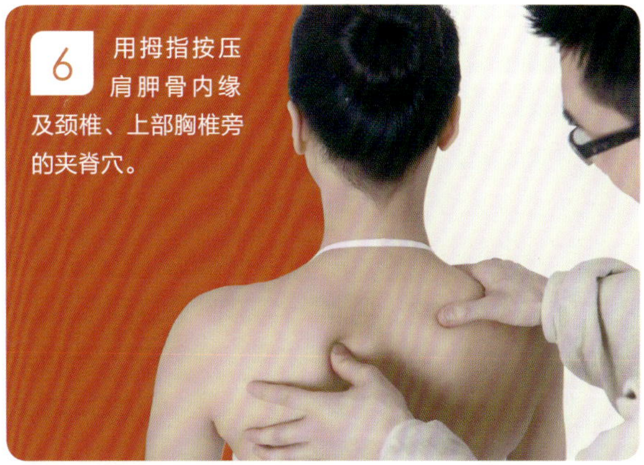

6 用拇指按压肩胛骨内缘及颈椎、上部胸椎旁的夹脊穴。

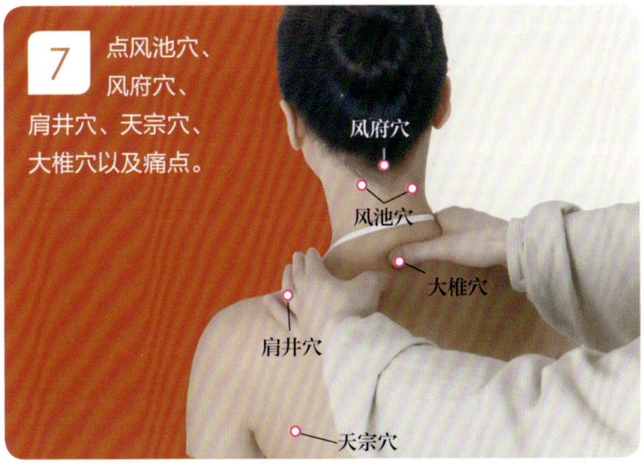


7 点风池穴、风府穴、肩井穴、天宗穴、大椎穴以及痛点。

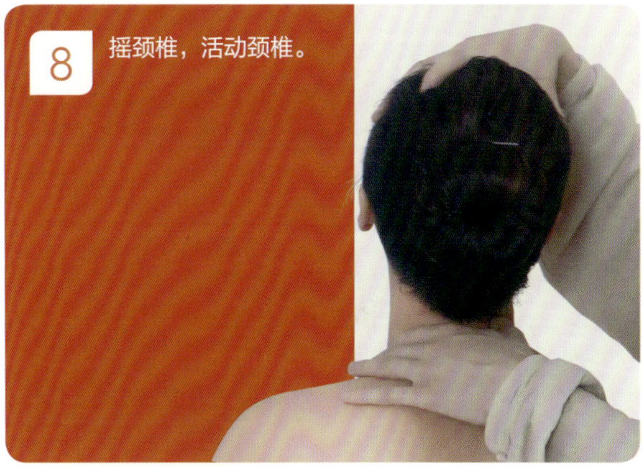

8 摇颈椎，活动颈椎。

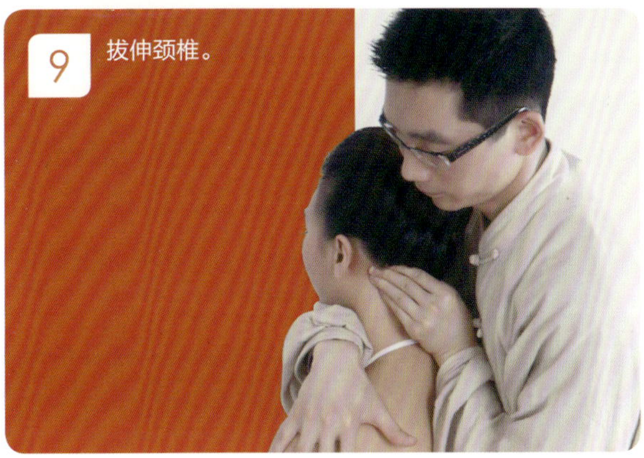

9 拔伸颈椎。

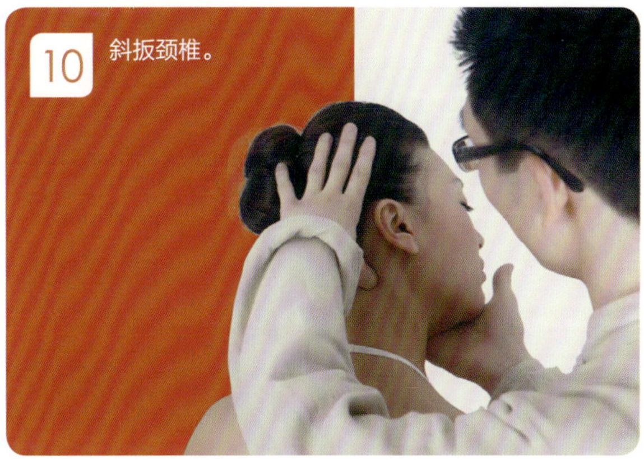

10 斜扳颈椎。

## 六 “鼠标手”

“鼠标手”在医学上称为“腕管综合征”，是由于正中神经在腕管内受到压迫所引起。一般来说，手腕在正常情况下的活动不会妨碍正中神经。但在操作电脑时，由于鼠标有一定的高度，手腕必须背屈一定角度，这时腕部就处于强迫体位，不能自然伸展。长时间操作鼠标，会使腕管内的正中神经长期受到压迫，从而影响神经功能，导致手指刺痛、麻木，以中指、食指及拇指多见；还会导致腕关节肿胀、手部动作不灵活、无力；或者伴有拇指、食指、中指及无名指桡侧的感觉消失等一系列症状出现。随着电脑在生活、工作中的使用越来越频繁，“鼠标手”的发病率也越来越高。

### 推拿调理

1 患者取坐位，操作者坐在其对面。患者的前臂及腕部垫枕，掌侧向上；用拇指指腹沿屈指肌腱方向轻轻按揉其前臂。

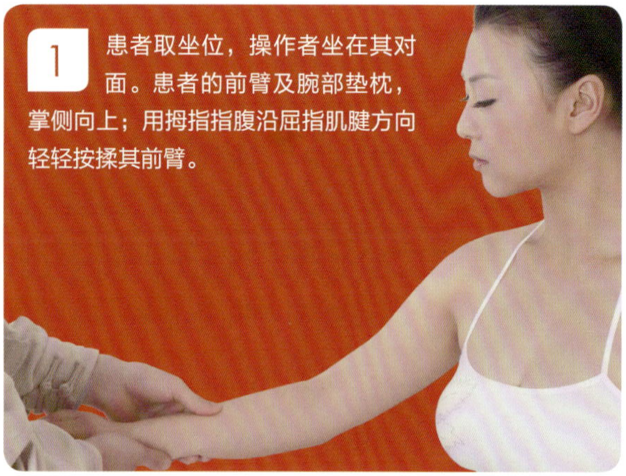

2 在外关穴、阳溪穴、鱼际穴、合谷穴、劳宫穴及腕部压痛点重点按揉以患者有酸胀感为度。

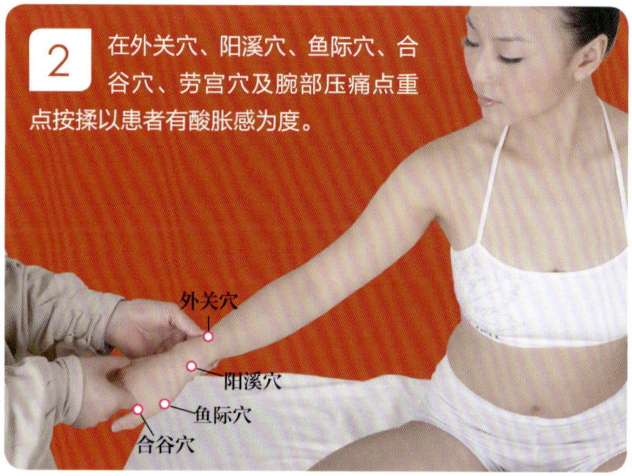


3 使用腕关节拔伸法，并慢慢向掌侧屈腕至最大限度。

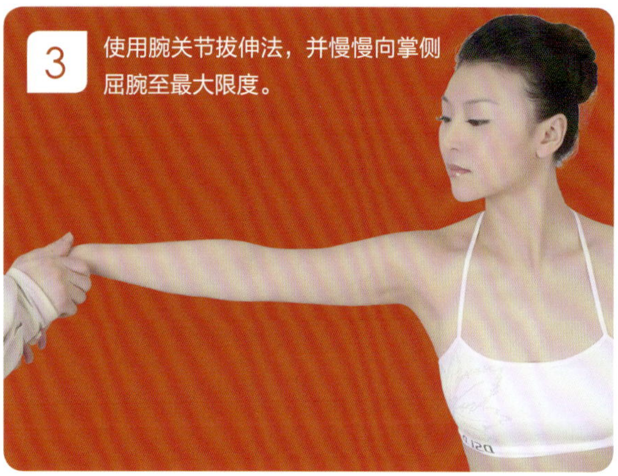

4 然后再回复到腕关节的平直状态，在拔伸中如此伸屈腕关节数次。

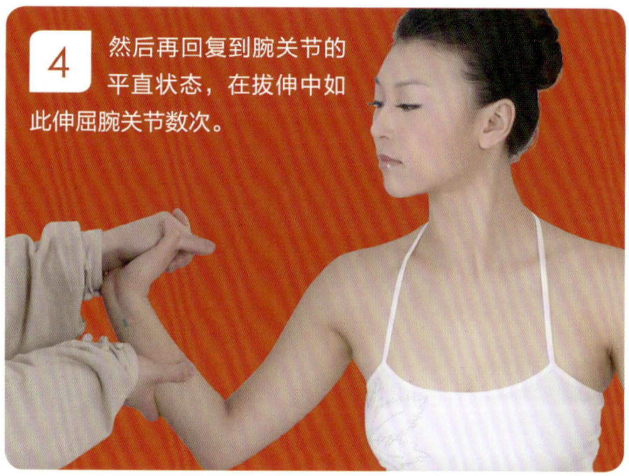

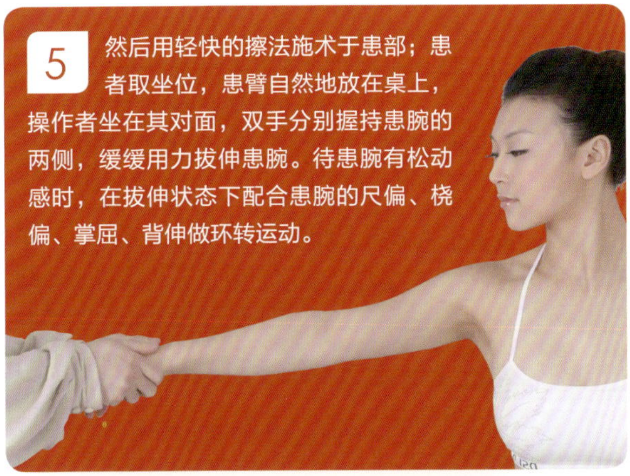

5 然后用轻快的擦法施术于患部；患者取坐位，患臂自然地放在桌上，操作者坐在其对面，双手分别握持患腕的两侧，缓缓用力拔伸患腕。待患腕有松动感时，在拔伸状态下配合患腕的尺偏、桡偏、掌屈、背伸做环转运动。

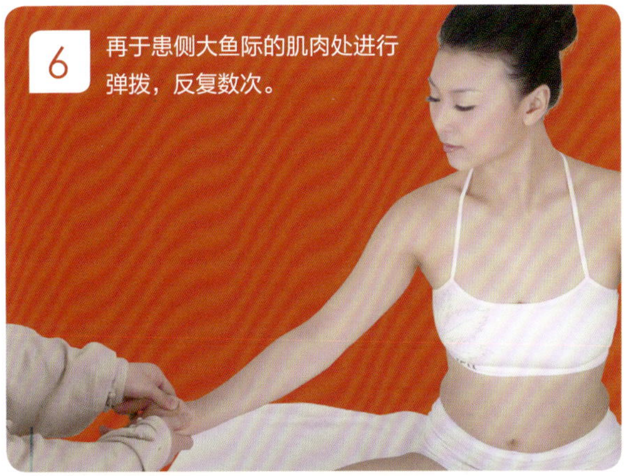

6 再于患侧大鱼际的肌肉处进行弹拨，反复数次。

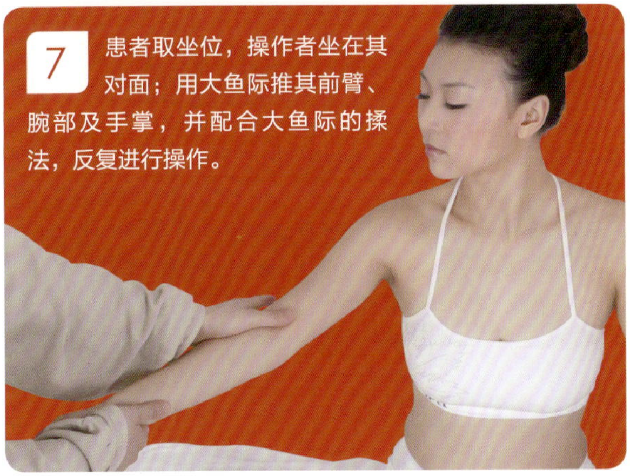

7 患者取坐位，操作者坐在其对面；用大鱼际推其前臂、腕部及手掌，并配合大鱼际的揉法，反复进行操作。

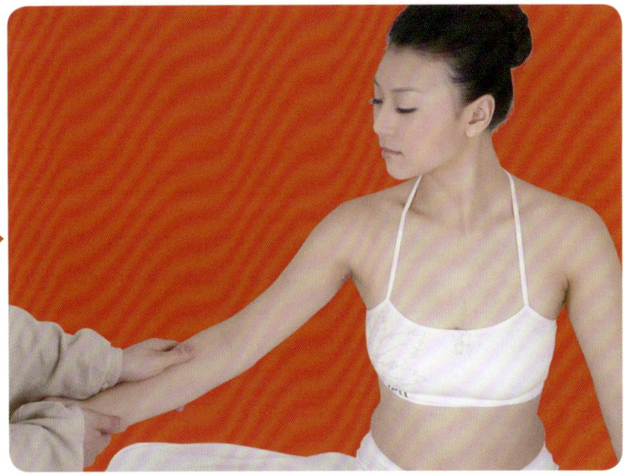

## ⊕ 预防调理

- 在操作电脑时，鼠标、键盘、显示屏的高度和位置都必须合适，以使操作时腕关节、肘关节和肩关节处于放松状态。
- 操作鼠标 30 分钟后，应休息片刻。长时间使用电脑时，应经常伸展和松弛手腕。可缓慢弯曲手腕，每小时反复做 10 秒钟；也可每小时持续做 10 秒钟的握拳活动。
- 选择灵活轻快的鼠标，左右手轮换使用鼠标。可使用带腕垫的鼠标垫或鼠标护掌手套，可有效地缓解手腕根部的压迫感。
- 经常做一些手部的保健操和练习，如手握两个保健球转动。这些手部的运动可有效地预防“鼠标手”。

## 七 腰椎间盘突出症

腰椎间盘突出症又称“腰椎间盘纤维破裂症”，简称为“腰突症”，是指由于腰椎间盘退行性病变、腰外伤、积累性劳损等因素的作用，使纤维环部分或完全破裂，髓核向椎管内突出，压迫或刺激神经根和脊髓而引起的腰腿疼痛综合征。其症状为腰痛合并下肢放射性疼痛，疼痛放射至小腿或足部；腰背部板滞、活动功能障碍。病程日久者，患者常有局限于小腿后外侧、足背、足跟或足掌的麻木感。本病好发于第 4、第 5 腰椎及第 5 腰椎与第 1 骶椎之间的椎间盘。本病多见于男性体力劳动者，且以 20 ~ 40 岁者居多。但近年来，20 岁以下的青少年以及非体力劳动职业人群的发病率也日渐增多。

### 推拿调理

1 解除臀部肌肉痉挛：患者取俯卧位，操作者立于患者一侧，分别按压其肾俞、大肠俞、承扶、殷门、委中、承山、昆仑等穴。

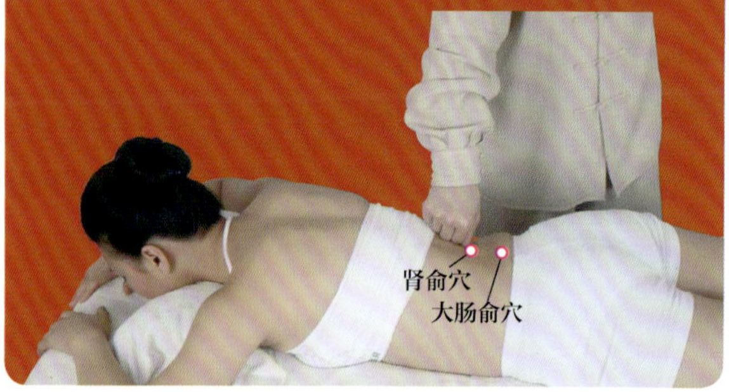


2 在患者患侧的腰臀及下肢用轻柔的压、按等手法治疗，以改善患部的气血循环，缓解肌肉紧张、痉挛的状态。

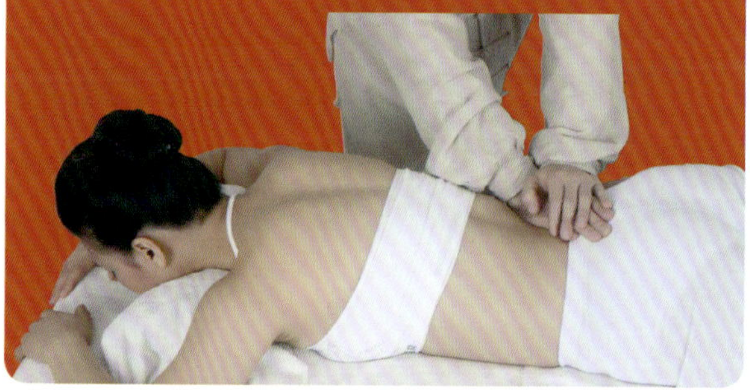

3 拉宽腰椎间的空隙，降低椎间盘内的压力：患者取俯卧位，操作者使用腰椎拔伸法，使患者腰椎的椎间隙增宽，椎间盘内的压力降低；同时可扩大椎间孔，减轻突出物对神经的压迫。

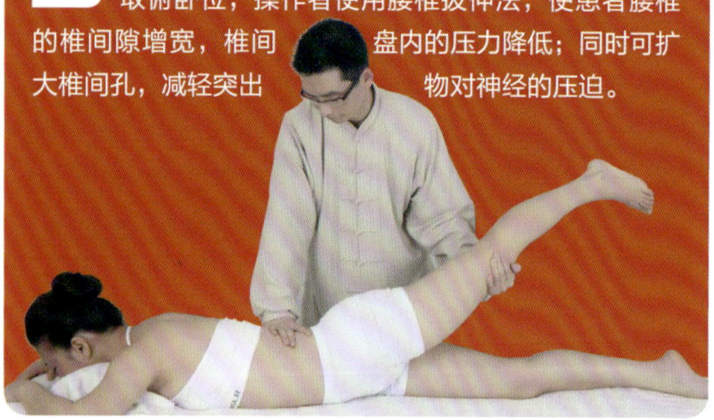

4 增加椎间盘外的压力：患者取俯卧位，操作者用双手有节奏地按压其腰部，使腰部振动。

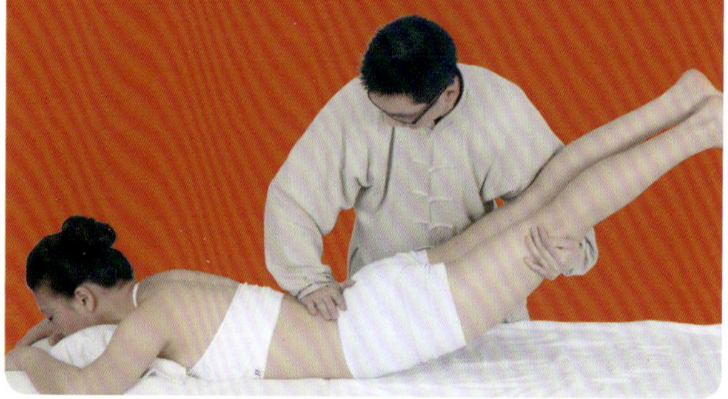

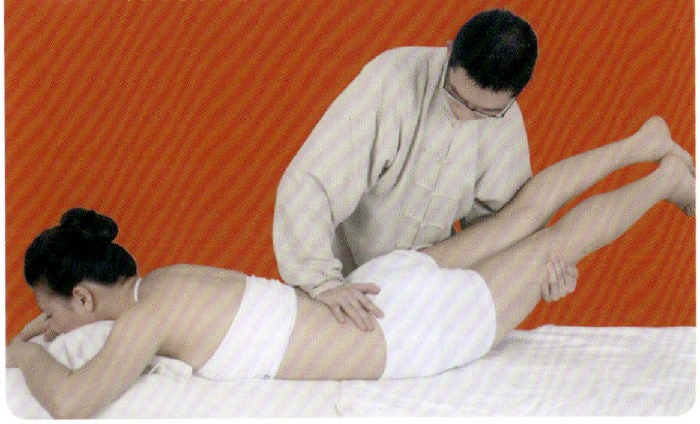

5 然后在固定患部的情况下，使用腰部后伸扳法。本法可改变突出物与神经根的位置。

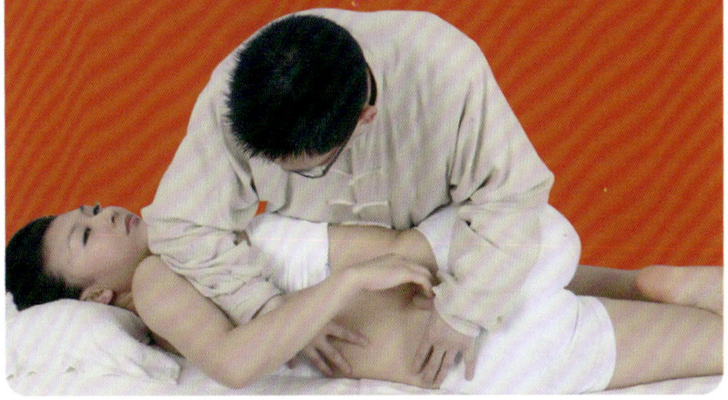

6 调整后关节，松解粘连：用腰部斜扳法和旋转复位手法，调整后关节紊乱，从而相对扩大椎间孔。

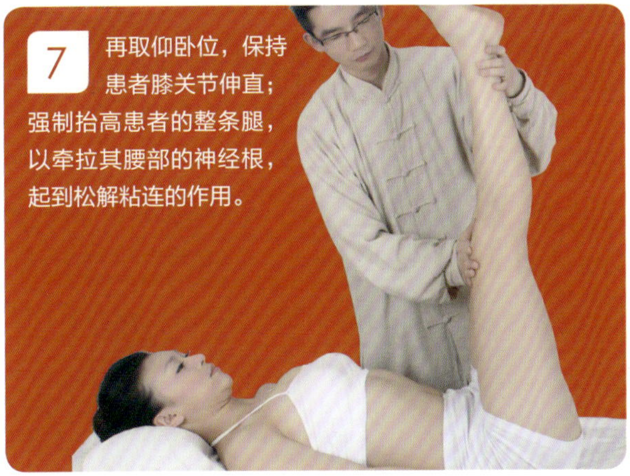

7 再取仰卧位，保持患者膝关节伸直；强制抬高患者的整条腿，以牵拉其腰部的神经根，起到松解粘连的作用。

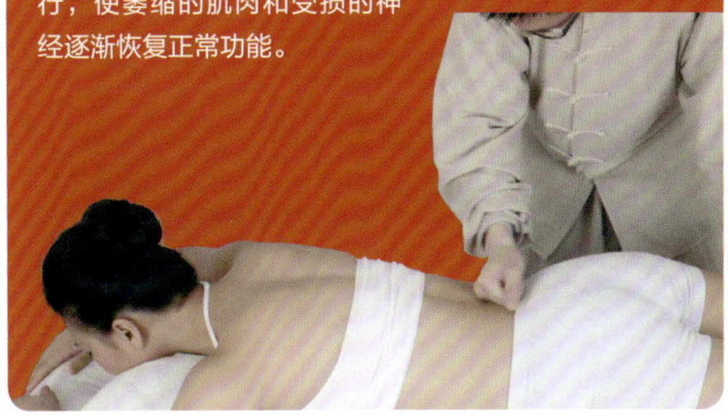

8 促使损伤的神经功能恢复：沿受损的神经根及其分布区域用按、点、揉、拿等手法，加强气血运行，使萎缩的肌肉和受损的神经逐渐恢复正常功能。

## 预防调理

- 预防腰椎间盘突出症最好的方法是加强对腰背部肌肉的锻炼，肌肉的强度增大后可很好地保护腰椎。
- 在平时的工作、学习中，应注意保持良好的姿势，避免长期保持同一种姿势不变。做到劳逸结合，避免身体过于疲劳。
- 治疗期间，患者宜卧硬板床休息，并注意对腰部保暖。
- 可用宽腰围保护腰部，尽量避免直腿弯腰的动作。待病情好转后，可适当锻炼腰背部肌肉。

## 八 坐骨神经痛

坐骨神经痛是指沿坐骨神经通路及其分布区发生的疼痛，分为原发性疼痛和继发性疼痛。原发性疼痛即为坐骨神经炎，临床少见；继发性疼痛多因腰椎间盘突出、腰椎病变、梨状肌或骶髂关节病变引起，其特征为疼痛由臀部或髋部向下扩散。推拿可预防和辅助治疗本病。

### 推拿调理

1 患者取俯卧位，推、拿、揉其腰部及下肢20～30遍。

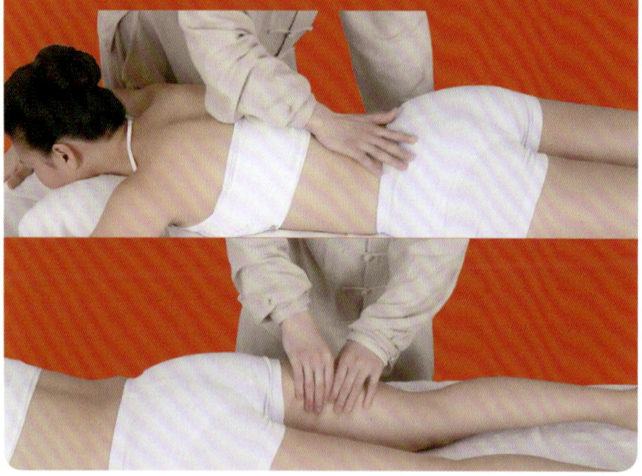

2 再用拿法拿其腰部及下肢20～30遍。

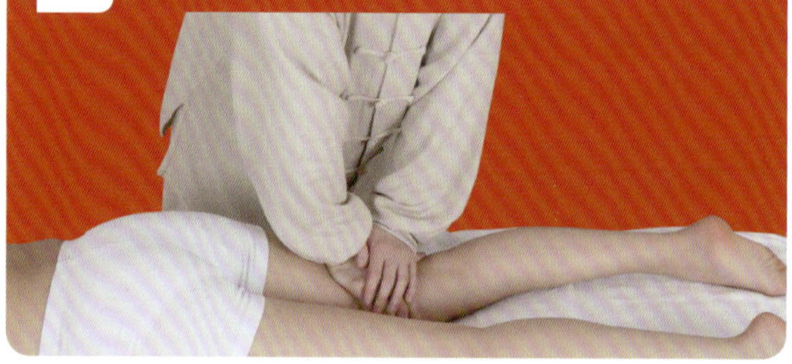

3 重点按揉、点拨大肠俞、关元俞、环跳、承扶、殷门、委中、阳陵泉、承山、昆仑等穴，每穴操作30秒至1分钟。

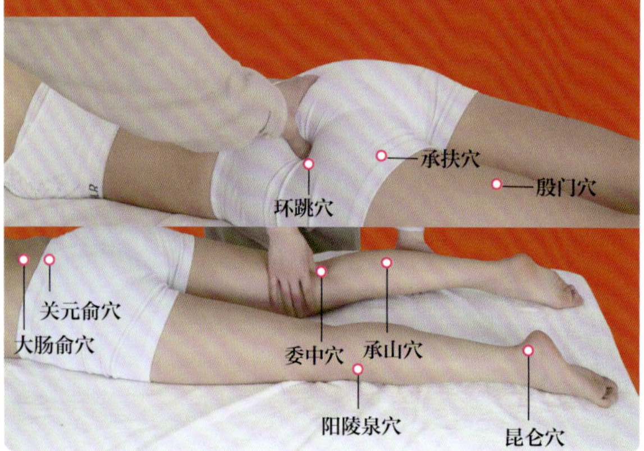


### 预防调理

- 许多患坐骨神经痛的患者可以清楚地说出发病与一次突然的腰部“扭伤”有关，如发生于拎举重物，扛抬重物，长时间的弯腰活动或摔跌后。因此，当需要进行突然的负重动作前，应预先活动腰部，尽量避免腰部“扭伤”；平时多进行强化腰肌肌力的锻炼，并改善潮湿的居住环境，可降低本病的发病率。急性坐骨神经痛患者应及时就医，卧床休息，并密切配合治疗，其预后通常良好。
- 在硬板床上休息，可坚持做床上体操。
- 要劳逸结合，生活规律化，并适当参加各种体育活动。
- 运动后要注意保护腰部和患肢，内衣汗湿后要及时换洗；出汗后不宜立即洗澡，应待不再出汗后再洗，以防受凉、受风。
- 在急性疼痛期，不要拾起超过 10 磅（1 磅 ≈453.6 克）的重物和不要用腿、臂和背部用力上举重物；可推但不要拉重物。

## 九 尾骨痛

尾骨痛常因臀部跌伤、撞击伤或被踢伤而致骶尾部的骨折、脱位，以及骶尾韧带、软组织损伤及其他肿痛引起。

用骶尾部手法治疗外伤性骶尾部损伤的疗效颇佳，可避免因强求复位带给患者的痛苦，同时减少反复复位的概率。

### 推拿调理

1 患者取俯卧位，骨盆下垫一枕头。操作者站于患者一侧，用双手拇指在其骶尾部轻揉，以患者能忍受为度；反复多次。

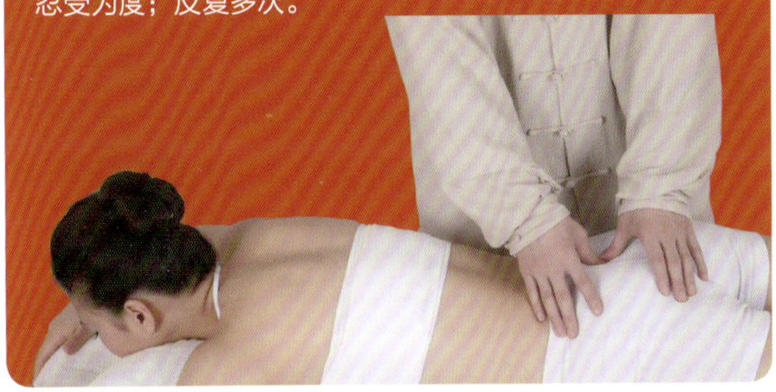

2 一助手握患者的踝部进行牵引；操作者一手抱起患者的双下肢，一手以大鱼际置于其骶尾部，摇晃下肢数次。

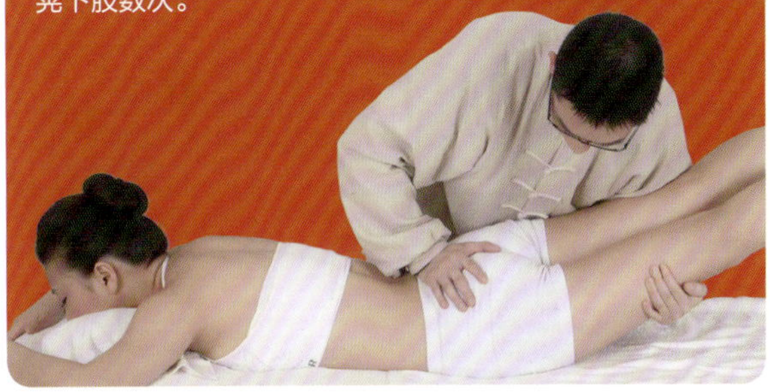

3 助手拉直患者的下肢并上抬，使其腰部过伸；同时操作者以大鱼际在患者的骶尾部揉、捻、戳、按。可重复该操作数次。

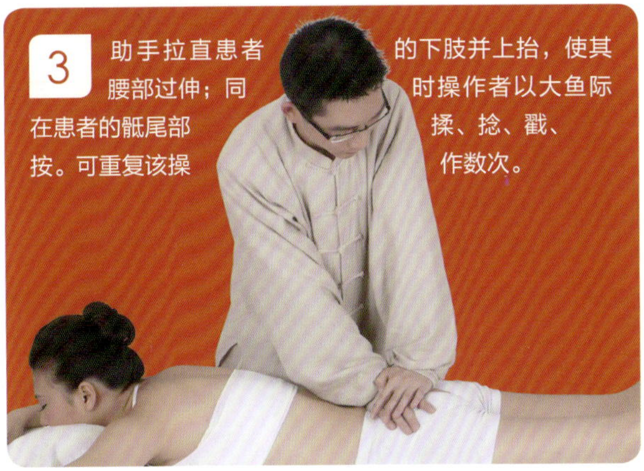

4 患者取仰卧位，助手握其双踝；操作者在患者一旁，一手按其膝前，一手按于骶尾部，双手相对用力按之。而后助手拉患者的下肢并伸直，并使其骶尾部在操作者的大鱼际上滚过，结束治疗。嘱其卧床休息，避免局部受压。

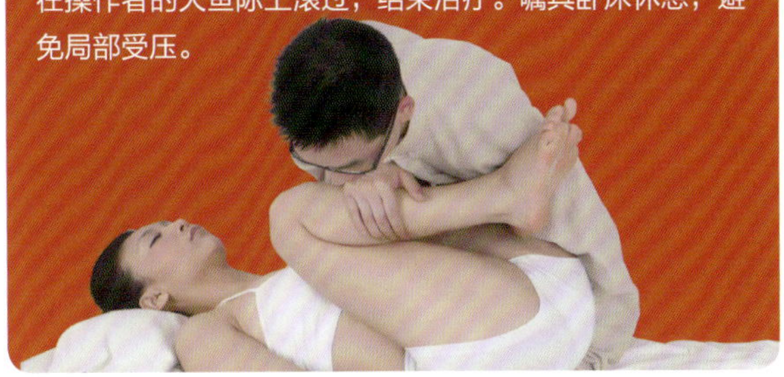

### 预防调理

- 平时保持良好的坐姿，减轻对脊椎的压迫；多运动，可减少尾骨受伤的概率。
- 患有慢性的尾椎骨疼痛者，最重要的是尽量减少或避免患处承受压力；平常坐的时候，可在椅子上摆一个类似救生圈的减压坐垫，以减轻患处的压力。这种中空设计的坐垫，可分散尾椎骨及臀部的压力，使患者可以坐得久一些，工作更方便。
- 患者在家应经常热敷患处，或让中医用超声波治疗，以增加疼痛部位的血液循环，促进疗效。

## 十 肥胖症

肥胖是由于先天禀赋因素或过食肥甘厚腻的食物，以及久卧、久坐、少劳等引起的；患者的体重超过标准体重的20%，并多伴有头晕乏力、神疲懒言、少动气短等症状。本病常与遗传、神经、精神、内分泌等因素有关，外因以饮食过多及活动少为主。无明显原因者为单纯性肥胖症；具有明显病因者，为继发性肥胖症。推拿治疗只适于单纯性肥胖症，继发性肥胖症需先治疗原发病。

### 推拿调理

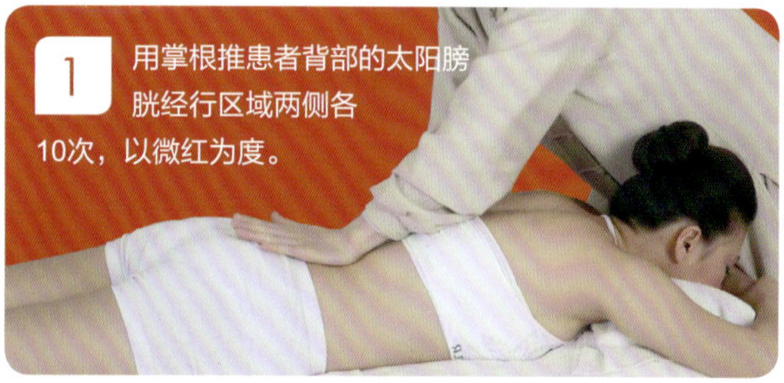


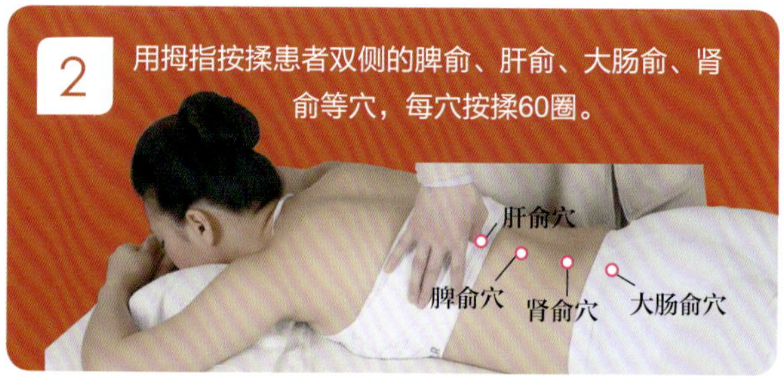


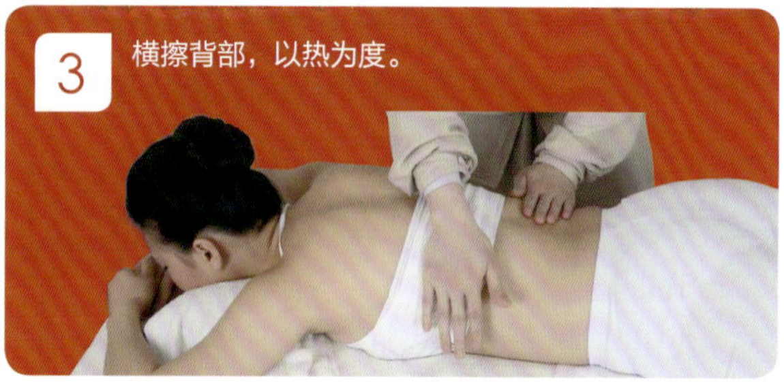


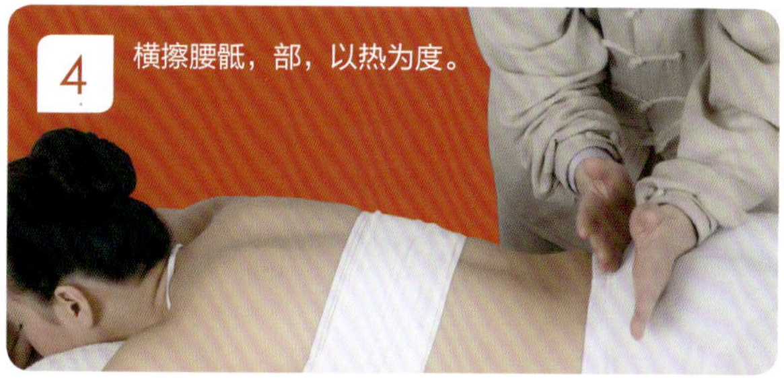


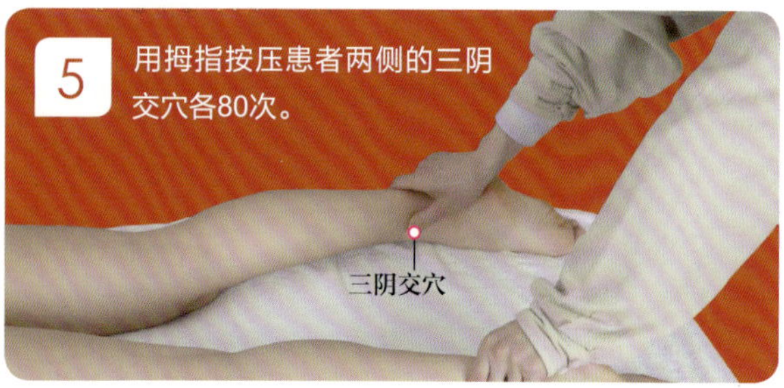


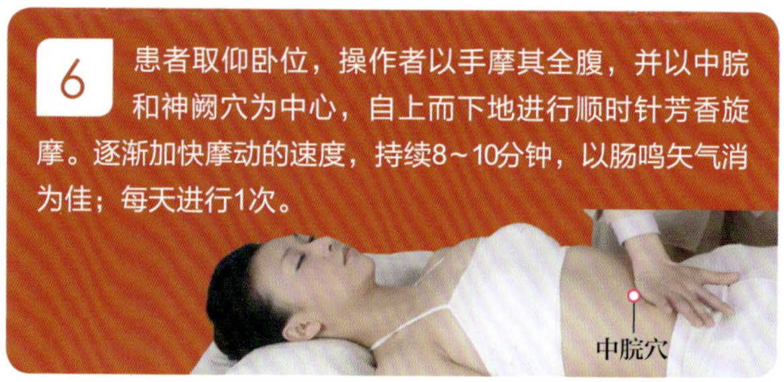


### 预防调理

- 饮食上尽量清淡，少吃油腻、味重的食物及甜食、零食，忌吃夜宵。
- 坚持锻炼，加快体内油脂的代谢，增强脾胃功能。

# 第二节 调整脏腑，由内到外永葆健康

脏腑是人体生理功能的中心，脏腑功能不调会导致人体出现种种疾病或不适症状。经络联结了人体内的脏腑，通过推拿按摩作用于相应的穴位、经络，能对脏腑起到调理作用，从而恢复脏腑的阴阳平衡，增强人体自身的“正气”，达到百病“不药而愈”的效果。

## 一 咳嗽

咳嗽，既是一种独立的病症，也是呼吸系统多种疾病中的一个症状。咳，是指肺气上逆作声；嗽，是指咯痰液。有声有痰即为咳嗽。咳嗽不仅来源于肺脏疾病，在其他脏腑疾病累及肺脏时，也可出现咳嗽。正如《医学三字经》中所说，“咳嗽不止于肺，而亦不离于肺也”。若想根治咳嗽，还要从肺开始调理。

### 推拿调理

1 胸背部操作：患者取坐位或仰卧位，操作者以“一指禅”推法结合中指揉法，在天突、膻中、中府、云门等穴上进行操作，对每穴操作1分钟。

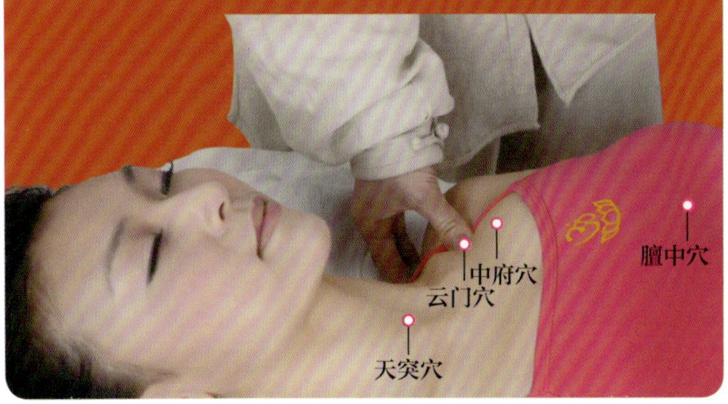


2 再以两拇指由胸骨剑突沿肋弓分推两胁肋部，推5～10遍。

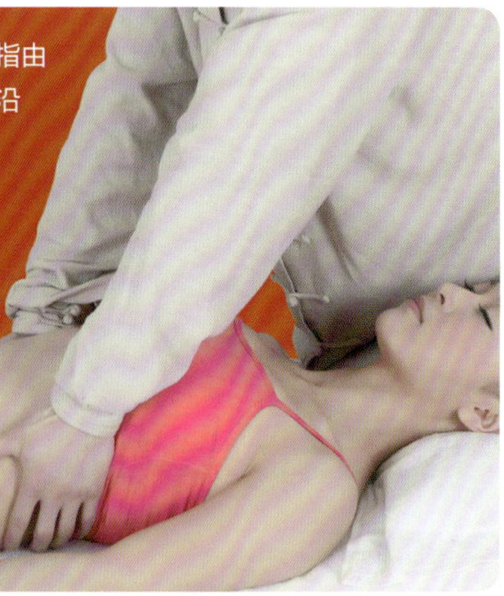

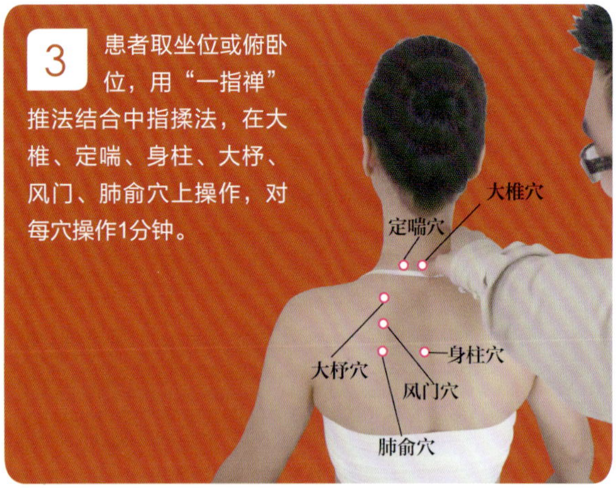


3 患者取坐位或俯卧位，用“一指禅”推法结合中指揉法，在大椎、定喘、身柱、大杼、风门、肺俞穴上操作，对每穴操作1分钟。

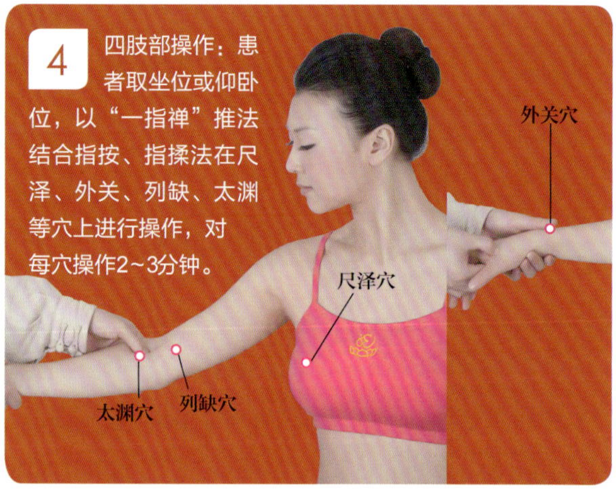


4 四肢部操作：患者取坐位或仰卧位，以“一指禅”推法结合指按、指揉法在尺泽、外关、列缺、太渊等穴上进行操作，对每穴操作2~3分钟。

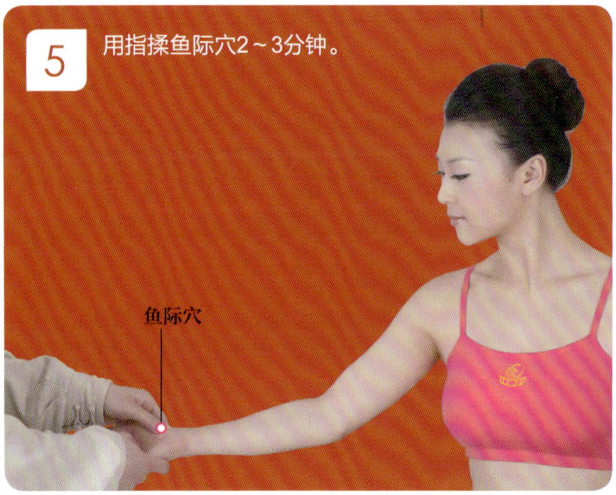


5 用指揉鱼际穴2~3分钟。

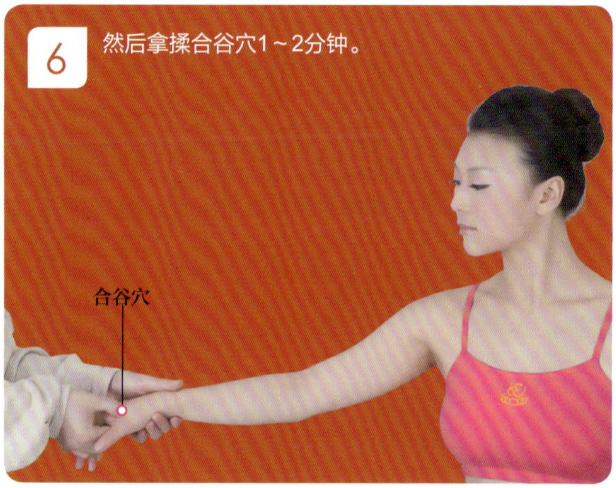


6 然后拿揉合谷穴1~2分钟。

## ⊕ 预防调理

- 生活有规律，起居有节；劳逸结合；搞好个人卫生；保持心情舒畅，避免郁怒化火伤肺，引起咳嗽。
- 注意环境卫生，消除烟尘和有害废气的危害，保持室内空气清新。
- 饮食宜清淡，忌食辛辣、油腻食物；不宜吃太咸或太甜的食物；忌烟酒，以防止刺激上呼吸道。

## 二 功能性消化不良

上腹部持久或反复发作的疼痛或不适感等症状，而无器质性疾病存在，称为“功能性消化不良”。功能性消化不良属于中医学中脾胃病的范围，为较常见病。病情较复杂，亦常合并其他疾病同时出现，相互影响，相互掩盖，易反复发作造成。造成本病的主要原因是脾胃气的不足，如禀赋不足，老年脾胃自衰；或大病、久病延及脾胃，使中气虚乏，脾胃功能失调。所以在治疗此类型患者时以补益其脾胃之气，促进肠胃功能恢复为主，消积化滞为辅。主要症状有上腹部疼痛、腹胀、易饱、嗳气、返酸、胃灼热、恶心、呕吐等。

### 预防调理

- 除用推拿手法治疗本病以外，还应结合心理治疗，消除患者的紧张情绪，减轻其思想压力，解除抑郁；充分缓解患者来自各方面的压力，这对本病的治疗有很大帮助。

### 推拿调理

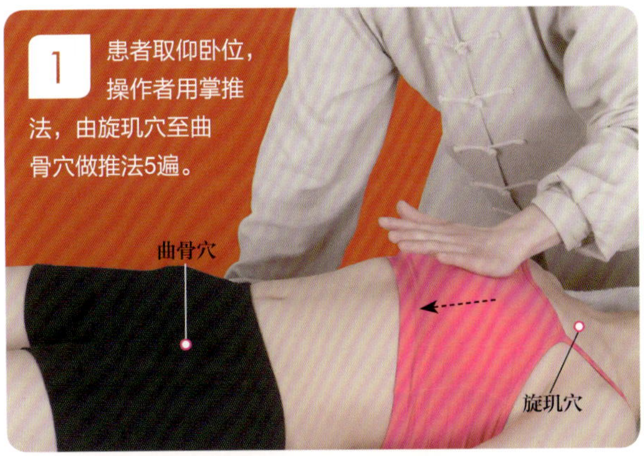


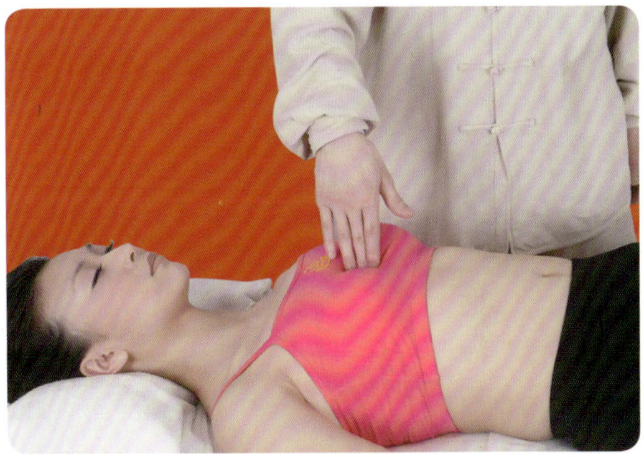

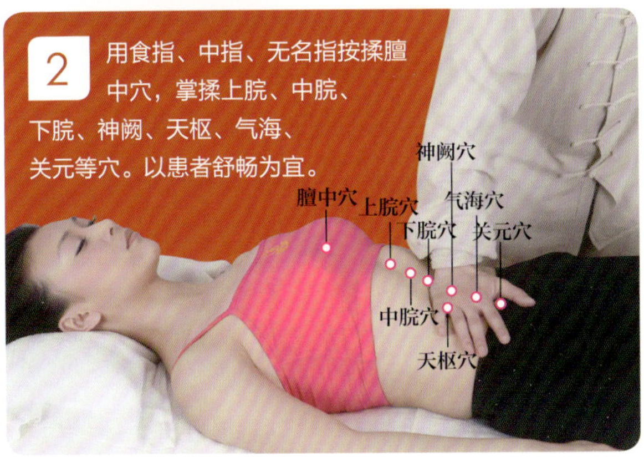


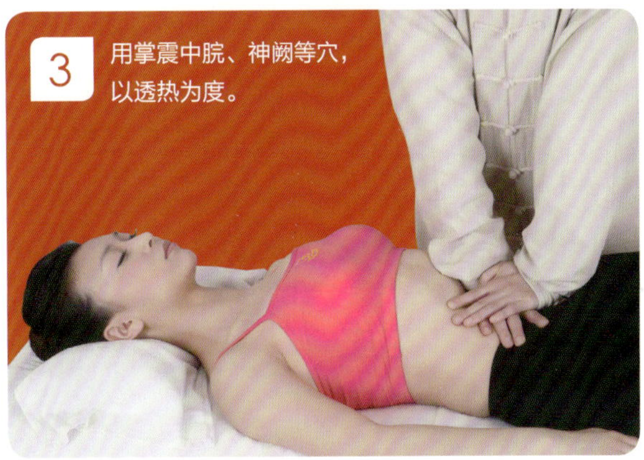

4 患者取俯卧位，操作者用掌推法由大椎穴推至腰俞穴，以微热为度。然后用掌揉大椎穴至腰俞穴两侧的大杼穴至八髎穴3～5遍。

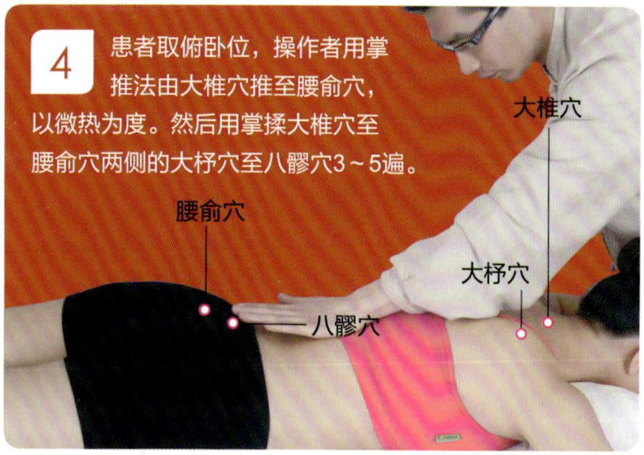


5 在胸椎第7节至腰椎第4节两侧的1寸左右处寻找阳性反应物。

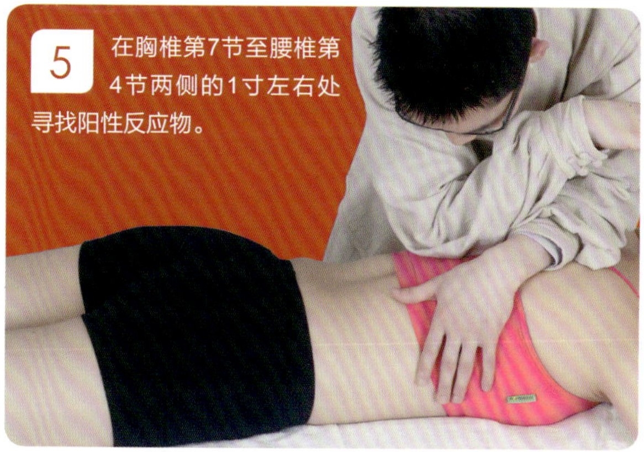

6 在重点部位采用拨法或点按手法。

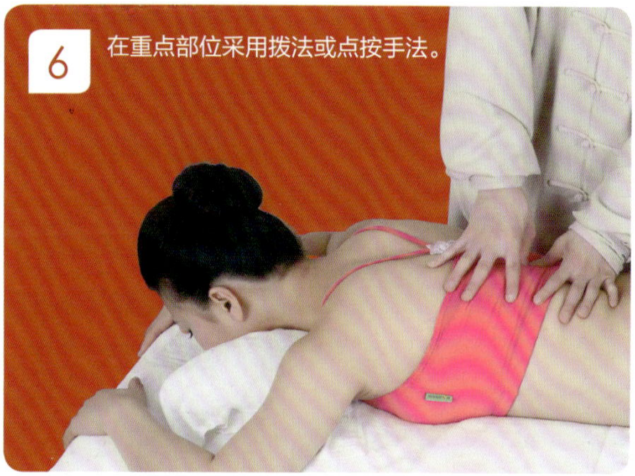

7 点按内关、足三里、三阴交、太冲、丰隆、公孙等穴。

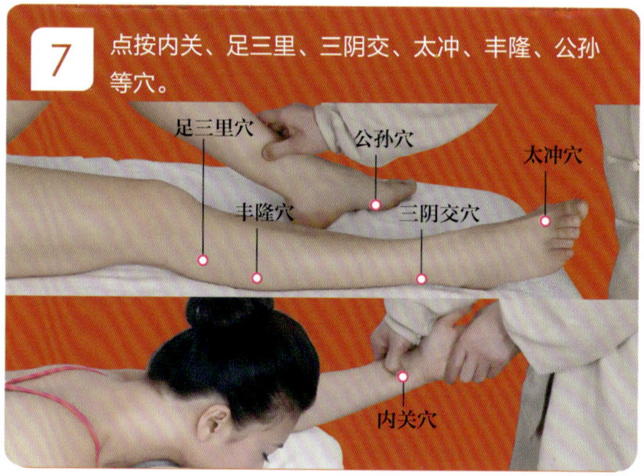

## 三 胃脘痛

胃痛，又称为“胃脘痛”，是以上腹胃脘部近心窝处的疼痛为主要症状的病症；常见于急、慢性胃炎，胃或十二指肠溃疡，胃神经官能症；另外部分胰腺炎、胆囊炎和胆囊结石也可引起胃痛。急性胃炎引起的疼痛，起病较急，而疼痛剧烈；慢性胃炎引起的疼痛，起病较缓，多为隐痛。溃疡病引起的胃痛有节律性。胃溃疡的疼痛，多在进食后半个至一个小时内出现，部位多在剑突下或偏左处；十二指肠溃疡的疼痛，多在空腹时出现；胃神经官能症的疼痛，多在精神受到刺激时出现，痛连胁肋，痛无定处。

### 推拿调理

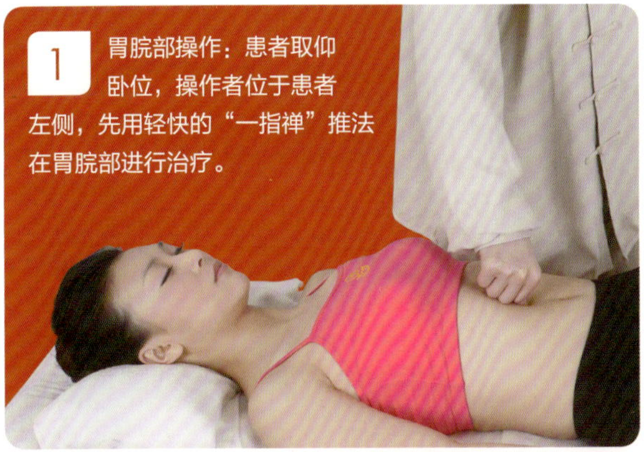

1 胃脘部操作：患者取仰卧位，操作者位于患者左侧，先用轻快的“一指禅”推法在胃脘部进行治疗。

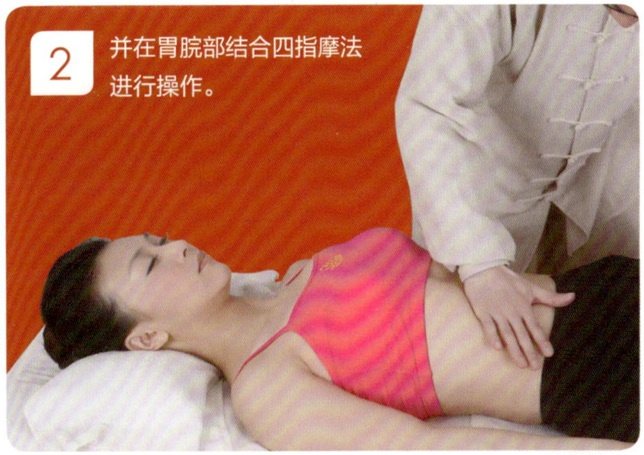

2 并在胃脘部结合四指摩法进行操作。

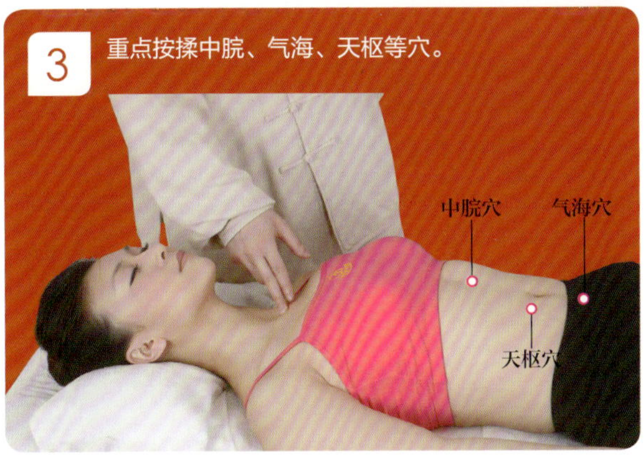


3 重点按揉中脘、气海、天枢等穴。

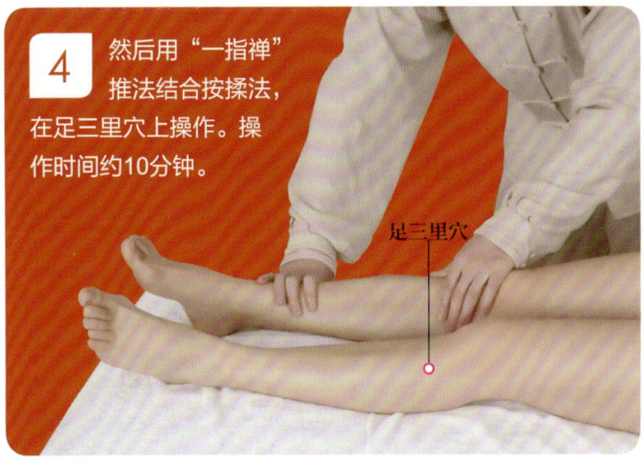


4 然后用“一指禅”推法结合按揉法，在足三里穴上操作。操作时间约10分钟。

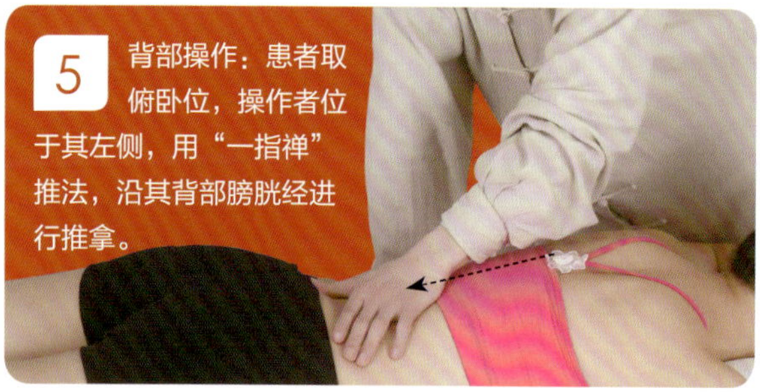


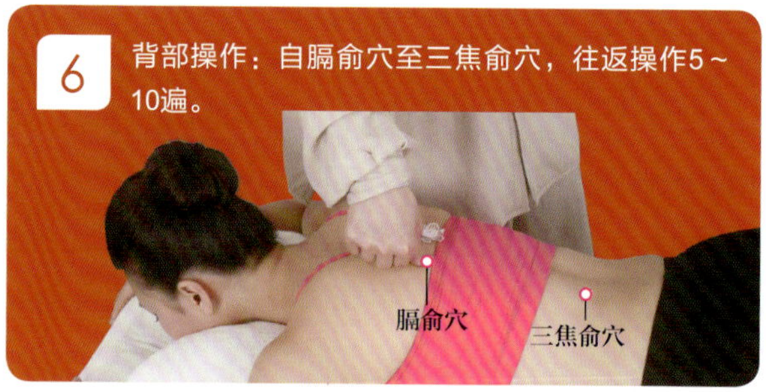


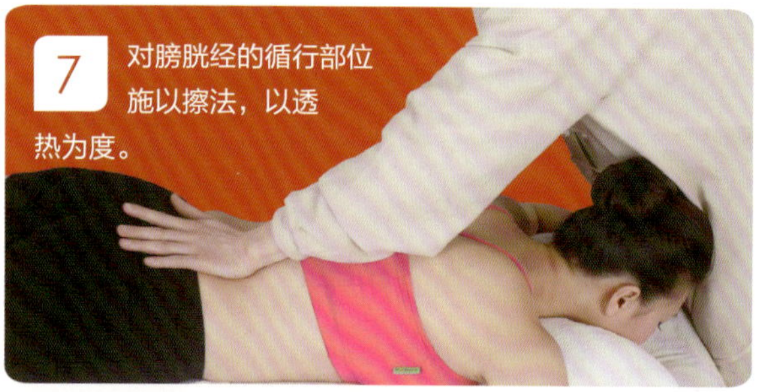


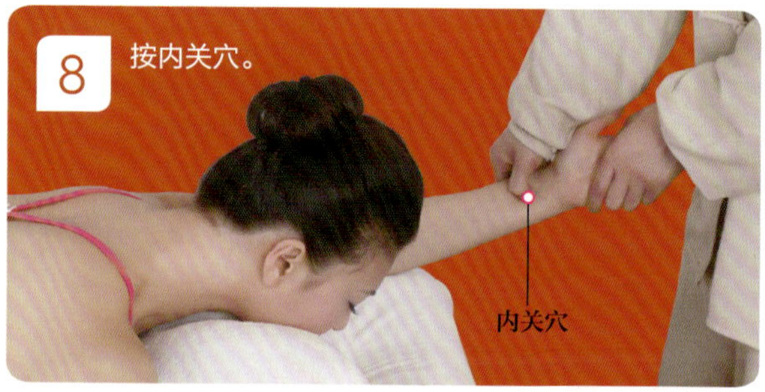


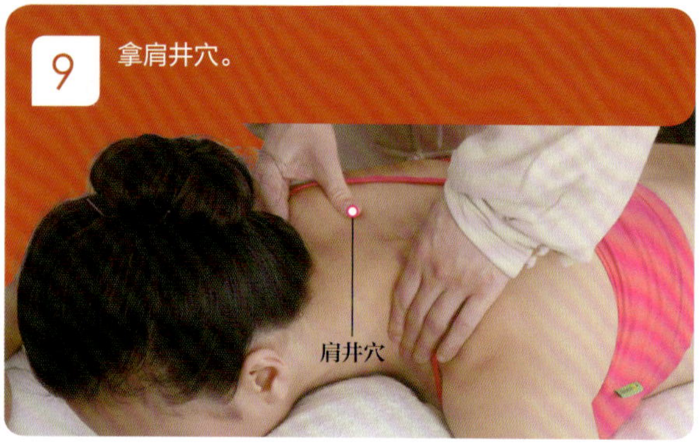


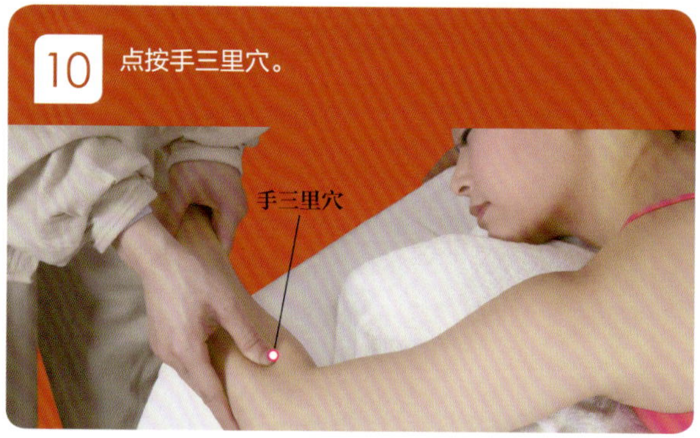


## ⊕ 预防调理

- 养成有规律的生活和饮食习惯，切忌暴饮暴食，饥饱不均。
- 不能长期大量食用辛辣刺激性食品、生冷食品；禁止过度饮酒，防止损伤脾胃。
- 天气寒冷的季节，是胃病频发的时候，应注意保暖，防止寒邪侵袭脾胃。
- 注意调节生活节奏，避免精神紧张、焦虑、恐惧，防止过度疲劳。
- 尽量少使用对胃有损害的药物，如阿司匹林、肾上腺皮质激素等西药。
- 胃痛持续发作者，应在一定时期内摄入流质或半流质的食物，少吃多餐；以清淡、易消化的饮食为宜，忌粗糙、多纤维的饮食；尽量避免进食浓茶、咖啡和辛辣食物；进食时宜细嚼慢咽。

## 四 腹胀

因胃肠道有大量气体积聚，而导致的以腹部胀满，嗳气频繁，以及排气为主要表现的综合征，又称为“气胀”“痞满”，现代医学认为其属胃肠气胀症。多因饮食不节、精神刺激和脾运失健而引起。

### 预防调理

- 治疗期间，需限制或不吃产气过多的食物，如汽水、啤酒等。

### 推拿调理

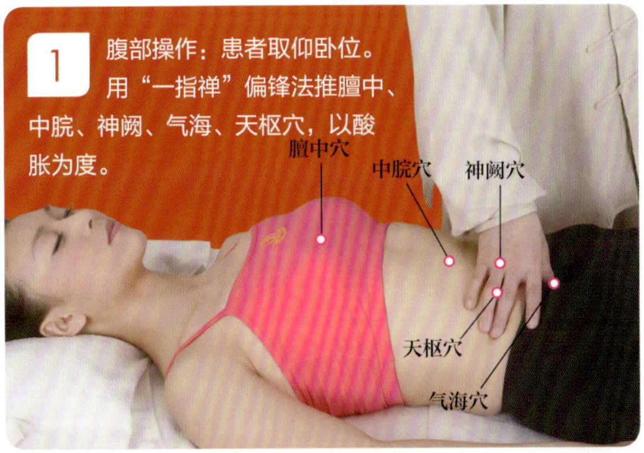

1 腹部操作：患者取仰卧位。用“一指禅”偏锋法推膻中、中脘、神阙、气海、天枢穴，以酸胀为度。

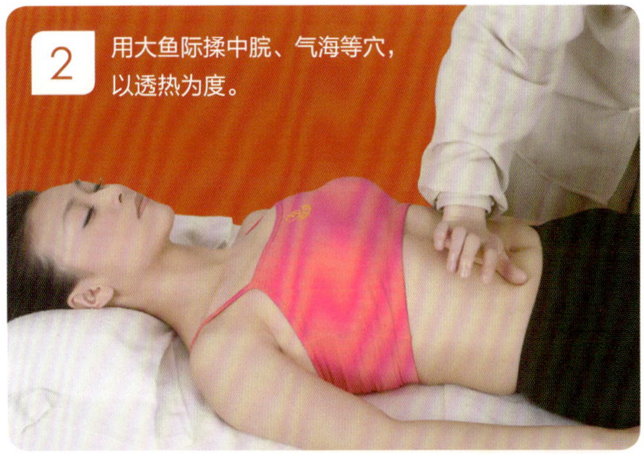
2 用大鱼际揉中脘、气海等穴，以透热为度。

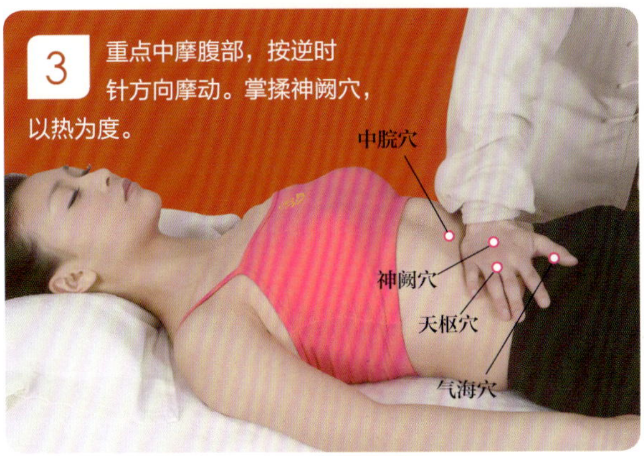

3 重点中摩腹部，按逆时针方向摩动。掌揉神阙穴，以热为度。

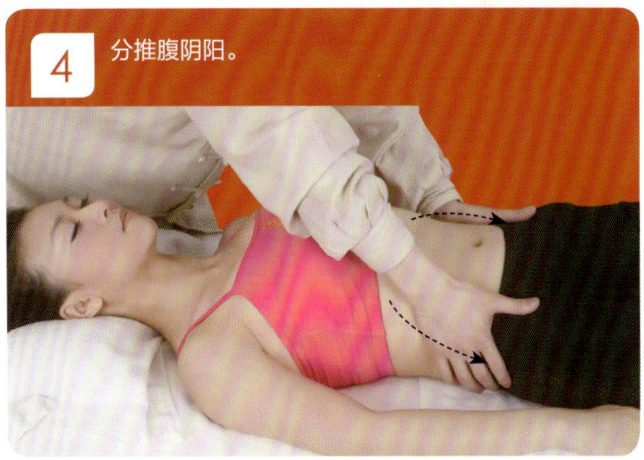
4 分推腹阴阳。

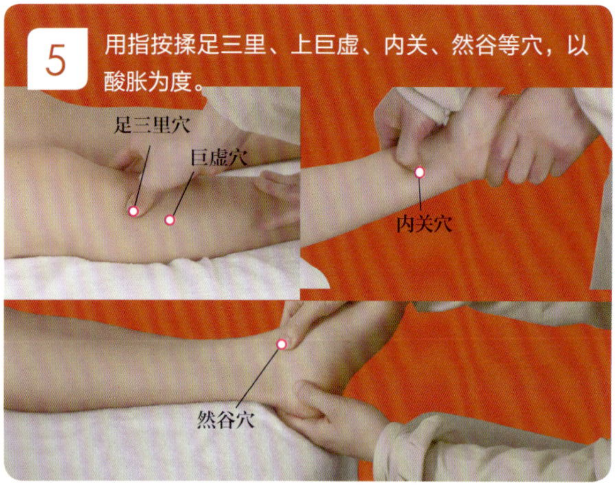


5 用指按揉足三里、上巨虚、内关、然谷等穴，以酸胀为度。

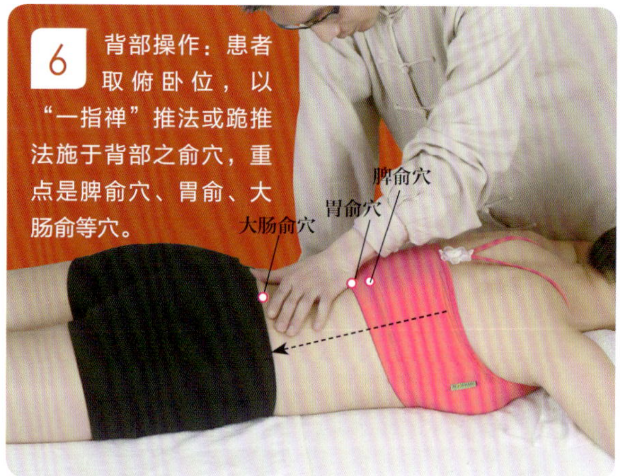


6 背部操作：患者取俯卧位，以“一指禅”推法或跪推法施于背部之俞穴，重点是脾俞穴、胃俞、大肠俞等穴。

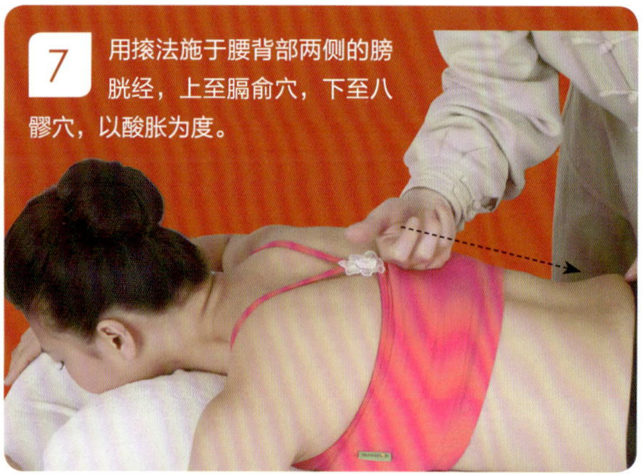

7 用㨰法施于腰背部两侧的膀胱经，上至膈俞穴，下至八髎穴，以酸胀为度。

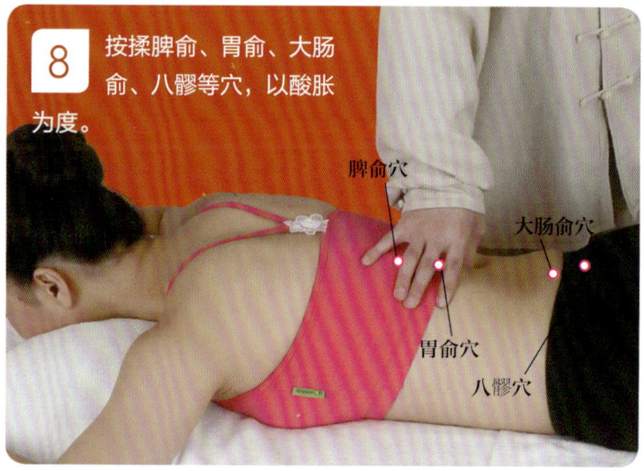


8 按揉脾俞、胃俞、大肠俞、八髎等穴，以酸胀为度。

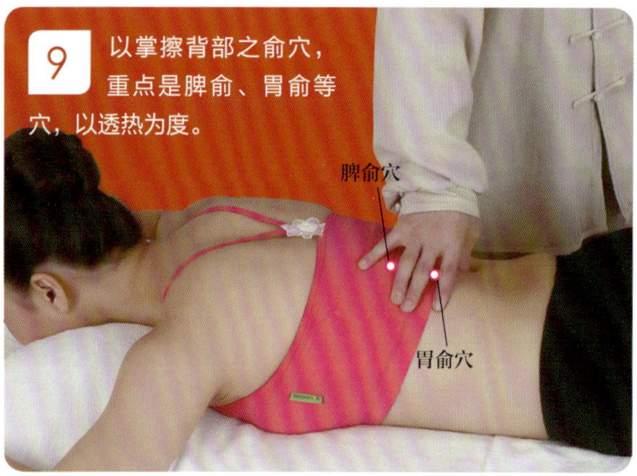


9 以掌擦背部之俞穴，重点是脾俞、胃俞等穴，以透热为度。

## 五 腹泻

腹泻，又称为泄泻，是以排便次数增多，粪质清稀，甚至泻出如水样便为主要症状的疾病。现代医学认为，本病多由细菌感染和胃肠功能障碍所致。中医认为，腹泻的主要病变在脾、胃与大、小肠，其致病外因包括感受外邪和饮食所伤；内因包括情志失调和脾胃阳虚。临床的常见症状是；腹痛，肠鸣，每天排便 3~5 次以上，食欲减退，伴有全身乏力、腰膝酸软等。

### 推拿调理

1 患者取仰卧位，操作者位于其左侧；用沉着缓慢的“一指禅”推法、摩法，由患者的中脘穴慢慢向下移动至气海、关元穴，往返数次。

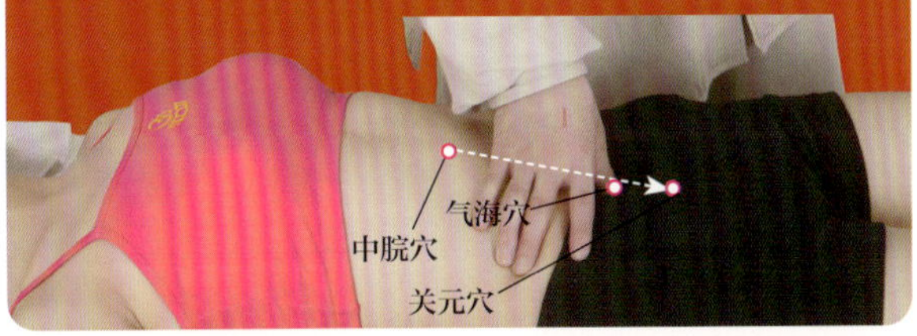


2 再用指按、揉中脘、天枢、气海及下肢的足三里等穴。

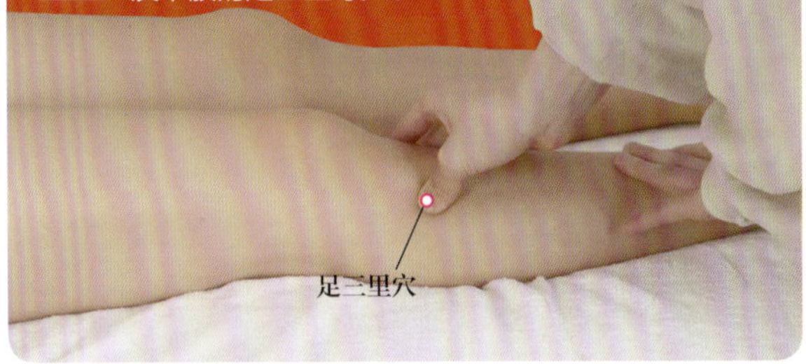


3 患者取俯卧位，操作者以“一指禅”推法作用于脾俞、胃俞、大肠俞、上髎、次髎等穴约5分钟，然后再用按揉法作用于上述穴位。

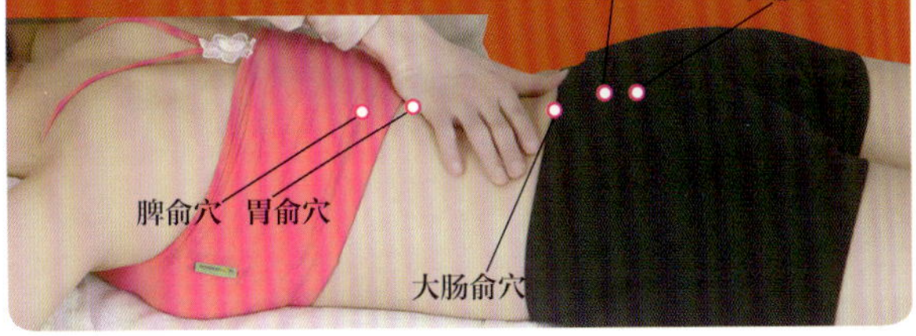


4 患者取俯卧位，拿肩井穴及上肢的曲池、合谷等穴，结束治疗。

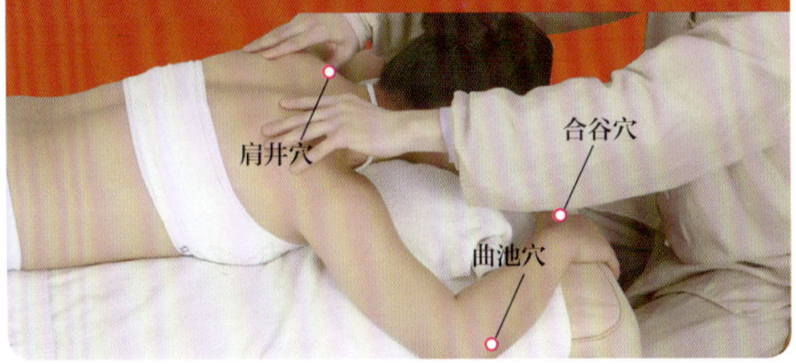


### 预防调理

- 养成良好的卫生习惯，不饮生水，忌食腐馊变质食物；饮食不过量，不能贪吃肥甘、辛辣、生冷的食物。
- 注意保暖，防止受凉。保持情绪平稳，心情愉悦；避免忧郁恼怒，精神过度紧张。
- 在夏季或梅雨季节，勿贪凉露宿，或久卧湿地，或冒雨涉水，以防湿邪侵袭，损伤脾胃，诱发腹泻。
- 泄泻频繁且有脱水症状者，应予以输液，补充丢失的水分和电解质。

## 六 便秘

便秘是指大便秘结不通，排便间隔时间延长，或欲大便而粪便干燥，艰涩难解的一种病症。现代医学认为，便秘的致病原因多是排便动力缺乏（如膈肌、腹肌等衰弱），肠道所受刺激不足（主要由于食物对大肠、直肠的机械的或化学的刺激不足），肠黏膜的应激力减弱（各种肠黏膜的病变，如痢疾等）。中医则认为，便秘的病因有热性病后或过食辛辣食物燥伤肠液；或肺燥、肺热下虚等造成的胃肠运化、升降和传导功能失常。常见症状除大便难解外，还可见脘腹不适、胸闷憋气、饮食不香，甚至脾气暴躁等。

### 预防调理

- 平时多锻炼身体，不要久坐、久卧；应加强对腹肌的锻炼，多做下蹲、起立及仰卧、屈髋、压腹的动作。
- 饮食不能太精细，要适当补充膳食纤维，吃一些粗粮，多吃水果、蔬菜、奶制品和豆制品，少吃辛辣和刺激性的食物。平时多喝开水或淡盐水。
- 养成定时排便的习惯，排便时不要看书、看报，大便时间不宜过久。
- 不能滥用泻药，以防引起或加重便秘。

### 推拿调理

1 患者取仰卧位，操作者位于患者右侧，在患者的中脘、天枢、关元、大横等穴用轻快的“一指禅”推法、摩法进行操作，使热量深透至其腹部，增强其胃肠的蠕动。

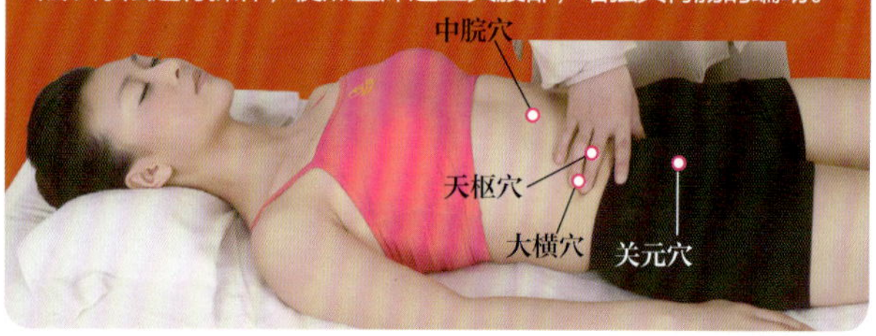


2 然后患者取俯卧位，操作者在患者背部的脾俞、胃俞、肝俞、大肠俞等穴上用“一指禅”推法进行操作。

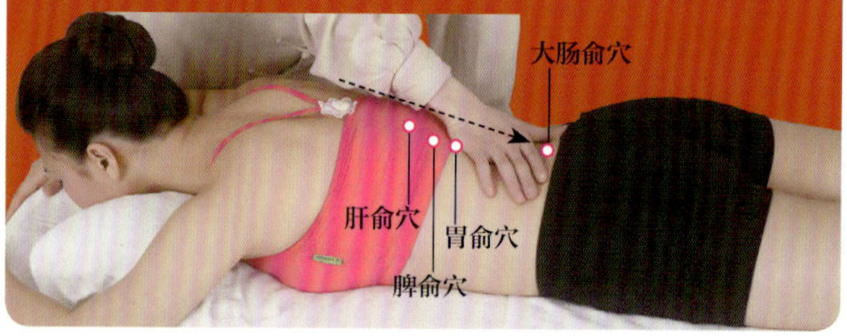


3 接着用指按法、揉法作用于肾俞穴、长强穴。

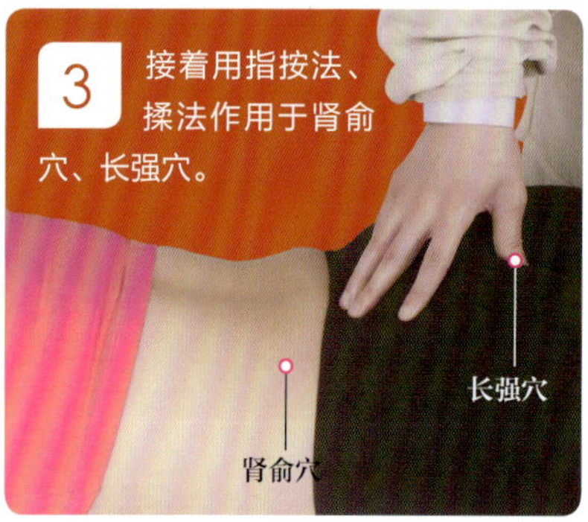


4 用指按足三里穴。

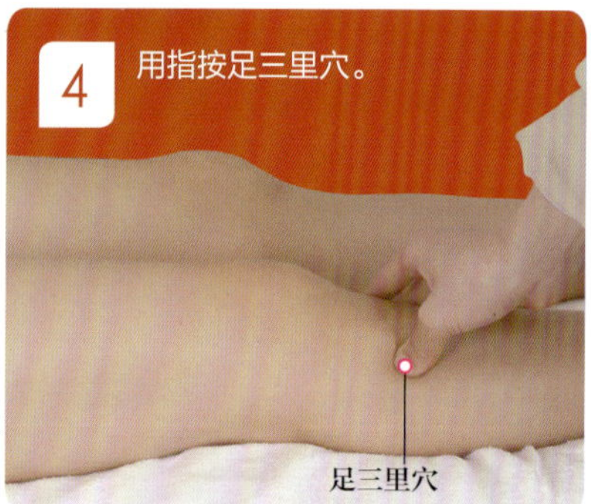


5 最后搓、抹腹部，结束治疗。

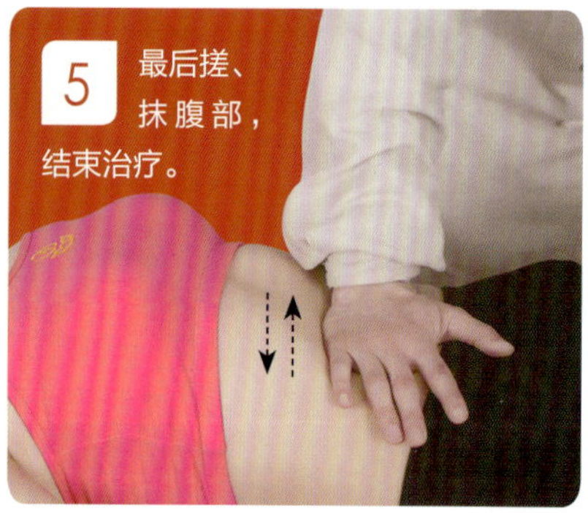

## 七 慢性胆囊炎

慢性胆囊炎是一种常见的胆囊疾病，可由急性胆囊炎发展而来，也可是一发病即为慢性。慢性胆囊炎有右上腹疼痛不适、消化不良或黄疸等症状。本病的发病率为女性高于男性。四季均可能发生。

### 预防调理

- 保持心情舒畅，因为愤怒、生气或焦急往往会引起胆绞痛发作。
- 加强体育锻炼，提高机体的抗病能力。生活要有规律，起居有常，避免受凉。
- 积极防治胆囊结石、胆道蛔虫和细菌感染等易引发慢性胆囊炎的疾病。
- 饮食宜清淡、少油，做菜以蒸、煮为主，食用植物油。不宜进食油炸、油煎食品，尽量少食用高脂肪、高胆固醇的食物，如蛋黄、鱼卵、动物肝脏等。
- 多食用富含维生素 A 的食物，如胡萝卜、西红柿等；食用有疏肝利胆作用的食物，如萝卜、水果汁、荠菜、山楂等。
- 增加进食次数，以刺激胆汁分泌，减少胆囊中胆汁的淤积浓缩。

### 推拿调理

1 背部操作：患者取坐位或俯卧位。操作者用点法或按法在患者背部的膈俞、肝俞、胆俞穴及压痛点处进行强刺激治疗，对每个穴位操作3分钟。

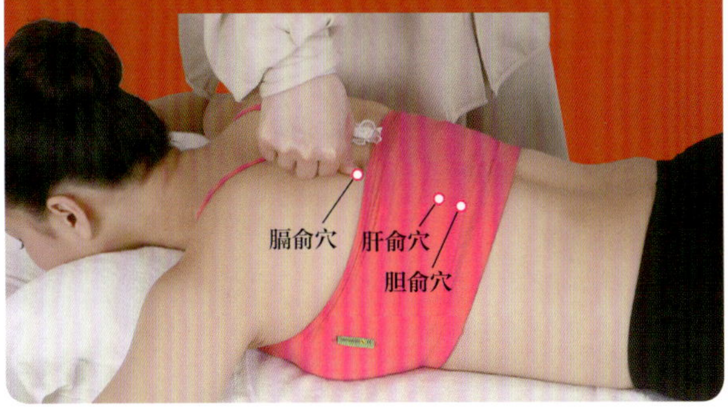


2 用“一指禅”推法在背部的膀胱经上操作，约3分钟。

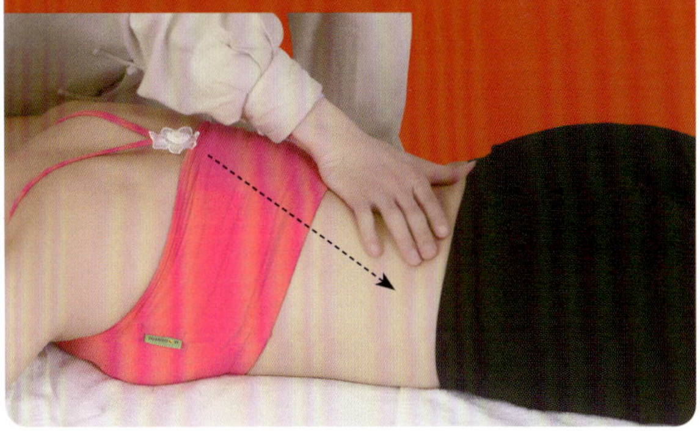

3 擦背部的膀胱经，以透热为度。

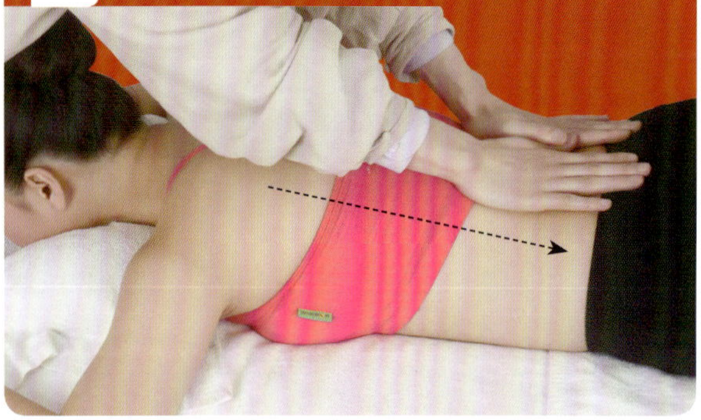

4 胁肋部操作：患者取俯卧位，推法结合指按、指揉法在章
对每个穴位操作2分钟。

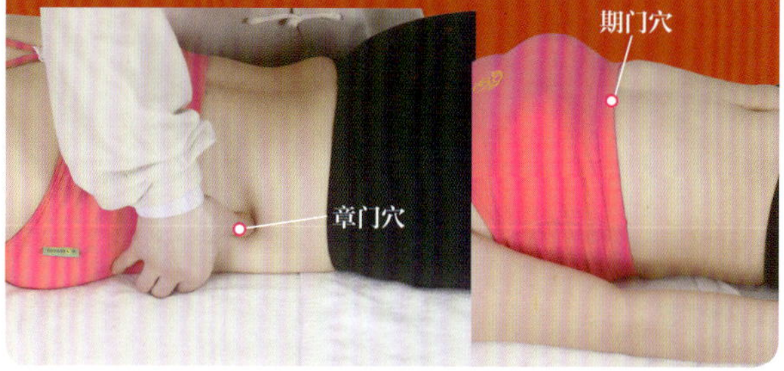


5 搓、擦两侧的胁肋部，以透热为度。

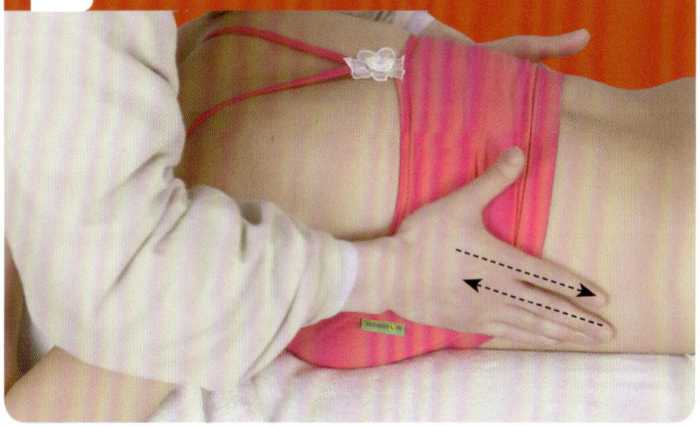

6 四肢部操作：患者取坐位或仰卧位，操作者用“一指禅”推法结合点法、按法、揉法在阴陵泉、胆囊、足三里、三阴交、太冲、行间等穴上操作，对每个穴位操作约1分钟。

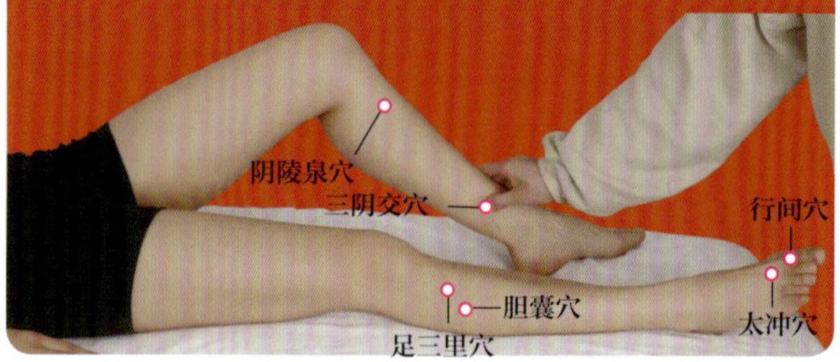


7 擦小腿的前外侧，以透热为度。

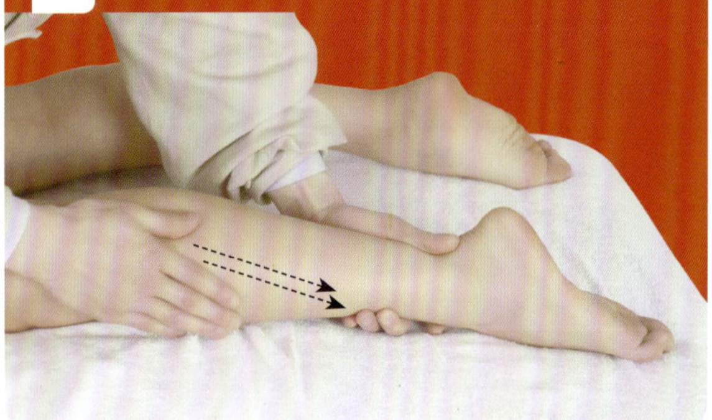

## 八 癃闭（排尿困难）

“癃闭”是指以小便量少，点滴而出，甚则小便闭塞不通为主症的一种病症。其中以小便不利，点滴而短少，病势较缓者为“癃”；小便闭塞，点滴不通，病势较急者为“闭”。“癃”和“闭”虽然有区别，但都是指排尿困难，只有程度上的不同，因此合称为“癃闭”。

### 推拿调理

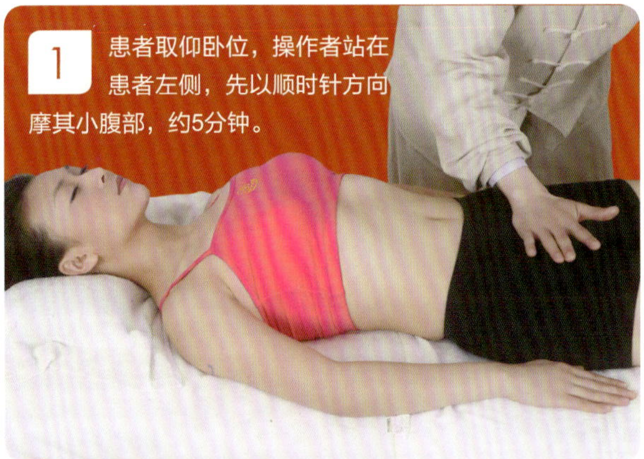


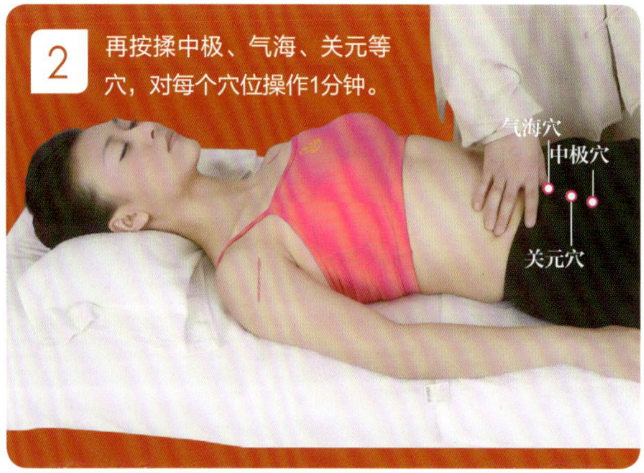


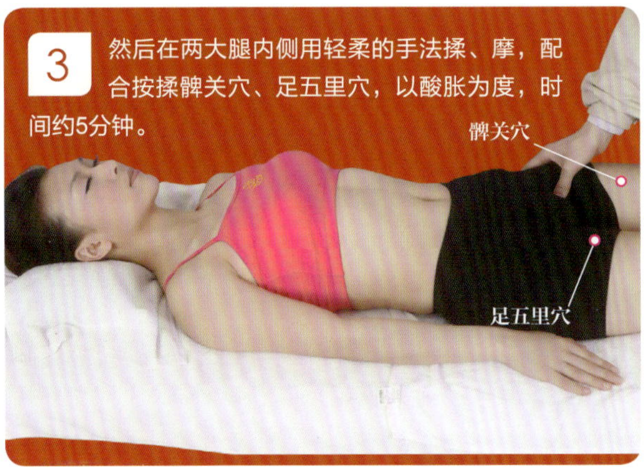


### 预防调理

- 积极锻炼身体，增强抵抗力，起居生活要有规律，避免久坐不动。
- 保持心情舒畅，消除紧张情绪，切忌忧思恼怒。
- 饮食宜清淡，不可过食肥甘厚味及辛辣的食物。避免大量饮酒。避免忍尿、纵欲过度等不良生活习惯。
- 积极治疗可导致“癃闭”的病症，如尿路感染、水肿、尿路肿块、结石等。老年人应尽量减少使用抗胆碱类药物，如阿托品、颠茄等，以免引发“癃闭”。

# 第三节 调理“上班族”的身心失衡症状

人们有时候感觉到不舒适，并不是因为身体上有什么疾病，而是由于工作压力或者情绪导致了内心烦躁、焦虑，不能平静下来；从而使得身心失衡，出现种种不适症状，甚至引起机体组织发生相应的病理改变。推拿能调理“上班族”的身心，消除因身心失衡而引起的病理改变；还能使心灵得到安抚而平静下来，从源头消除身心失衡的种种症状。

## 一 慢性疲劳综合征

慢性疲劳综合征（CFS）是以持续或反复发作的严重疲劳为主要特征的症候群，常伴有记忆力减退、头痛、咽喉痛、关节痛、睡眠紊乱及抑郁等多种躯体及精神上的症状。中医中无该病的记载，但其症候与中医的“虚劳”类似。本病的病位在心、脑、脾、肝、胆等多个脏腑，与长期形神俱疲、情志失调等因素所致的多脏腑功能失调密切相关。慢性疲劳综合征的现代医学发病机制尚不明确，一般被认为是由于人体长期处于高度紧张、劳累状态，使得大脑中枢系统功能失调和免疫功能异常，从而导致人体机体各系统、多脏腑功能的衰退。

### 推拿调理

1 头面及项部操作：用五指拿法从患者的前发际头顶部拿至其枕部3~6遍。

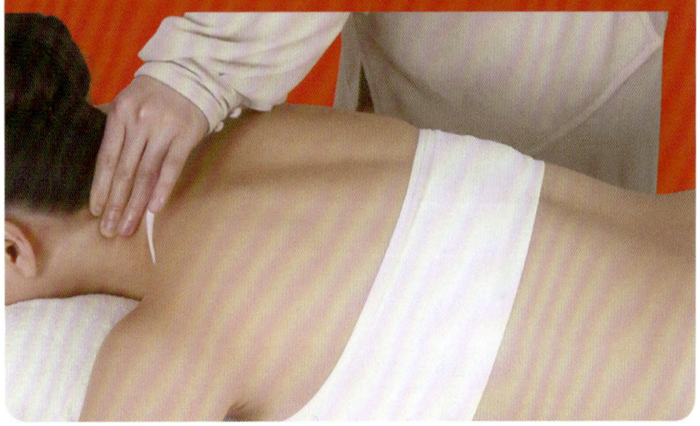

2 用分推法自额部向两侧分推至下颌（分前额、分印堂、分迎香、分人中、分承浆穴），反复2~5遍。

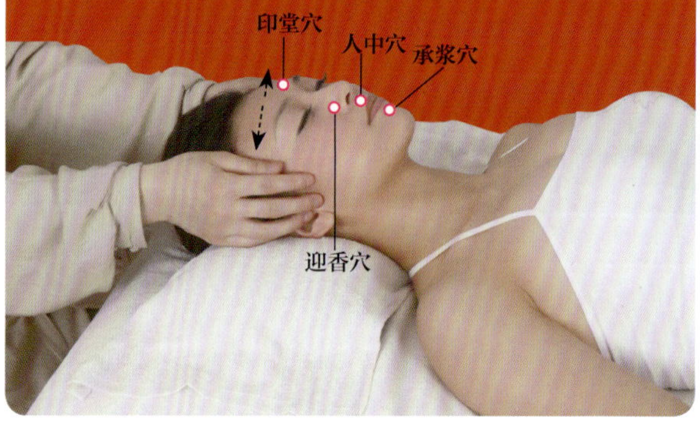

3 用扫散法在一侧头部的胆经循行区域（角孙至枕后穴）由前向后下方操作十余遍，后在另一侧操作。

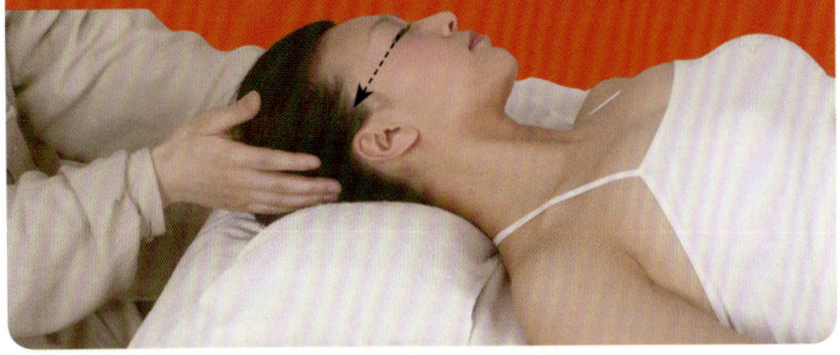

4 躯干部操作：用掌平推法沿锁骨下缘做左右直线往返平推，由上而下边推边慢移至第12肋，再向上移动。反复3~5遍。

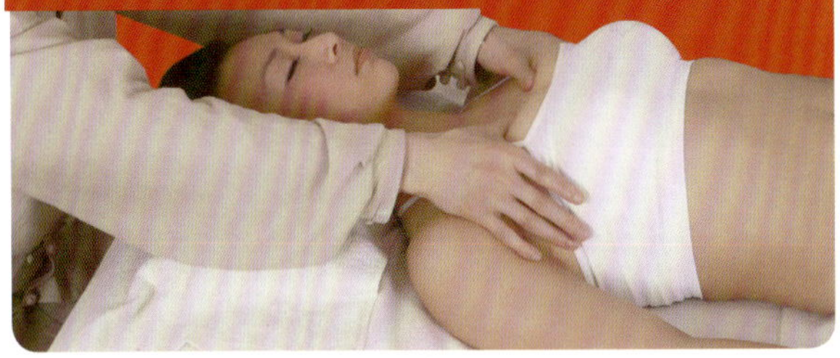

5 用掌平推法沿两侧的肩井、大椎穴做左右的直线平推，慢慢由上向下移动，平推到腰骶部。反复3~5遍。

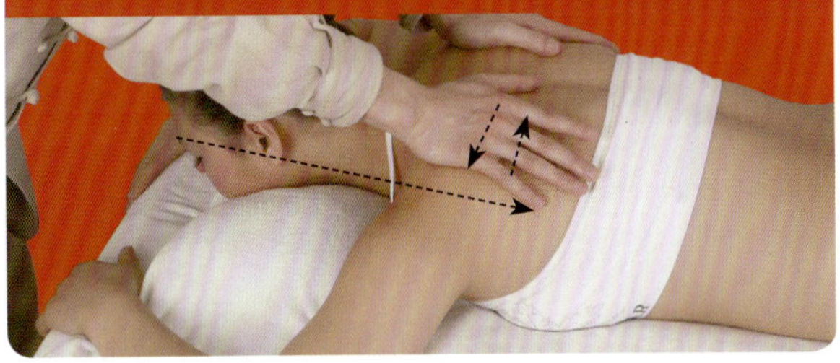

6 用掌平推法由腋后向前平推，自上而下慢慢移动。反复2~5遍。

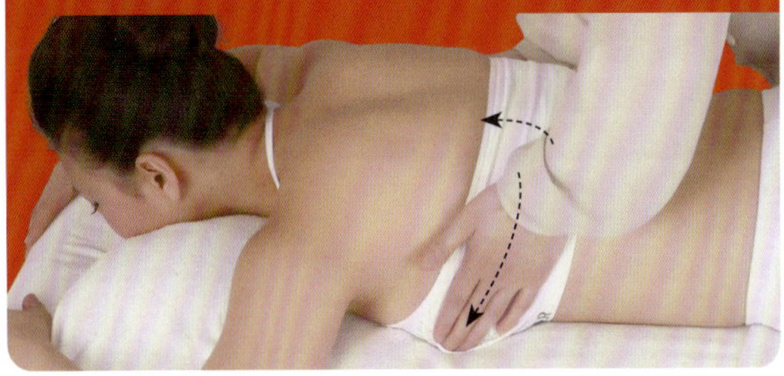

## ⊕ 预防调理

- 尽量多休息。精神紧张可使慢性疲劳综合征的相关疲劳更加严重，还可使免疫系统更加虚弱，这样一来，从疾病中康复会更加困难。各种放松技术如：深呼吸、默念、生物反馈以及在指导下的想象放松对减轻这种精神压力均有利。温和运动对本病颇有帮助。也可以试试瑜伽运动，但要注意避免运动过度。
- 为了增强免疫系统的功能和加快康复，可以选择含50％生菜及鲜果汁的均衡饮食。它们主要包括蔬菜、水果、全麦等谷类，种子及核果，去皮的鸡肉和深海鱼。这些食物可提供各种补充体力及强化免疫力所需的营养。多喝蔬菜汁可补充维生素，如萝卜汁、胡萝卜汁、青菜汁或小麦草汁等，也可服用叶绿素片。勿食贝类。
- 要喝大量的水（每天8大杯）及果汁，还需摄取纤维素，确保肠道每天畅通。避免食用油炸食物、垃圾食品、加工食品、咖啡、茶、软性饮料和白面粉制品。它们难以被消化，只会加重身体的负担。

## 二 健忘

“健忘”是指记忆力差、遇事易忘的症状，多因心脾亏损、年老精气不足或淤痰阻痹等所致，常见于神经劳损、脑萎缩、头部内伤、中毒等以脑系为主的疾病之中。

健忘可分为“器质性健忘”和“功能性健忘”两大类。器质性健忘，是由于大脑皮层的记忆神经出了毛病，包括脑肿瘤、脑外伤、脑炎等，造成记忆力减退或丧失；某些全身性的严重疾病，如内分泌功能障碍、营养不良、慢性中毒等，也会损害大脑，造成健忘。同时，随着年龄的增长，大脑本身也会发生一定程度的退行性变化，或者由于脑部动脉逐渐硬化而导致脑功能衰退。

功能性健忘，是指大脑皮层的记忆功能出了问题。一般人到了中年，肩负工作重任，家务劳动繁多，学的东西留在大脑皮层特定部位的记忆常常不深。

### 预防调理

- 对由于疾病引起的器质性健忘，应及时治疗原发病，同时加强思维和体育锻炼。加强思维活动就是多动脑，多分析问题，防止大脑迟钝，使大脑皮层的记忆神经永葆青春；体育锻炼可保证大脑有足够的血液供应，有助于提高记忆力。
- 功能性健忘，有如下几项办法解决：透彻理解学习内容，不要一知半解或囫囵吞枣；尽量排除各种外来干扰；经常回忆和复习学过的知识；要循序渐进，避免紧张与急躁；注意劳逸结合，保证睡眠时间。一般连续学习的时间不宜超过 1 ~ 1.5 小时。
- 有些人为了增强记忆效果，拼命服用强身补品或补脑药物，也有人想借助烟、酒、浓茶、咖啡来克服健忘，这些都是不可取的。上述方法非但不会有助于提高记忆力，对身体健康也往往弊多利少。

### 推拿调理

1 开天门：在前额正中线上面，从印堂之前的发际出发，用拇指指腹慢慢向上推，双手交替，保持一定的压力。推30次。

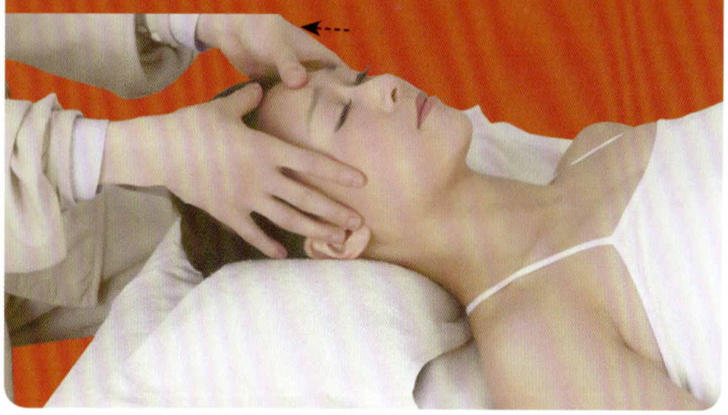

2 点按内关穴。内关穴为手厥阴心包经之络穴，联络三焦，通于阴维脉。

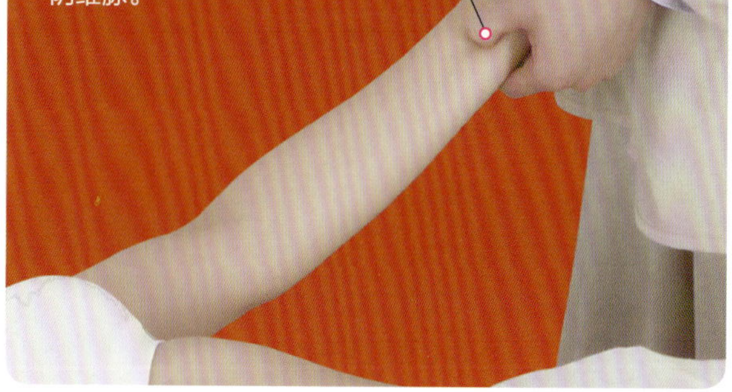

## 三 神经衰弱

“神经衰弱”是由于大脑的神经活动长期处于紧张状态，导致大脑的兴奋与抑制功能失调而产生的一组以精神易兴奋、脑力易疲劳、情绪不稳定等症状为特点的神经功能性障碍。此病在青壮年人群中发病较多，常见于脑力工作者。精神因素是造成神经衰弱的主要原因。日常生活中所有能引起持续性精神紧张的因素，均会使神经活动持久地处于紧张状态；超过神经系统的耐受限度后，便可能发生神经衰弱。

### 推拿调理

1 患者取仰卧位，操作者立于其头的后方，双手提拿患者双肩颈部的肌肉；并配合捏揉手法，反复操作3～5遍。

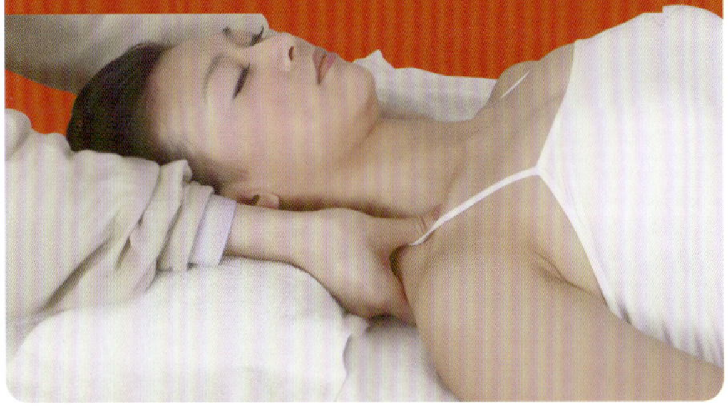

2 患者取仰卧位，操作者用双手由下至上拿捏其下肢后侧的肌群，然后施推揉手法。反复操作3～5遍，左右肢交替进行。

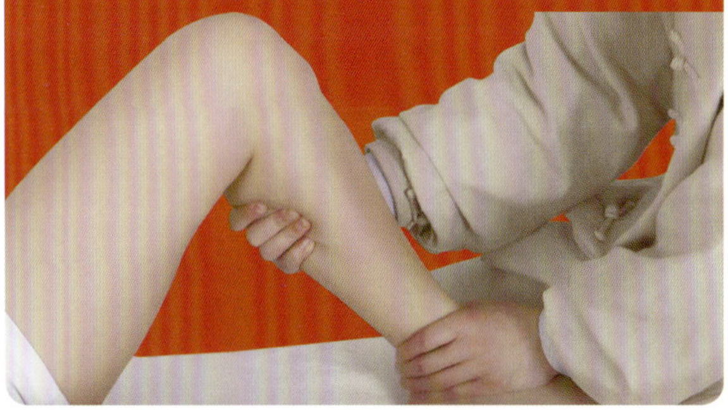

3 患者取仰卧位，操作者坐于其头的后方，用双手拇指并拢，点按患者的印堂穴15～30秒。

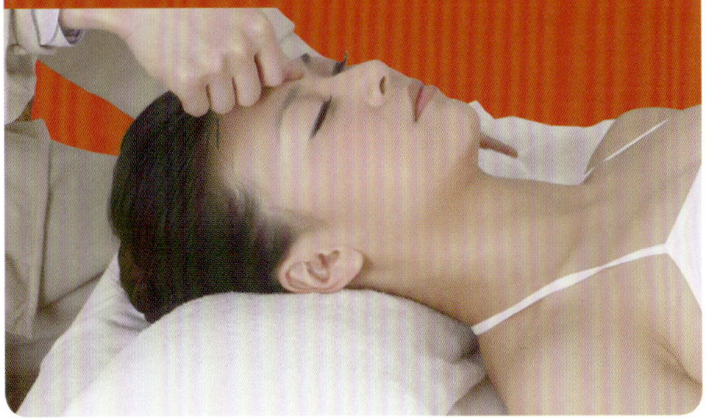

4 然后沿患者的眉上缘处向两侧分推至太阳穴处，重复操作5～10次。

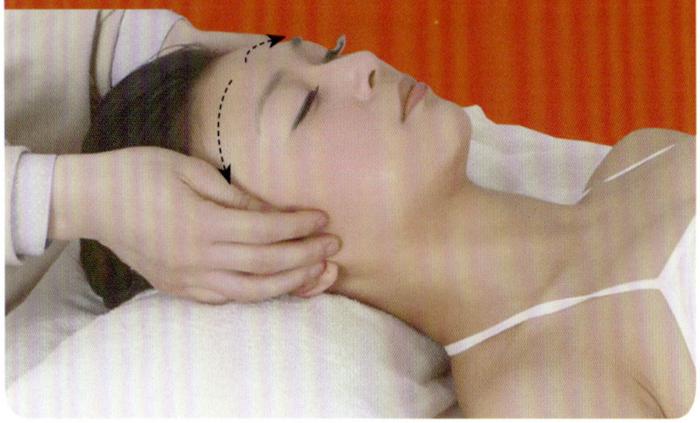

5 患者取仰卧位，头向左转45°。操作者用右手伸入患者的枕后，以中指、食指及无名指按揉患者颈后侧及枕部的肌肉1～2分钟。

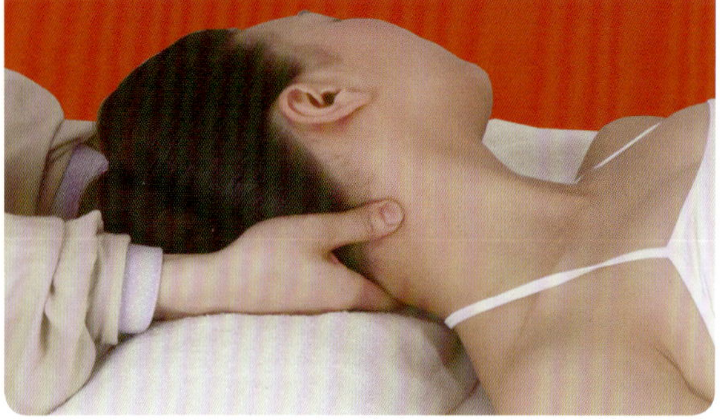

6 最后以中指点按风池穴10～15秒，左右交替操作。

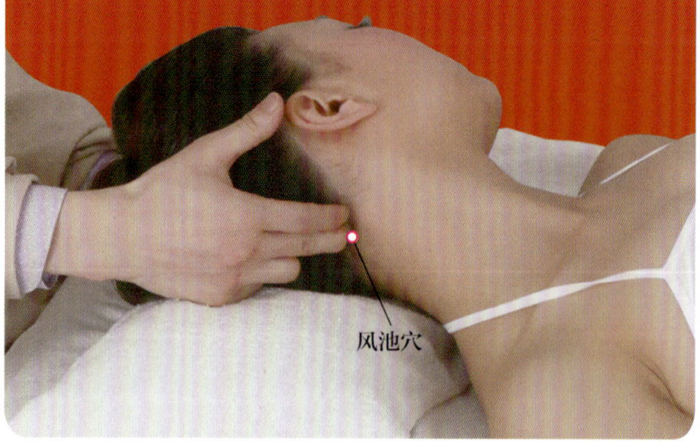


### 预防调理

- 学会自我调节，加强自身修养，以适当的方式宣泄自己内心的不快和抑郁，以解除心理压抑和精神紧张。
- 正确认识自己，对自己的身体素质、知识才能、社会适应力等要有客观的认识，尽量避免做一些力所不及的事情。
- 培养豁达开朗的性格，遇事要从大处着想，明辨是非。如处理人际关系时，提倡严于律己、宽以待人，互相理解和体谅。
- 合理安排好工作、学习和生活，做到有张有弛，劳逸结合。
- 提高心理素质，保持良好的情绪，培养广泛的兴趣，养成良好的睡眠习惯，加强体育锻炼。

## 四 免疫力低下

免疫力是指机体抵抗外来有害因素的侵袭，维护体内环境稳定的能力。日常生活中有一些身体弱的人，天气稍有变化或者工作稍有些紧张，他们身体就会出现一些小毛病，比如感冒、头痛、浑身无力，到医院检查也查不出什么大的毛病；工作上经常提不起劲，稍做一些事就感到累了，休息一段时间后精力虽得到恢复，却持续不了多久，老毛病依旧再犯。这些都是身体免疫力低下的表现。

### 预防调理

- 每天保持好心情。快乐的人比抑郁的人更容易拥有良好的免疫力；每当抑郁、苦闷的时候，要主动开导自己。
- 持之以恒地进行体育锻炼。人们在进行体育锻炼时，全身的肌肉和骨骼得到运动，体内各个器官的活动加强，新陈代谢旺盛，血液循环加速，骨骼的造血功能加强，免疫系统的活力增强，使体内产生更多的免疫细胞和免疫因子，并可增强其活性。体育锻炼还能疏导心理紧张，减轻心理压力，消除精神疲劳，稳定情绪。
- 保证充足、高质量的睡眠。睡眠可防止大脑神经细胞过度消耗而造成的功能减退，有助于精神与体力恢复及能量储存。良好的睡眠还能提高机体的免疫功能，增强抗病能力，有利于疾病的好转及康复。
- 日常饮食中的营养要均衡，营养均衡的膳食对提高人体的免疫功能有十分积极的作用。人们在膳食中要注意充分摄取鱼、猪瘦肉、奶类、蛋类、大豆及其制品，这些都是富含蛋白质的食物。如西红柿、胡萝卜、 韭菜、大蒜、小白菜以及红枣、草莓等新鲜蔬菜和水果，含有丰富的维生素 A、维生素 $B_1$、维生素 $B_2$、维生素 C 和钙、磷、铁等矿物质，适当多吃以上食物，对促进免疫系统的活动，增强身体的抗病能力大有裨益。
- 不要滥用抗生素，滥用抗生素会破坏自身的免疫系统。长期、反复不按规则地使用抗生素，会导致人体内的菌群失调和引发继发性感染，降低身体的抵抗力，对脾胃、肠道等脏腑产生危害，还会产生过敏和毒性反应。因此，生病时应遵医嘱服用抗生素，不要自己随意用药。

### 推拿调理

患者取俯卧位，操作者对其进行捏脊。先用双手拇指及食指夹起尾椎两旁的皮下组织，食指及中指在前导引，拇指下压，并往前推，一松一紧，由腰部开始往肩颈部有规律地捏。最好不要中途间断，以利经气流通。捏到颈部时算作完成了一次。然后再重复第一步，由尾椎往上捏脊；每晚由下而上捏六遍，背部有轻松感，第二天晨起时通体舒畅。一开始经络阻塞严重者在捏完后的几天内，背部还会有疼痛感，但会越来越轻松，不必担心。遇到肌肉僵硬，阻塞严重的情况，被捏者可能会疼痛难忍，此时可力度稍减或稍停片刻（但手指不可放开）。

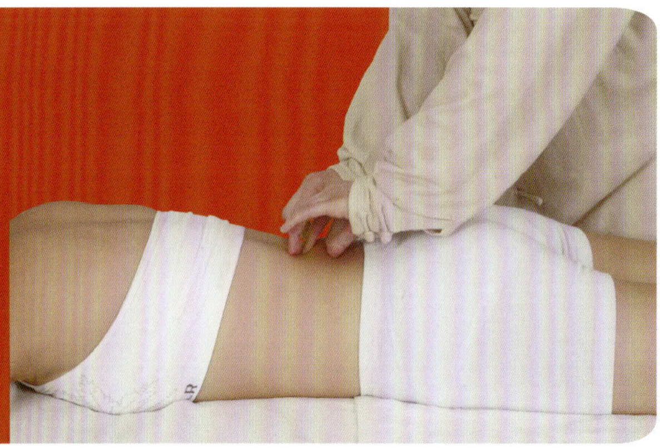

## 五 抑郁症

抑郁症属于中医“郁证”的范畴。“郁证”是由于情志不舒、气机郁滞所致，以心情抑郁、情绪不宁、胸部满闷、胁肋胀痛、易怒喜哭或咽部如有异物梗阻等为主要临床表现的一类病症。本病的病位在肝，但可涉及心、脾、肾。“郁证”主要见于现代医学的神经衰弱、“癔症”及焦虑症等，也见于更年期综合征及反应性精神病。推拿治疗“郁证”有一定的疗效，但应配合心理治疗。操作者应同时做好患者的心理疏导工作，解除因情志致病的因素，调动患者的积极性，增强其治愈疾病的信心。

### 预防调理

- 患者宜正确对待各种事物，防止情志内伤。
- 适当参加体育活动，以增强体质，减轻症状。

### 推拿调理

1 用滚法施于脊柱两侧的膀胱经约5分钟。

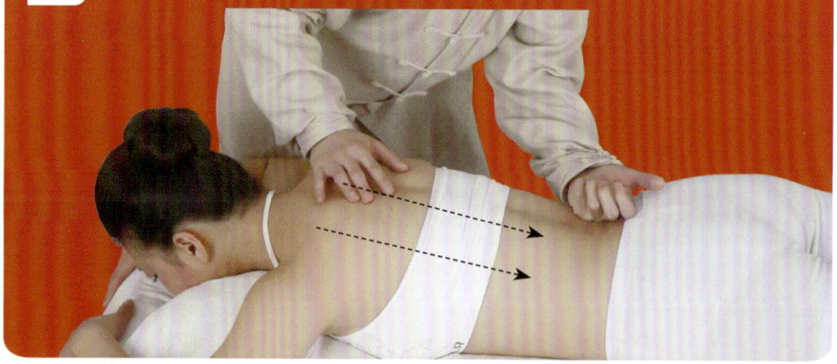

2 用“一指禅”推法推肝俞、脾俞、胃俞穴，每穴推约2分钟。

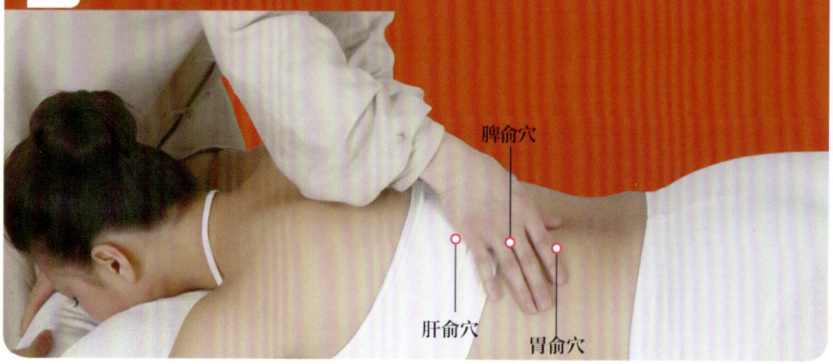

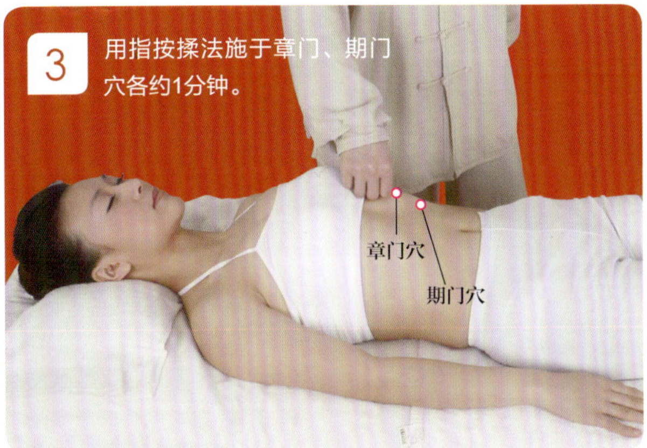

3 用指按揉法施于章门、期门穴各约1分钟。

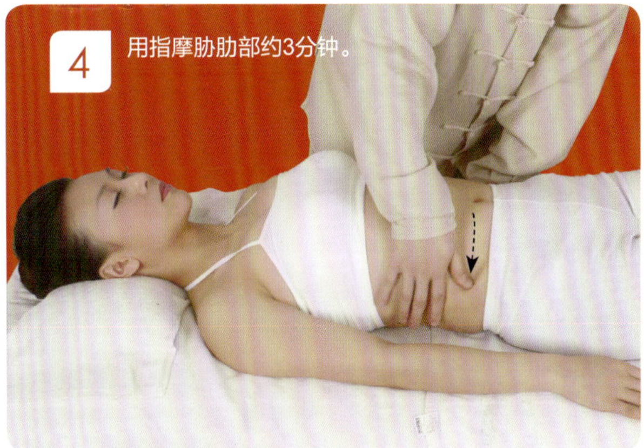
4 用指摩胁肋部约3分钟。

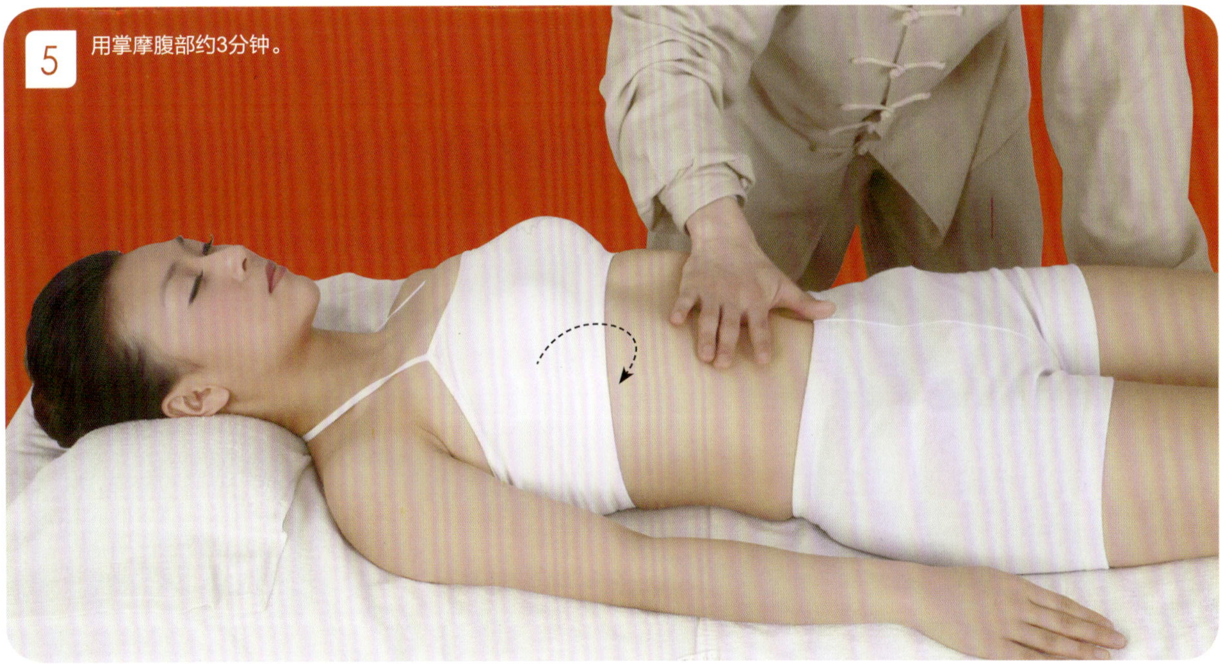
5 用掌摩腹部约3分钟。

## 六 感冒

感冒，俗称“伤风”，是日常生活中最常见的疾病，四季均可发病，但以冬春季节多见，常在气候骤然变化时出现，感受寒冷，淋雨等后也可诱发。本病以鼻塞、流涕、喷嚏、头痛、畏寒或发热等为主要症状，病程一般5～10天；轻者不治自愈，重者多需要治疗。感冒若长期不愈，可发展成或诱发其他疾病，如咳嗽、肺炎、支气管炎、鼻炎、心肌炎等。现代医学认为，感冒是由病毒引起的急性上呼吸道炎症。而中医认为，感冒是人体在正气虚弱的时候感受到了风、寒、暑、湿、热等外邪而产生的一种病症。

### 推拿调理

1 头面及颈项部操作：患者取坐位或仰卧位，操作者行“一指禅‘∞’字”推法。反复推3～5遍。

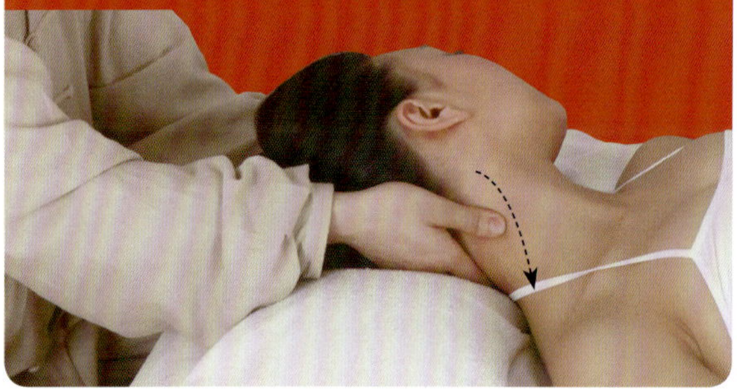

2 然后指按、指揉印堂、攒竹、迎香、太阳、百会等穴，对每穴操作1分钟。

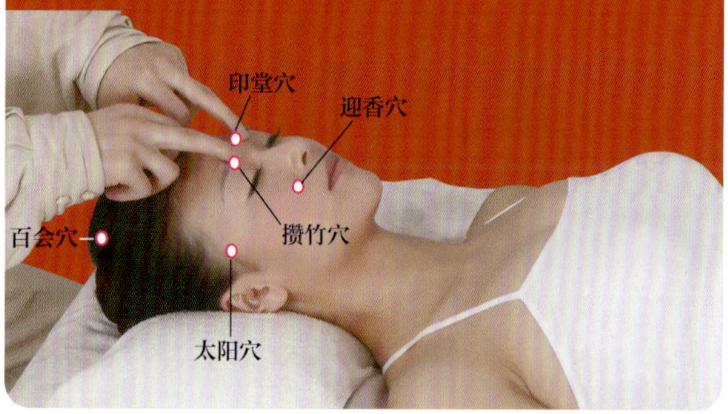


3 抹前额3～5遍；用分推法在前额、目眶上下及鼻翼两侧，反复推5～8遍。

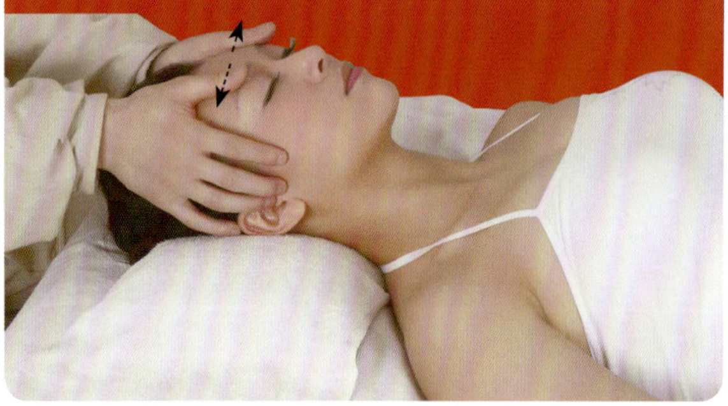

4 患者取俯卧位，操作者从其前额发际处至风池穴处进行“五指拿法”。反复3～5遍。

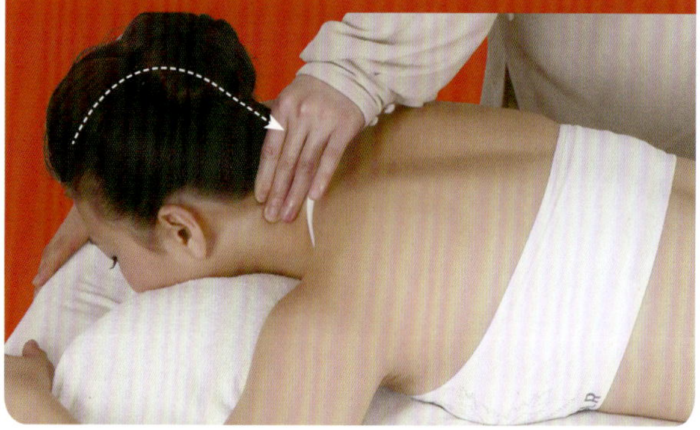

5 行双手扫散法约1分钟。

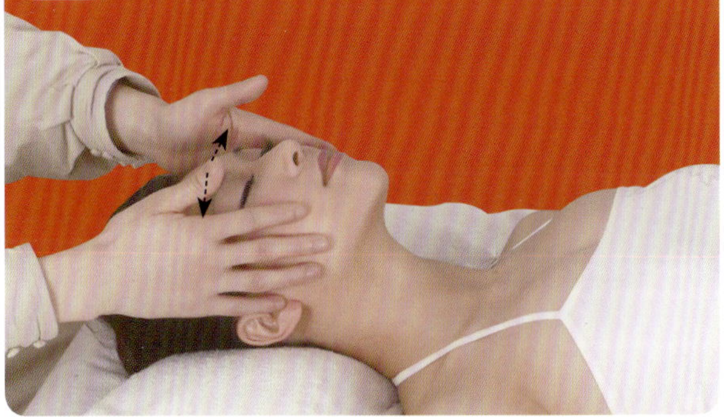

6 用指尖击前额部至头顶，反复操作3～6遍。

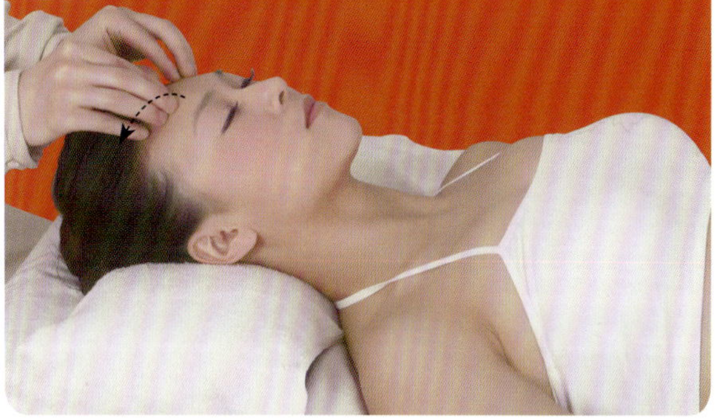

7 患者取坐位，操作者立于其一侧；用拇指、食指两指的指面在风池穴上操作拿法，再缓慢向下移动，拿颈项两侧直至颈项根部。由上而下反复操作8～10遍。

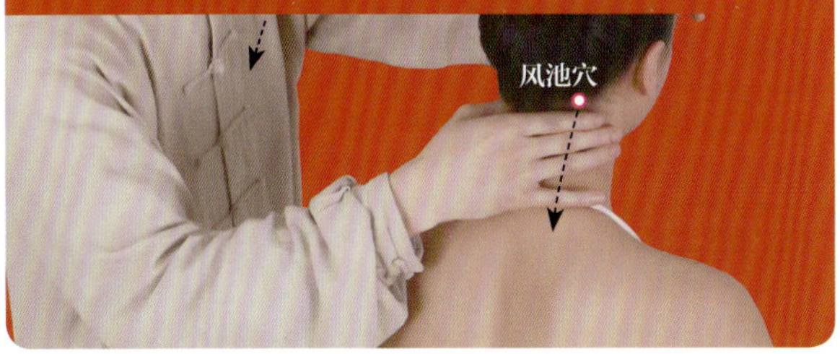


8 拿肩井穴，稍用力，以酸胀为度。反复操作8～10遍。

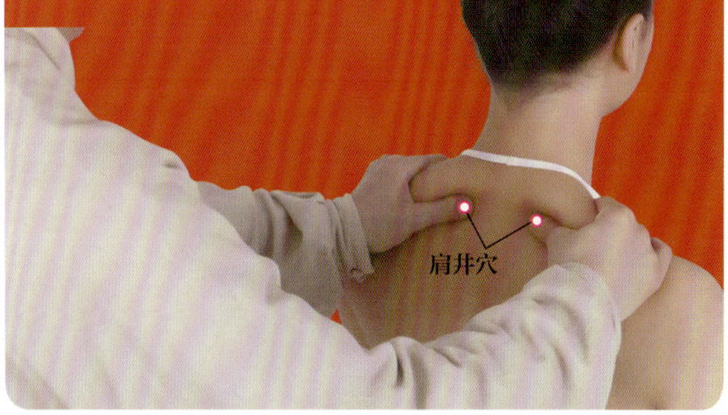


9 背部操作：用“一指禅”推法结合按揉，在双侧肺俞穴、定喘穴上操作，每侧操作1分钟。擦大椎穴，擦背部的膀胱经，重点擦大杼穴至膈俞穴的部位。以透热为度。

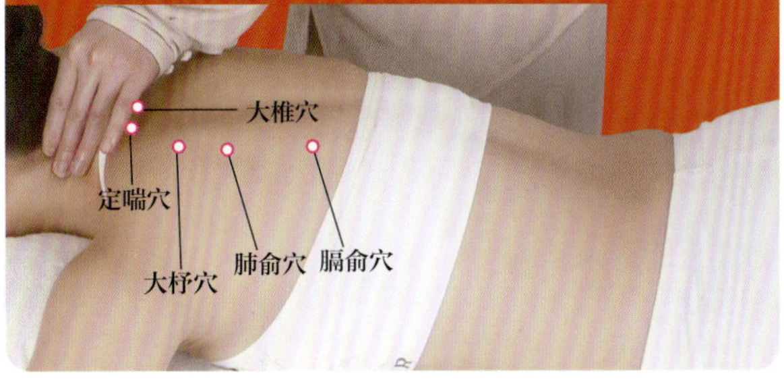


10 上肢部操作：用“一指禅”推法沿上肢太阴经和阳明经进行往返操作。

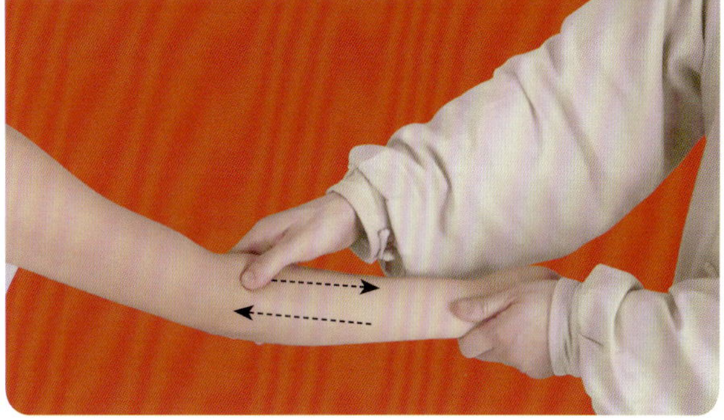

11 按揉或拿揉尺泽、曲池、合谷、外关、鱼际等穴，在每穴上操作约1分钟。

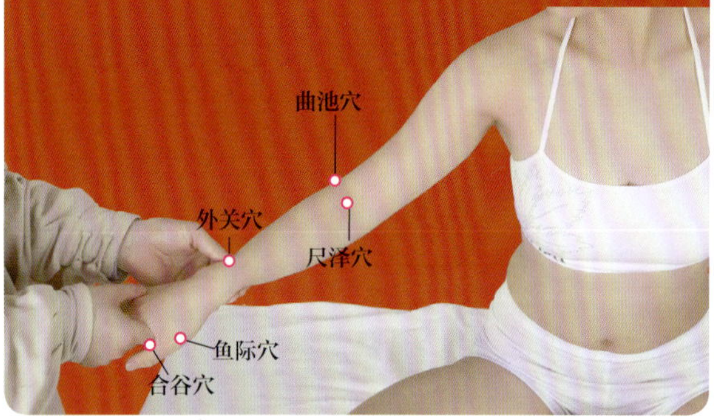


12 用掌推上肢伸侧手三阳经2~3分钟。

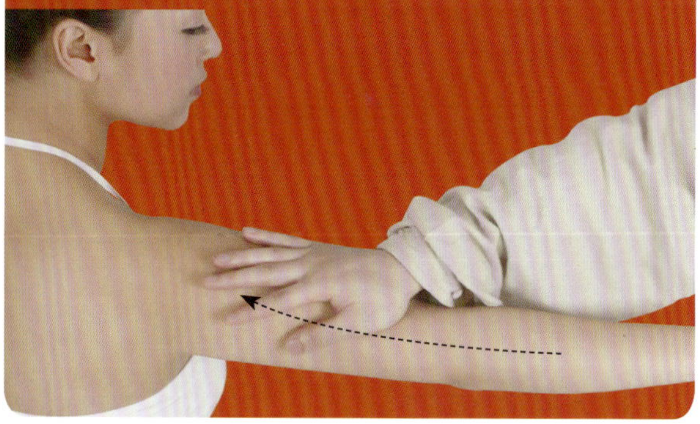

## 预防调理

- 将双手掌的大鱼际紧贴在一起，用力相互摩擦2分钟，使双手发热，此举对感冒有很好的预防作用。
- 每天早晚餐后用淡盐水漱口，以清除口腔内的病菌。在冬春季节感冒流行的时候更应注意用盐水漱口，可仰头含漱，使盐水充分冲洗咽部，效果更佳。
- 感冒期间，少去公共场所；饮食要清淡一些，多喝热开水；忌食辛辣、腥膻等刺激性食物；同时应不吸烟，不饮酒；多休息，避免熬夜。

## 七 哮喘

哮喘是一种常见的、反复发作的过敏性疾病，一年四季均可发病，尤以秋冬季节发病较多。本病的发作常与接触某些致敏原有关，如灰尘、花粉以及鱼、虾等食物；也可因细菌或病毒感染产生过敏反应，引起支气管痉挛而发病。患者多有过敏史或家族史，可能与个体免疫功能的状态有关。哮喘的临床表现为呼吸急促，喉间哮鸣有声，喘憋胸闷，甚至张口抬肩，不能平卧；严重者可出现嘴唇、指甲紫绀等缺氧现象，肺部听诊有明显的哮鸣音。此病发作的时间长短不一，短者十几分钟可缓解，长者几日才能缓解。缓解后常无任何症状。

### 推拿调理

1 患者取仰卧位，操作者用右手中指紧按其膻中穴，按顺时针方向揉1分钟。

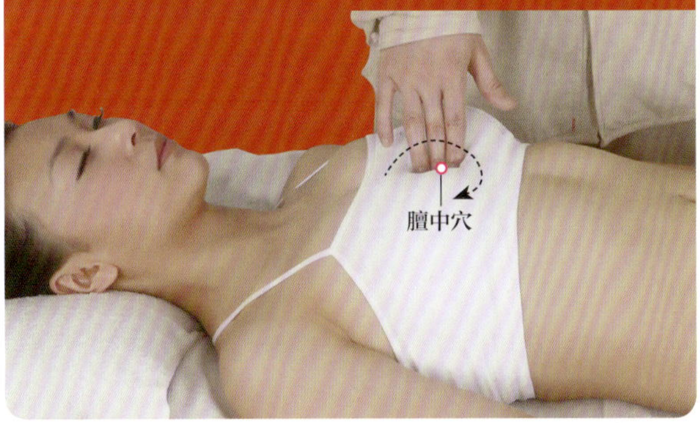


2 患者再取俯卧位，操作者以食指、中指紧按患者的肺俞穴，按顺时针方向按揉、旋转1分钟。

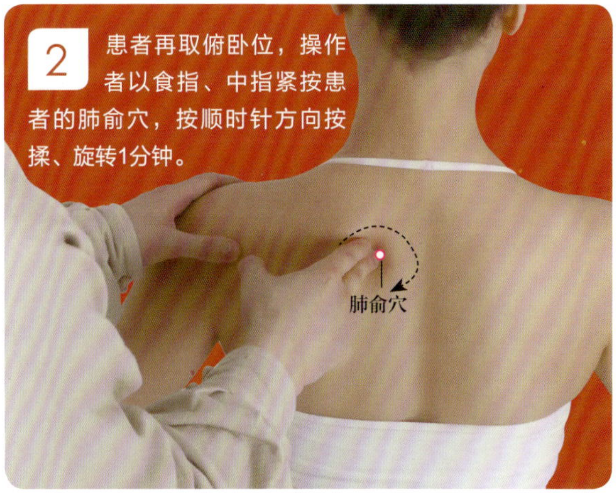


3 最后用右手拇指指端对椎、肺俞、风门、肾俞等穴，各点压1分钟。每天推拿1次。

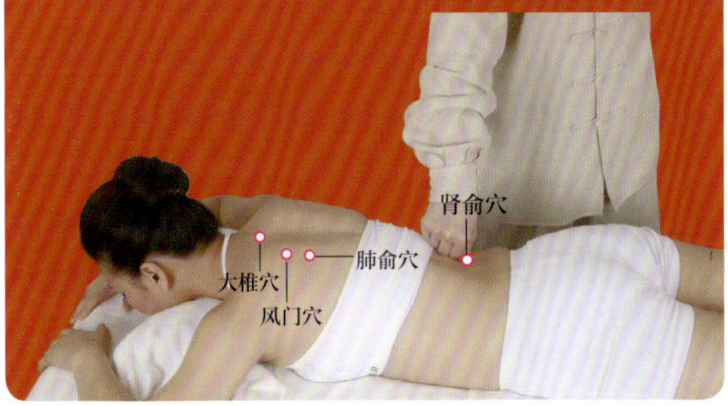


### 预防调理

- 天气寒冷时，做好保暖工作，防止感冒和着凉。出门时最好戴口罩，避免吸入冷空气。
- 居住环境应该空气清新，避免烟尘刺激。
- 患者和家属应该尽量查清导致患者发病的致敏物质，在日常生活中尽可能地远离这些致敏原。
- 患者应保持情绪平稳，避免情绪激动。平时应适当锻炼身体，以增强体质。

## 八 失眠

失眠是以经常不能获得正常睡眠为特征的一类病症，常影响人们的正常工作、生活、学习和健康。其主要症状表现为睡眠时间、深度不足。轻者入睡困难或睡而不酣，时睡时醒，或醒后不能再入睡；重则彻夜不能入睡。本症多见于神经衰弱、贫血等疾病。

### 预防调理

- 积极进行心理情志调整。克服过度的紧张、兴奋、焦虑、抑郁、惊恐、愤怒等不良情绪，做到喜怒有节，保持心情舒畅。
- 作息时间要有规律，且应适当从事体力活动或体育锻炼，增强体质；持之以恒，促进身心健康。
- 养成良好的睡眠习惯。晚餐要清淡，不宜过饱，更需忌浓茶、咖啡和吸烟；睡前避免从事紧张、兴奋的活动；养成定时就寝的习惯。
- 注意睡眠环境的安宁。床铺要舒适，卧室光线要柔和，并努力减少噪声，去除各种可能影响睡眠的外在因素。

### 推拿调理

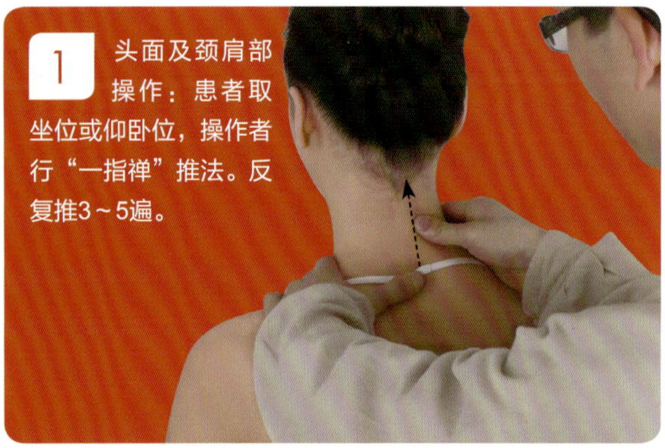

1 头面及颈肩部操作：患者取坐位或仰卧位，操作者行“一指禅”推法。反复推3～5遍。

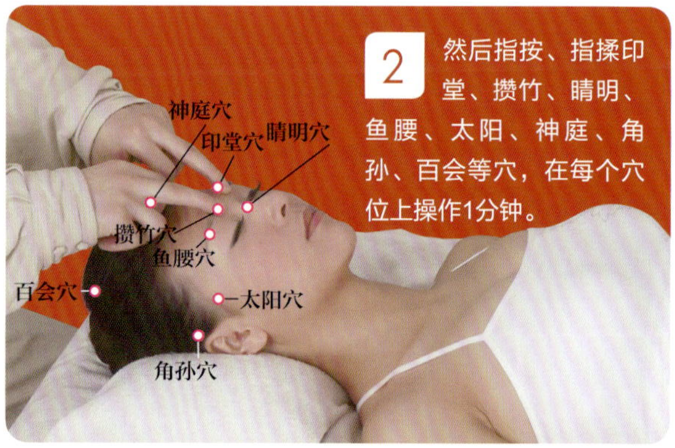


2 然后指按、指揉印堂、攒竹、睛明、鱼腰、太阳、神庭、角孙、百会等穴，在每个穴位上操作1分钟。

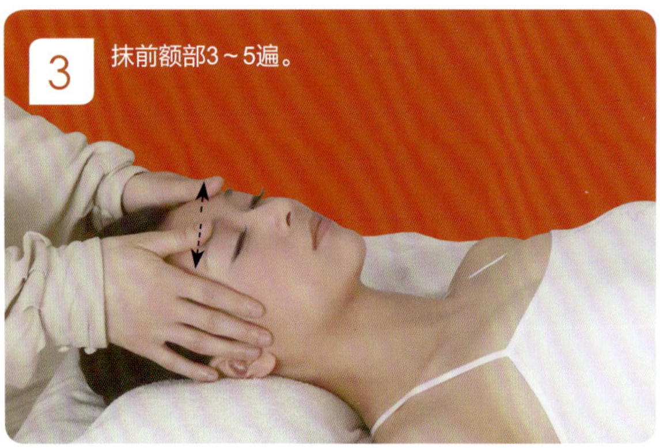

3 抹前额部3～5遍。

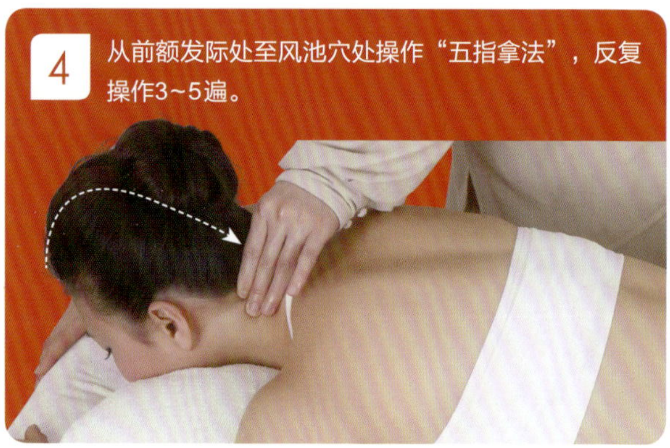

4 从前额发际处至风池穴处操作“五指拿法”，反复操作3～5遍。

5 行双手扫散法约1分钟。

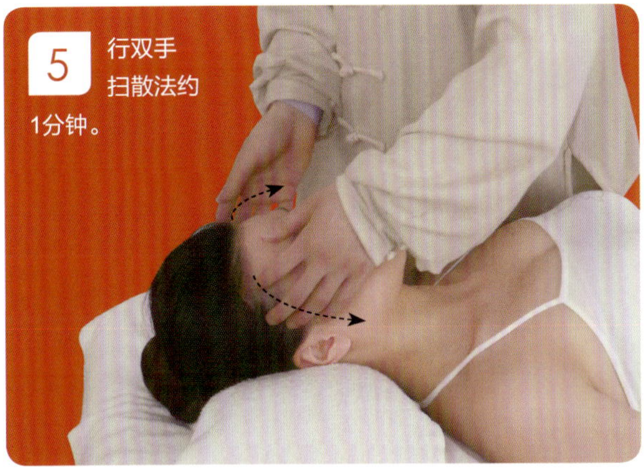

6 用指尖击前额部至头顶。反复操作3~6遍。

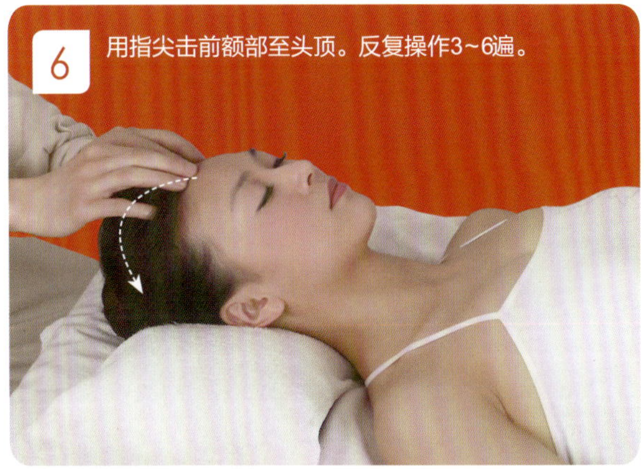

7 腰背部操作：患者取俯卧位，操作者用揉法在患者的背部、腰部之间操作，重点治疗心俞、脾俞、肝俞、胃俞、肾俞、命门等穴位，时间约5分钟。

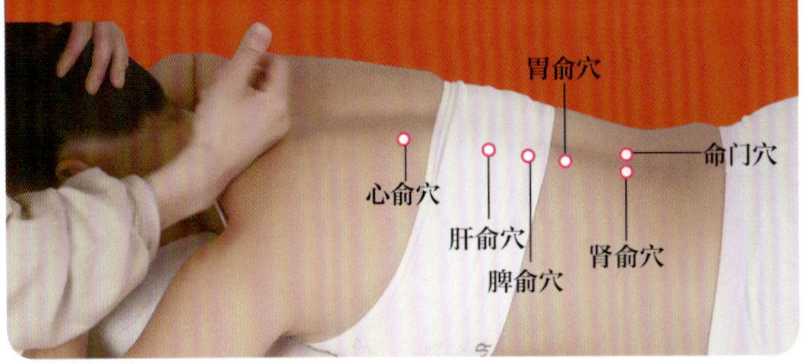


8 自上而下捏脊3~4遍。

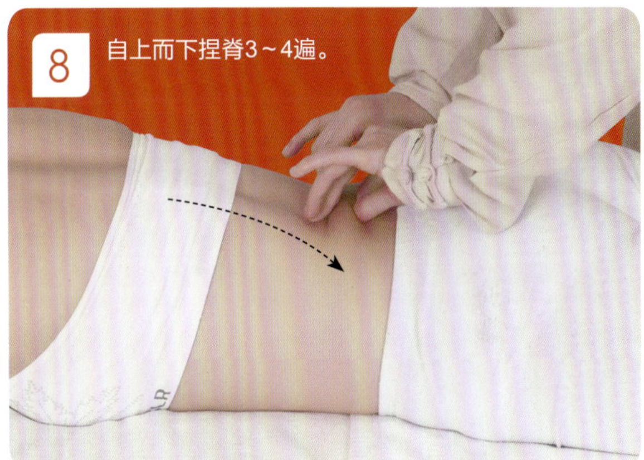

9 自上而下掌推背部督脉3~4遍。

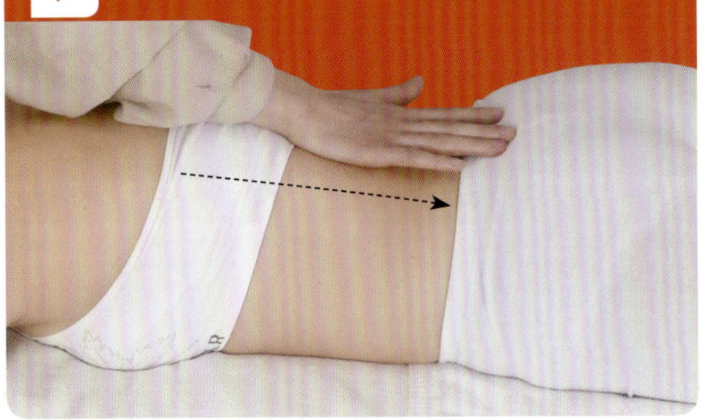

## 九 头痛

头痛是临床常见的自觉症状，可单独出现，也可见于多种疾病的发展过程中。头痛的种类很多。外感头痛、颈源性头痛、偏头痛、内伤头痛比较适合用推拿手法治疗。

### 预防调理

- 保持心情舒畅，防止情绪紧张、焦虑、愤怒。注意劳逸结合，避免过度疲劳；保证充足的睡眠时间，避免熬夜。
- 保护好眼睛，避免眼睛疲劳。不要在过强或者太弱的灯光下阅读；长时间用眼后，要让眼睛得到休息；戴眼镜者要经常验光，以确保眼镜度数合适。
- 保持正确的睡姿和坐姿，积极预防颈椎病。颈椎病是引起头痛的一个重要原因。
- 饮食宜清淡。不可过食辛辣刺激性食物，不可过量喝咖啡，饮茶，需戒烟、戒酒。
- 注意防寒保暖，加强体育锻炼，抵御外邪侵袭。睡觉时头部要避免吹风，也应避免在头发未干时睡觉。

### 推拿调理

1 头面部操作：患者取坐位或仰卧位，操作者使用“一指禅”推法，反复推3~5遍。然后指按、指揉印堂、神庭、攒竹、鱼腰、太阳、百会、四神聪等穴，在每个穴位上操作约1分钟。

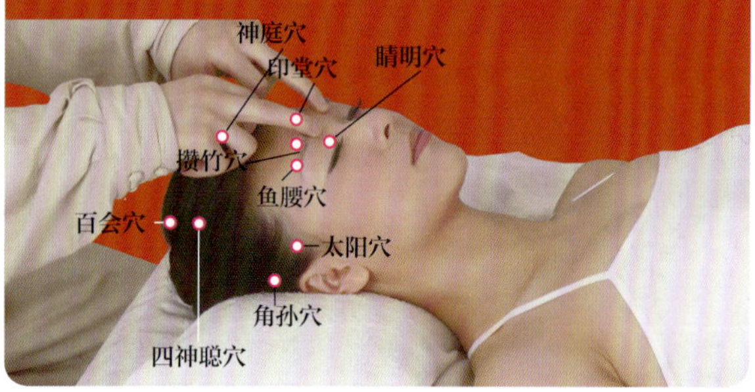


2 抹前额3~5遍。

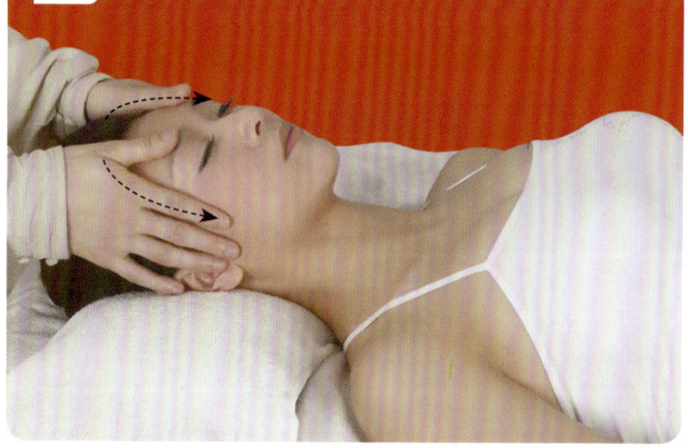

3 行双手扫散法约1分钟。

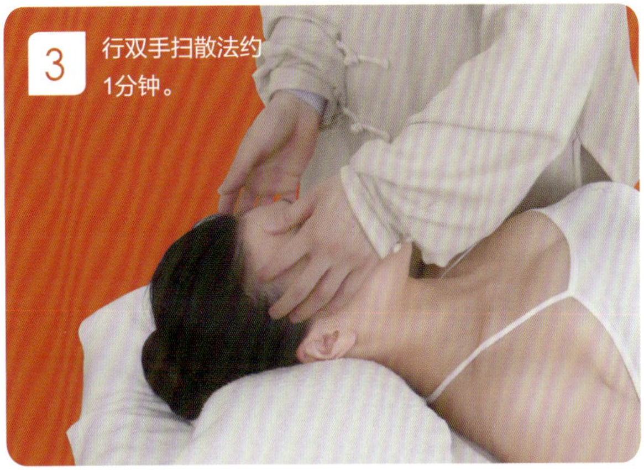

4 用指尖击前额部至头顶，反复操作3~6遍。

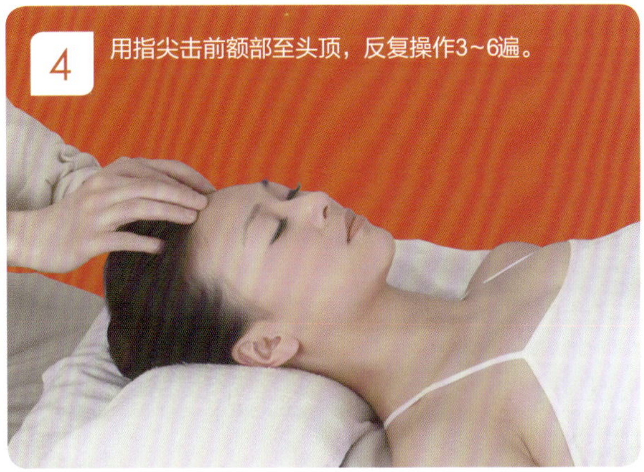

5 肩颈部操作：患者取坐位或俯卧位，操作者用“一指禅”推法沿其颈项部的膀胱经、督脉进行上下往返操作，时间3~5分钟。

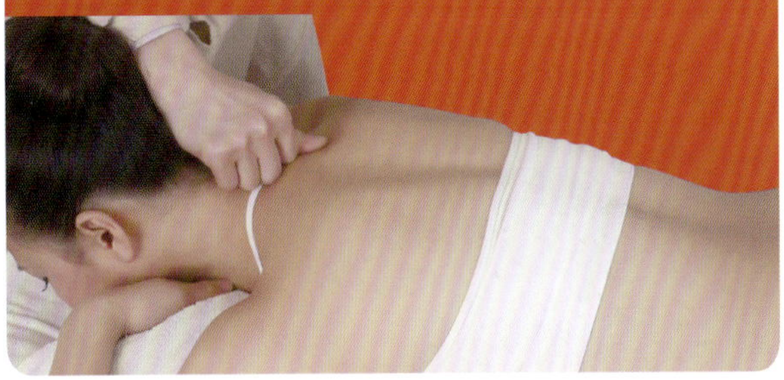

6 然后拿风池穴、项部两侧肌群及肩井穴。

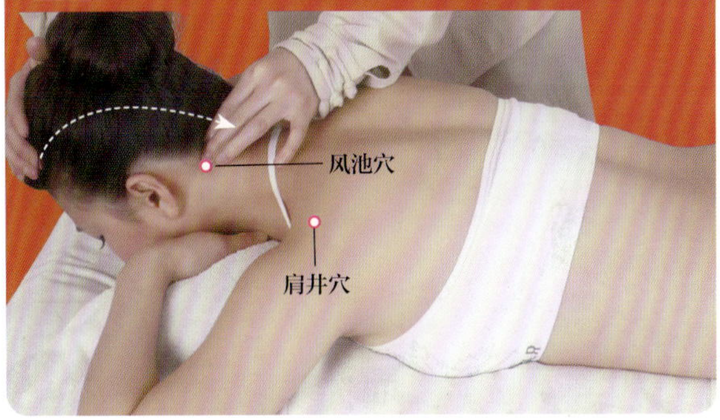


7 在项、肩、上背部施以滚法约2分钟。

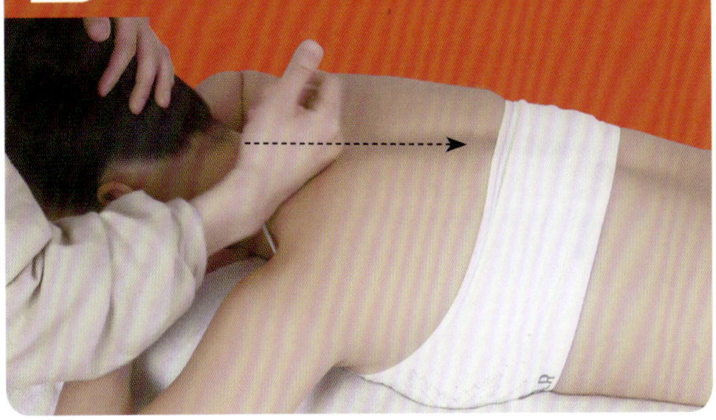

## 十 眩晕

“眩”是指眼花或眼前发黑，“晕”是指头晕甚或感觉自身或外界景物在旋转。二者常同时并见，故统称为“眩晕”。轻者闭目即止；重者如坐车船，旋转不定；不能站立，或伴有恶心、呕吐、出汗，甚至昏倒等症状。

### 推拿调理

1 患者取正坐或仰卧位，操作者先用食指点按其印堂、百会、风府、大椎等穴。

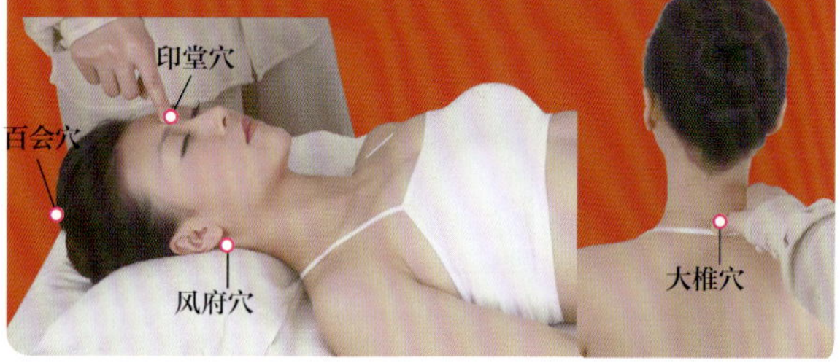


2 再点按太阳、头维、风池、肩井等穴各一遍，在每个穴位上操作各20次。

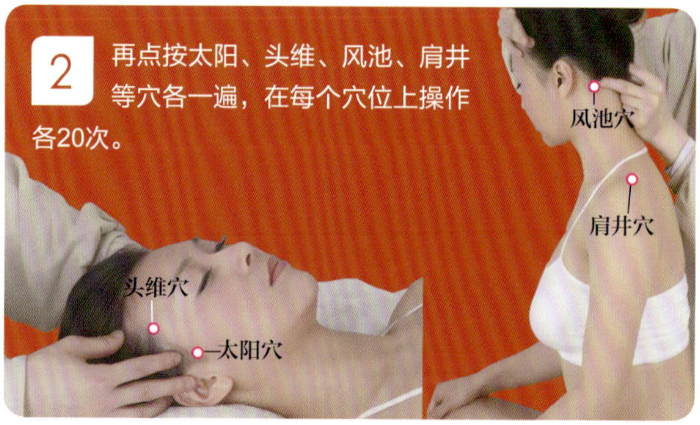


3 其次用两手的拇指分推前额及发际各10次。

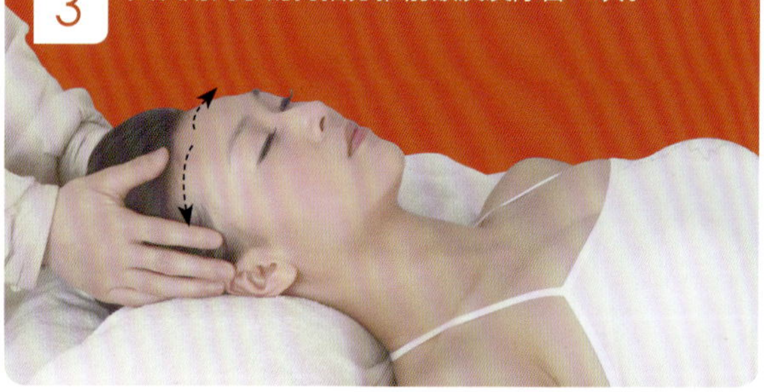

4 然后拿五经10次，用四指叩击头部10次。

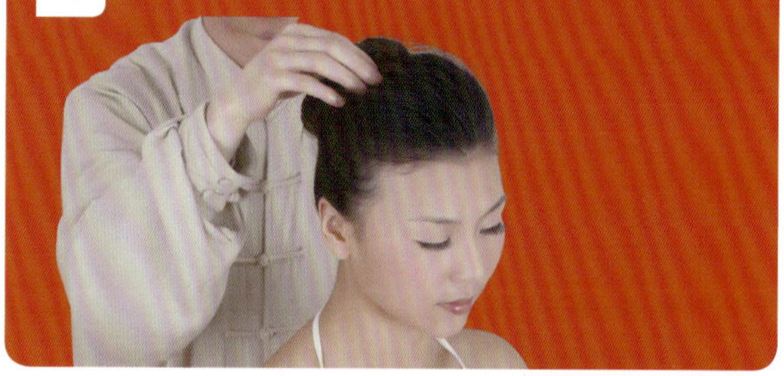

5 由上而下按揉颈部两侧的肌肉。

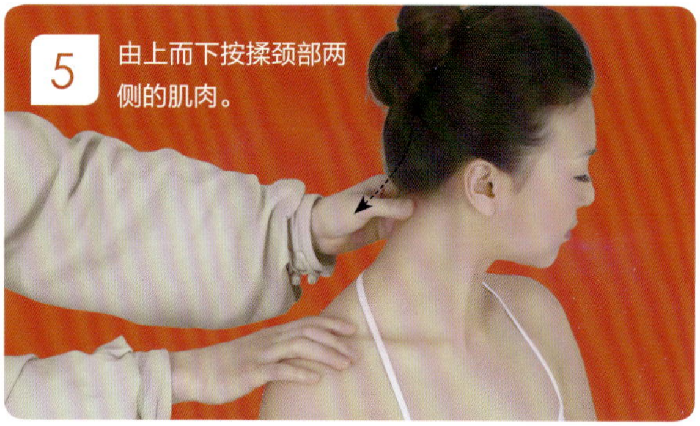

6 拿捏颈项和肩臂。

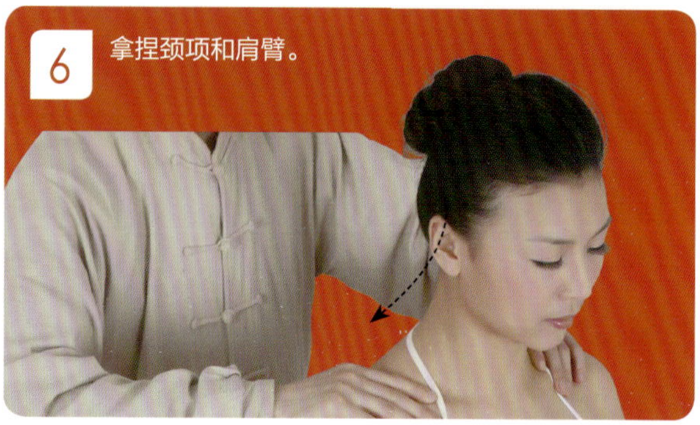

7 用揉法放松肩颈部、上臂部的肌肉，每项各操作20次。

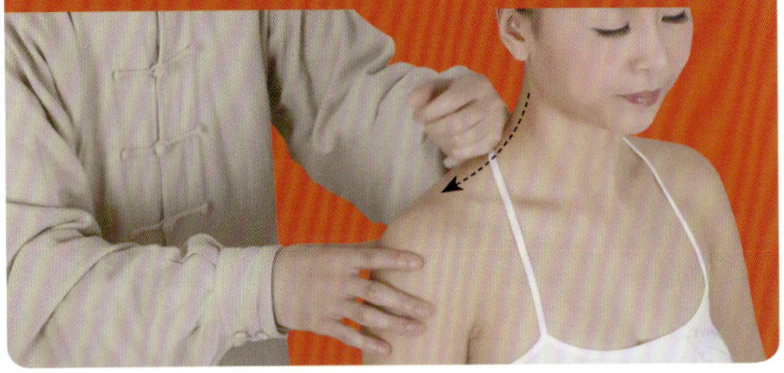

8 做颈部拔伸或旋转拔伸的动作。操作者以双手分别托起患者的下颌及后枕部向上牵引，并向左右进行小范围的轻度旋转。

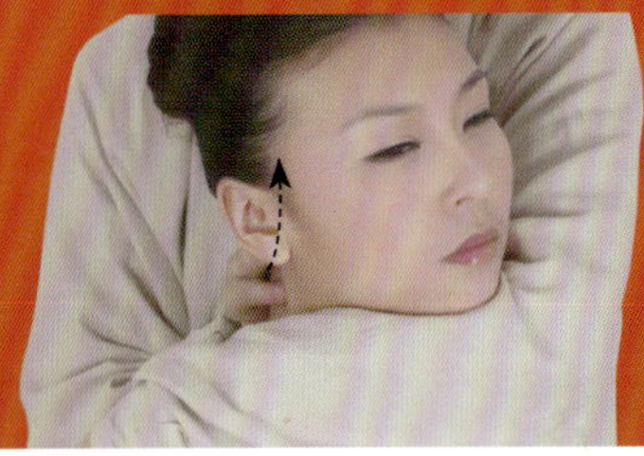

9 搓揉肩颈10次。

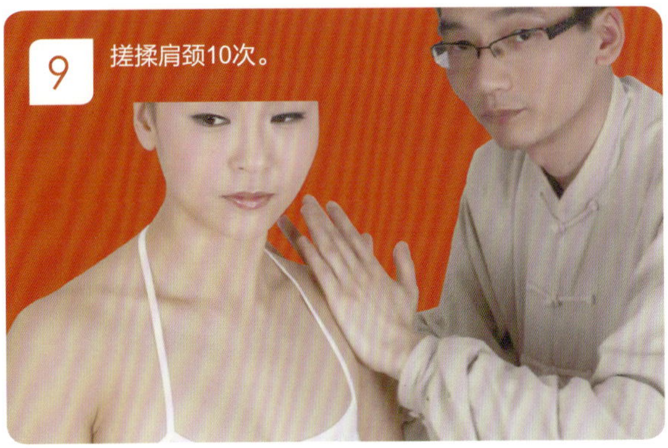

10 拍打背部10次。

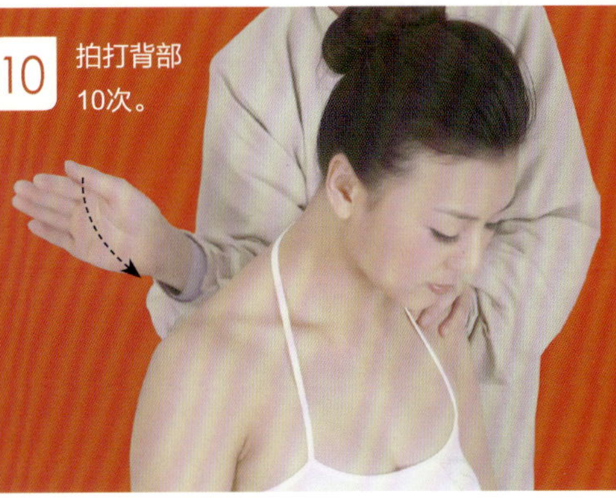

## 预防调理

- 坚持适当的体育锻炼，增强体质。保持心情舒畅、情绪稳定，防止七情内伤。
- 注意劳逸结合，避免体力和脑力的过度劳累。
- 饮食有节，防止暴饮暴食，过食肥甘及过咸伤肾之品。尽量戒烟戒酒。
- 眩晕发病后要及时治疗，注意休息，严重者当卧床休息。
- 饮食清淡，保持情绪稳定。避免突然、剧烈的体位变化和头颈部运动，以防眩晕症状加重或发生昏倒。
- 由内科疾病引起的眩晕，大多无旋转感，而有原发病的症候，如高血压、贫血、神经衰弱等；在治疗眩晕的同时也，也应该积极治疗原发病症。
- 有眩晕病史的人，应该避免剧烈的体力活动，同时避免高空作业。

## 十一 心悸

心悸是指患者自觉心中悸动，惊惧不安，不能自主的一种病症，常伴有气短、胸闷、失眠、健忘、眩晕、耳鸣、喘促等症状。心悸多为阵发性，每因情志波动或劳累过度而发作，不发作时无明显症状。

### 预防调理

- 心悸常因不良情绪、恐惧等而被诱发。保持心情愉快、精神乐观、情绪稳定，避免情志内伤，可大大减少发病次数。
- 饮食有节。进食营养丰富而易被消化吸收的食物，平素饮食忌过饱、过饥，戒烟酒、浓茶，饮食宜低脂、低盐。
- 生活要有规律。注意寒暑变化，避免外邪侵袭而诱发或加重心悸。注意劳逸结合，避免疲劳。
- 心悸病势缠绵，应坚持长期治疗。在治疗获得疗效后还应注意巩固治疗。积极治疗原发性病症，如胸痹心痛、痰饮、肺胀、喘证及痹病等，这些对预防心悸发作具有重要意义。

### 推拿调理

1 头面部操作：用“一指禅”推法结合抹法、揉法或按法，在桥弓、风池、百会等穴上进行操作，对每穴操作2~3分钟。

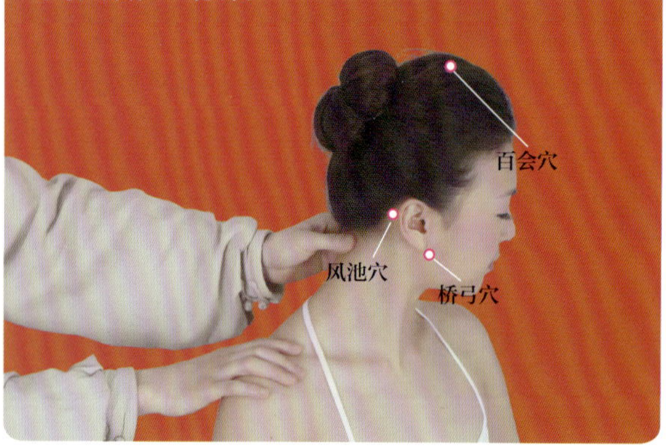


2 拿风池穴1分钟。

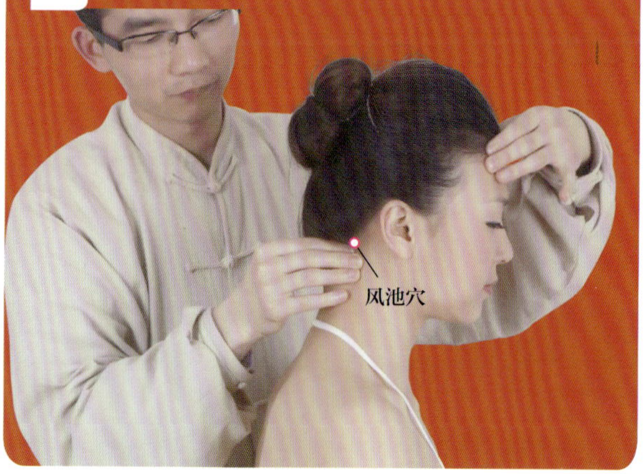

3 胸背部操作：用“一指禅”推法推心俞、肺俞、膈俞等穴各1分钟。

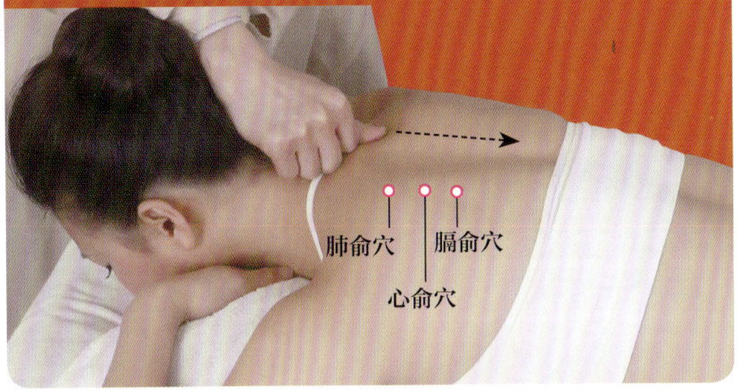


4 揉膻中穴1分钟。

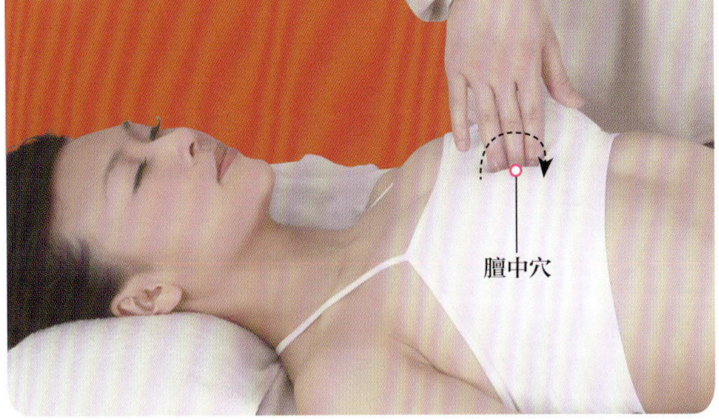


5 摩中府穴、云门穴各1分钟。

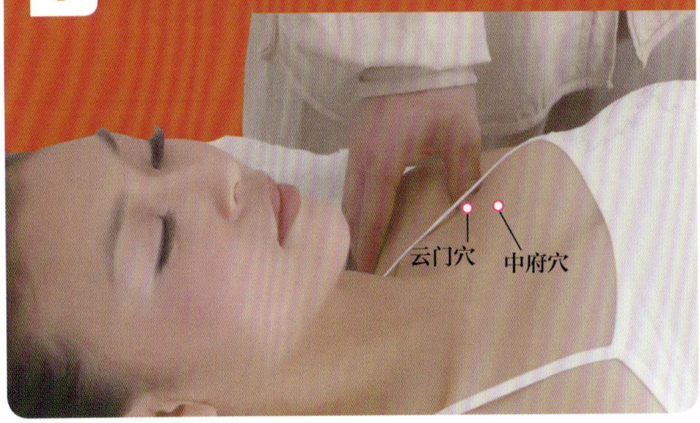


6 上肢部操作：配合深呼吸，按揉双侧的内关穴、神门穴，在每穴上操作2~3分钟。

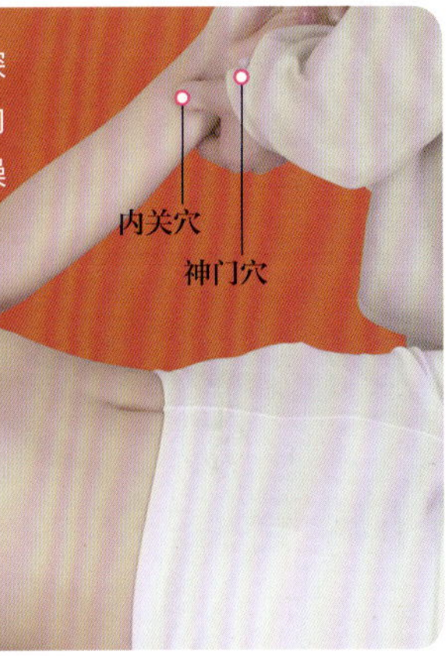

# 第四节 理筋整复，护理运动损伤

适当的运动对身体有很大的益处，但由于运动过量或没做好充分的防护，运动也会给身体带来各种伤害。如果遇到这种情况，不必太着急。运动后所导致的肌肉酸痛、筋骨扭挫伤等，都可以用推拿这一“法宝”来解决。

## 一 颈部扭挫伤

颈部扭挫伤常为颈部突然扭转或遭受外力作用而发生的急性扭伤。本病多见于青壮年，男性多于女性。颈部是人体脊柱活动最频繁、最灵活，运动量较多，且不易保护的部位，它的稳定性主要靠脊柱及颈项部和肩背部的肌肉力量来维持；因此，当颈椎关节、韧带、筋肉及椎间盘等组织因跌扑闪挫或突然用力过猛扭转时，颈部会遭受直接或间接的外力作用而致扭挫伤。颈部过劳或感受到风寒湿邪时也易诱发本病。

### ⊕ 预防调理

- 在激烈运动或乘车时要注意自我保护，避免紧急刹车，以防颈部扭挫伤。
- 注意对局部保暖，勿过度疲劳；平时保持头颈部的正确姿势。
- 平时经常做颈部功能的锻炼，增强颈部肌力，维持颈部的稳定性，增强其抗损伤的耐受力。
- 伤后应尽量保持头部处于正常位置，以松弛颈部的肌肉；必要时用颈部围领固定，2 ~ 3 周内不宜让颈部过度活动。

1 患者取坐位，操作者站在患者身后，一手扶住患者的头部，另一手在其颈项部进行做轻柔的“一指禅”推法、按揉、拿捏；上下往返数次，以舒理筋肉，缓解痉挛。

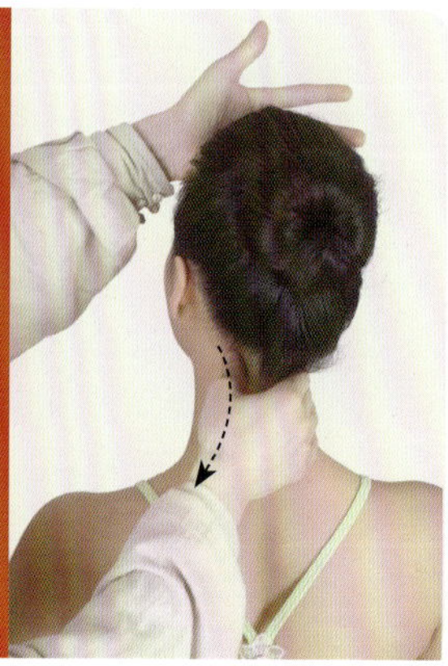

2 在肩背部使用滚法操作2~3分钟。

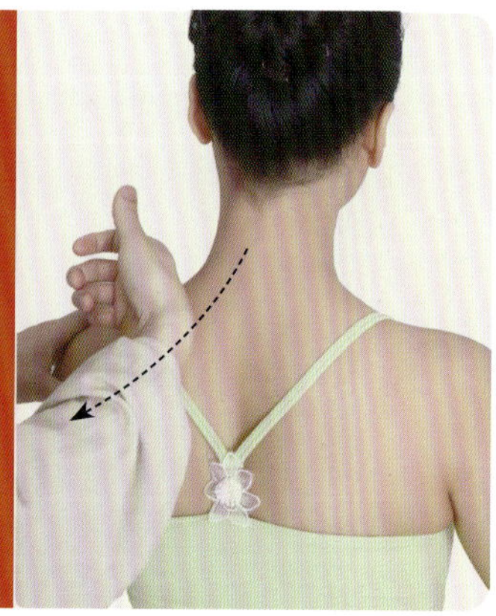

3 然后提拿肩井穴和斜方肌数次。

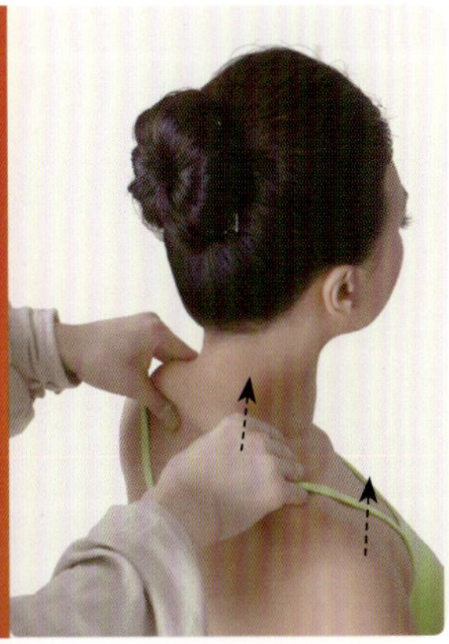

4 再点压痛点及风池、天柱、风门、大杼等穴位，以酸胀为度；并弹拨痉挛的筋肉数次，以解痉止痛。

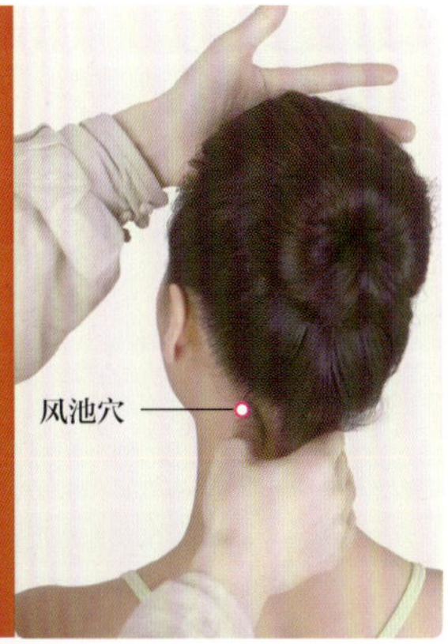


4-1

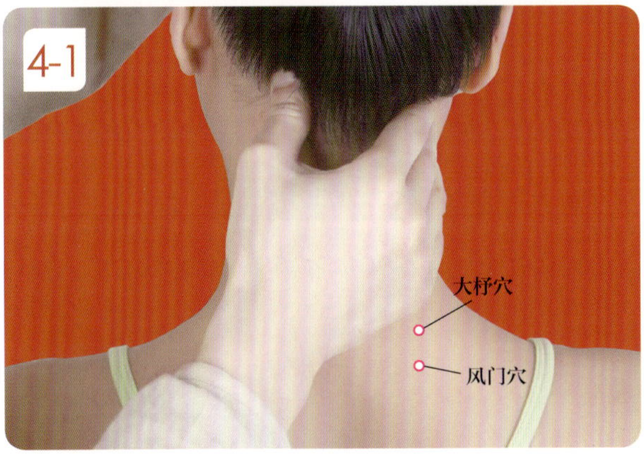


4-2

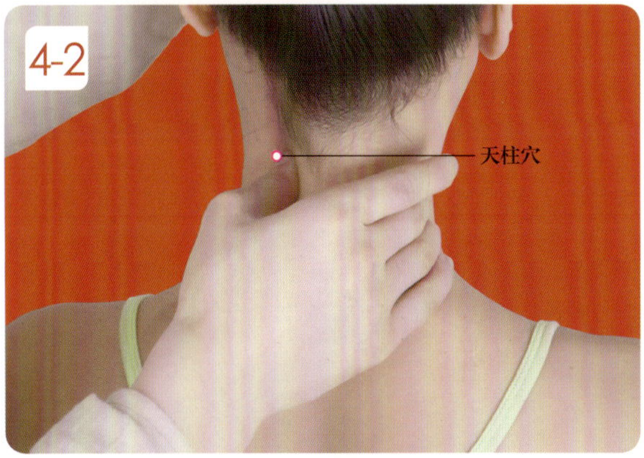


4-3

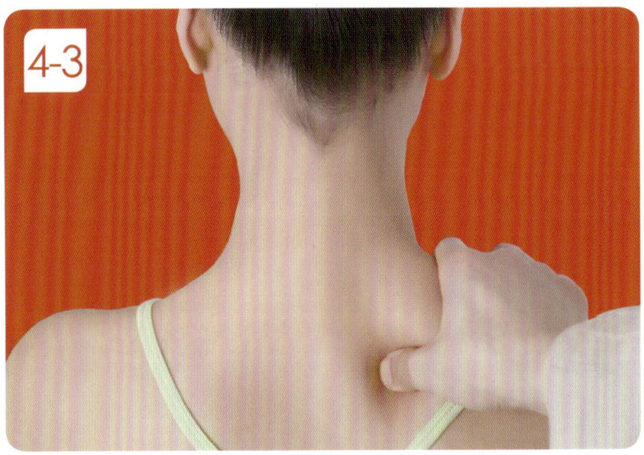

4-4

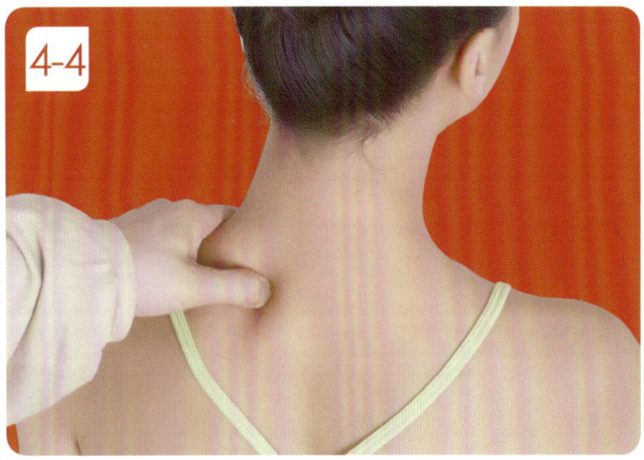

5 推抹颈项两侧2~3分钟。

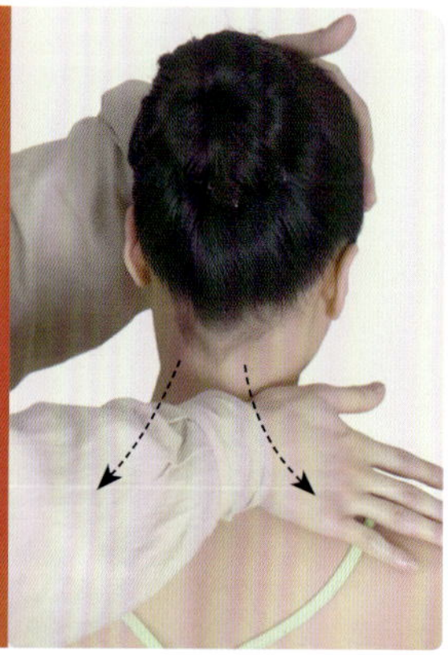

6 然后将小鱼际揉法施于颈项两侧的肌肉数次。

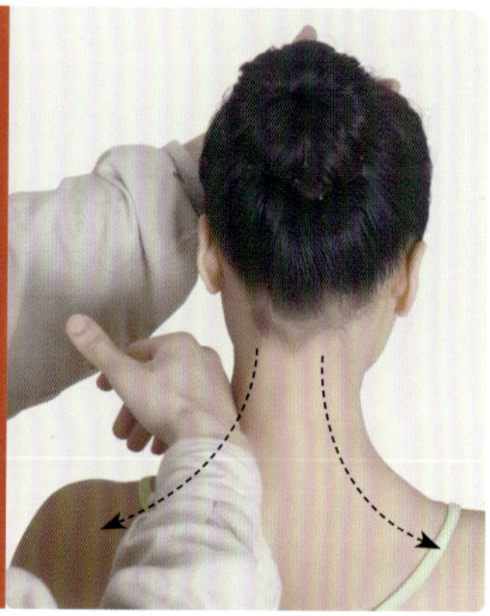

7 最后以小鱼际侧击肩背部，结束治疗。

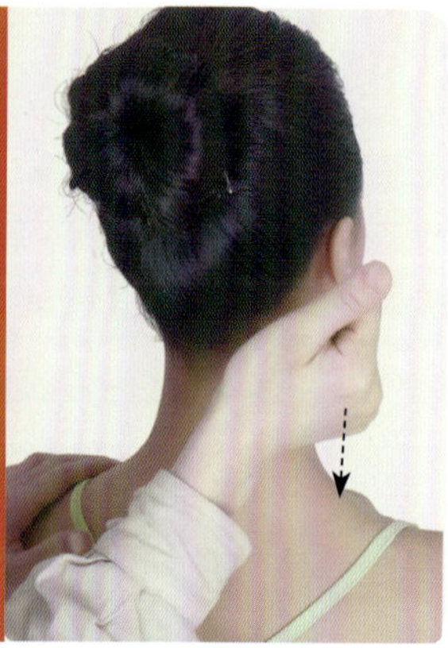

## 二 急性腰扭伤

急性腰扭伤，俗称“闪腰”“岔气”，是指腰部的肌肉、筋膜、韧带等软组织因外力作用，突然受到过度牵拉而引起的急性撕裂伤。因腰段脊柱介于固定的胸段和骶段之间，既承担着身体 1/2 以上的体重，又从事着各种复杂的运动；其周围只有肌肉、筋膜、韧带等软组织，缺乏骨性结构支撑，所以比较容易受伤。本病多见于青壮年，主要病因包括腰部过度负重，站姿不正确，动作不协调，突然失足，猛烈搬抬重物，活动前没有准备，活动范围过大，突然遭受间接外力等。

### 推拿调理

1 患者取俯卧位，肢体放松，操作者站在患者一侧，先用揉法、按揉等手法在其腰椎两旁的竖脊肌上往返操作3~5遍。

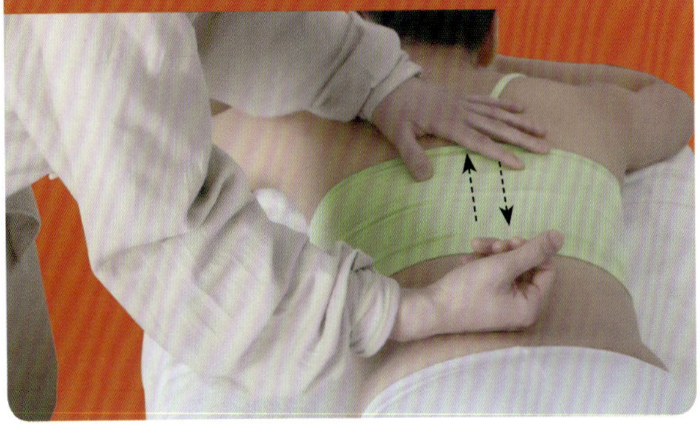

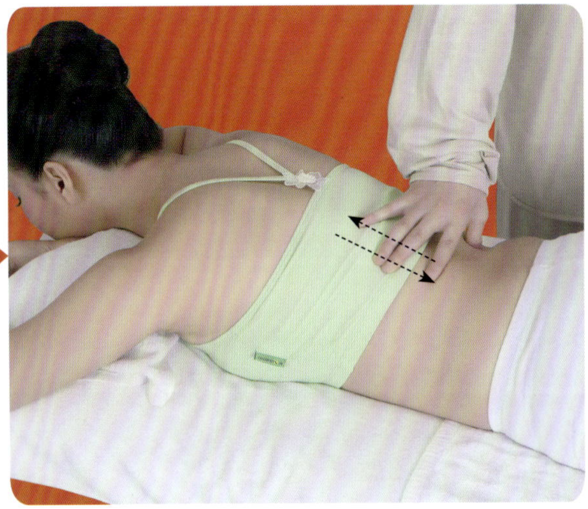

2 然后用两手的拇指与其余四指对称用力，轻柔地拿揉腰背部的肌肉，方向与腹肌垂直；从第1腰椎至腰骶部，由上而下，重点拿揉腰椎两侧的竖脊肌，且按揉压痛点；交替操作2~4分钟，以缓解肌肉痉挛，改善局部的血液循环。

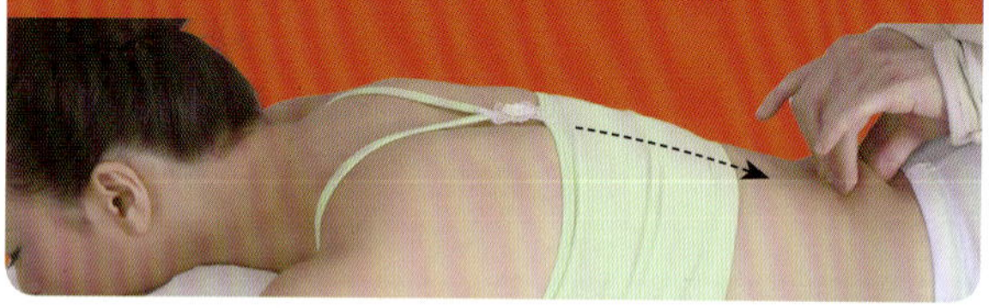

3 用指按肾俞穴。

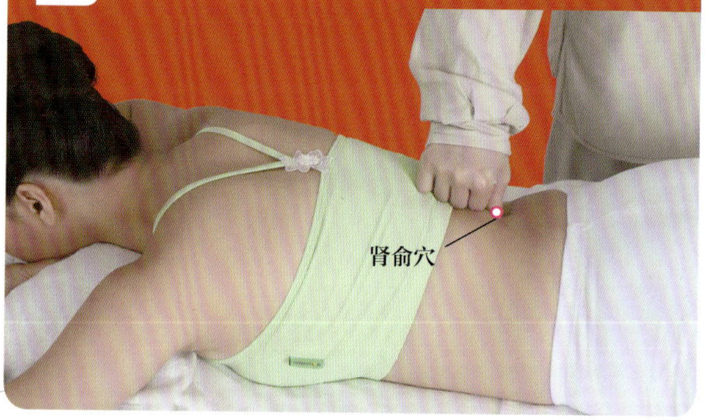


4 指按气海俞穴。

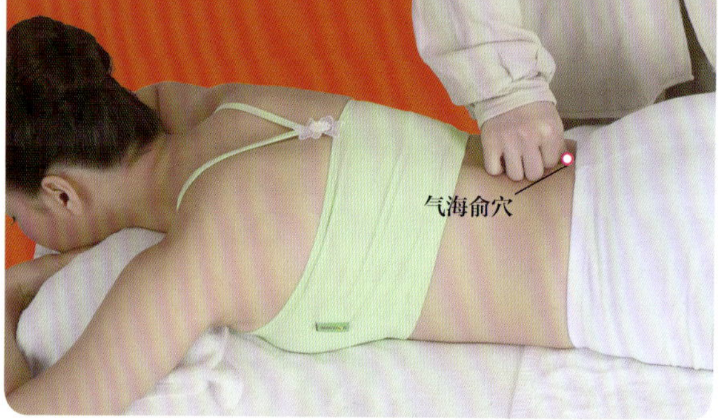


5 然后在痛点或肌肉痉挛处使用弹拨手法，在每处操作3~5次，以解痉止痛，松解粘连。

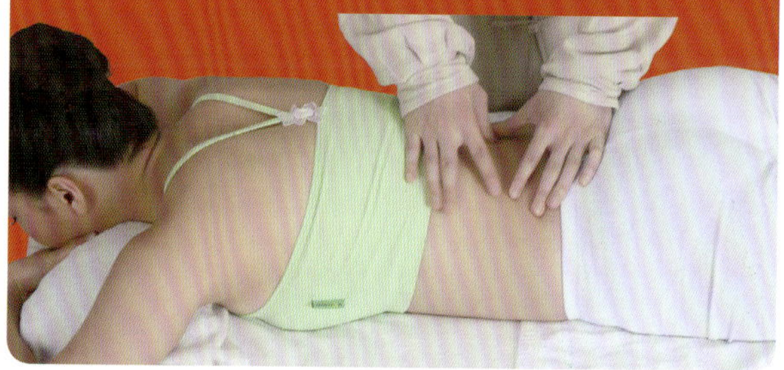

6 使用腰部后伸扳法，反复操作5~8次。

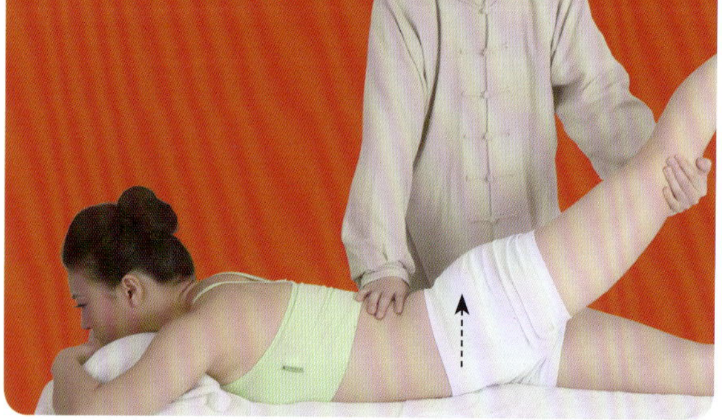

7 然后用仰卧位或俯卧位摇腰法，摇晃着旋转腰骶和髋部，左右各操作数次。

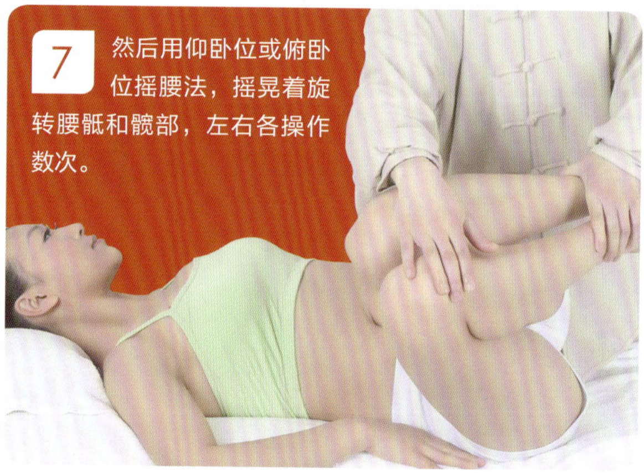

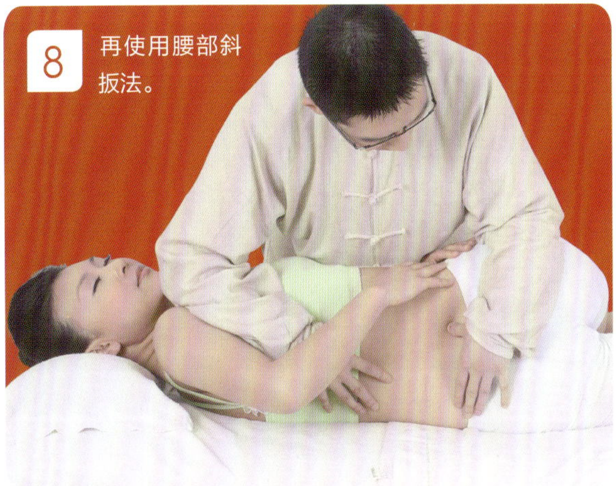

8 再使用腰部斜扳法。

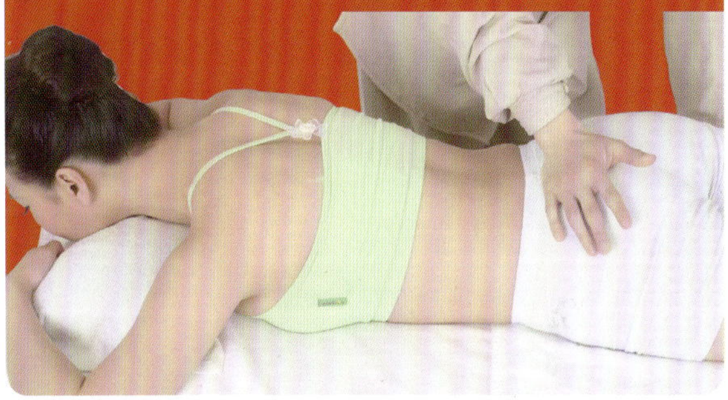

9 操作者以掌根或小鱼际着力，在患者的腰骶部施按揉手法，从上至下，先健侧后患侧；边按揉边移动，反复操作3～5次。

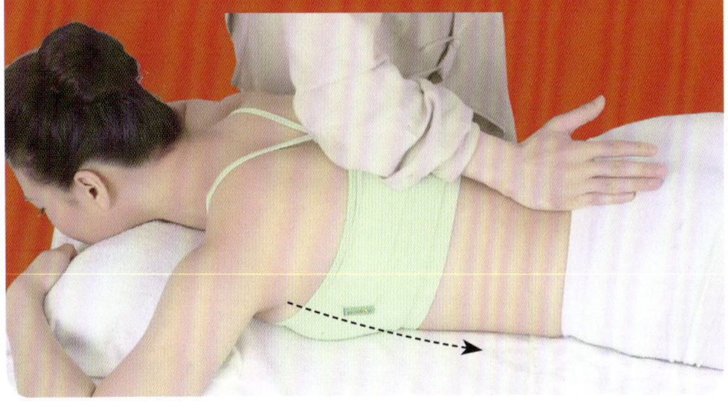

10 然后用小鱼际直接擦腰部两侧的膀胱经，横擦至腰骶部，以透热为度。必要时配合局部湿热敷，以达到舒筋通络、活血止痛的目的。

## ⊕ 预防调理

- 掌握正确的劳动姿势，如扛抬重物时要尽量让胸、腰部挺直，髋膝部屈曲；起身时应以下肢用力为主，站稳后再迈步；搬提重物时，应取半蹲位，使物体尽量贴近身体。
- 加强劳动保护。在做扛、抬、搬、提等重体力劳动时，应使用护腰带，以协助稳定腰部脊柱，增强腹压，同时增强肌肉的工作效能。
- 尽量避免以强迫弯腰的姿势长时间工作。平时加强对腰腹部肌肉的锻炼，并注意局部保暖。
- 治疗期间，宜睡硬板床，减少腰部的活动，以利于损伤组织的修复。

## 三 “网球肘”

“网球肘”在医学上被称为“肱骨外上髁炎”，因网球运动员易患此病，所以叫作“网球肘”。从病因来看，由于腕、肘关节活动过多，使附着在肘部的相关肌肉、肌腱和软组织发生部分纤维撕裂或损伤，出现炎症，导致肘部疼痛、僵硬，活动受限制。本病多见于经常旋转前臂和屈伸肘关节的劳动者，如木工、钳工、水电工以及网球运动员等。本病主要由慢性劳损引起，急性扭伤和拉伤也可致本病。

### 推拿调理

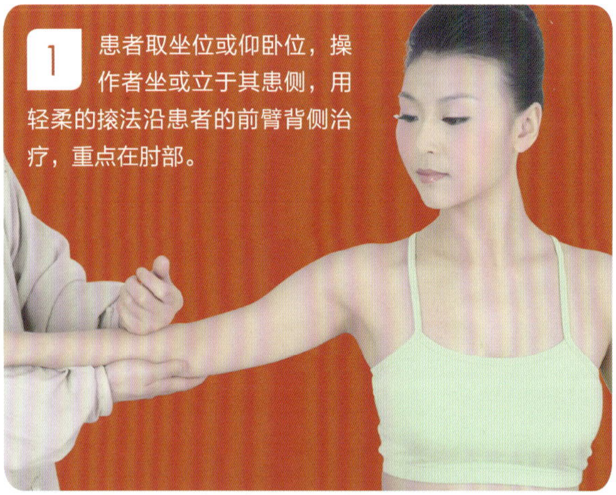


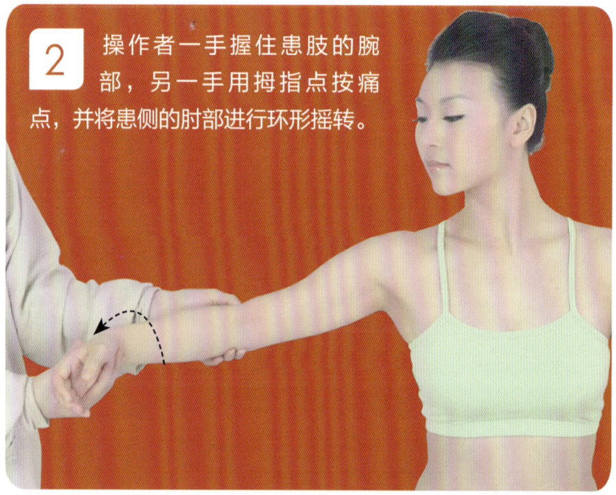


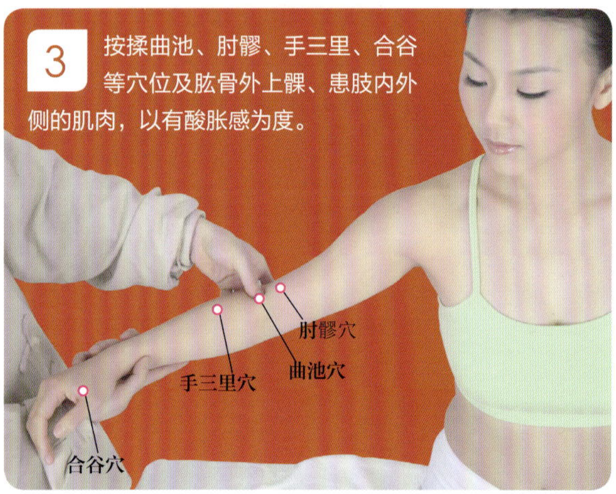


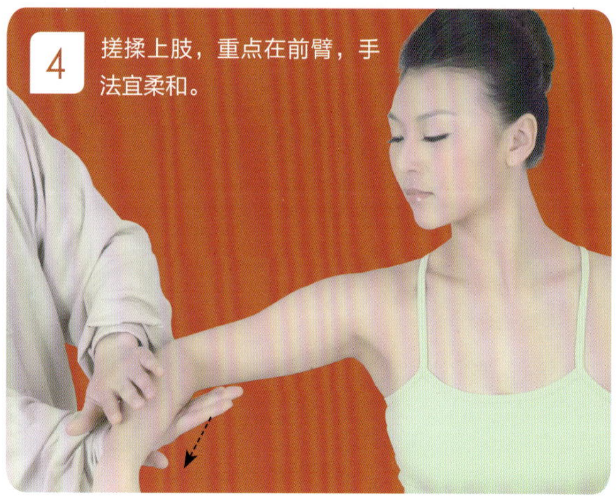

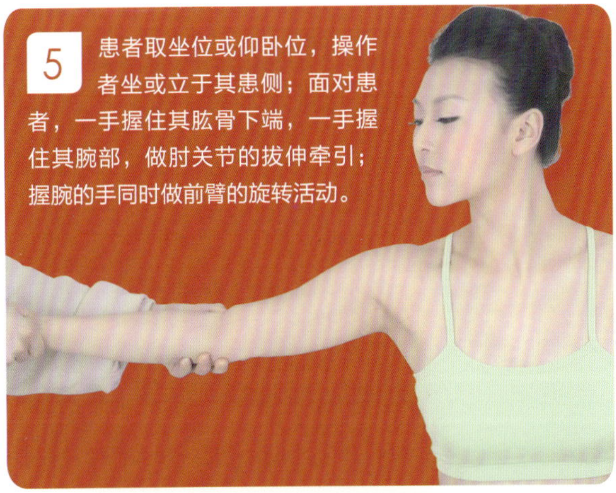

5 患者取坐位或仰卧位，操作者坐或立于其患侧；面对患者，一手握住其肱骨下端，一手握住其腕部，做肘关节的拔伸牵引；握腕的手同时做前臂的旋转活动。

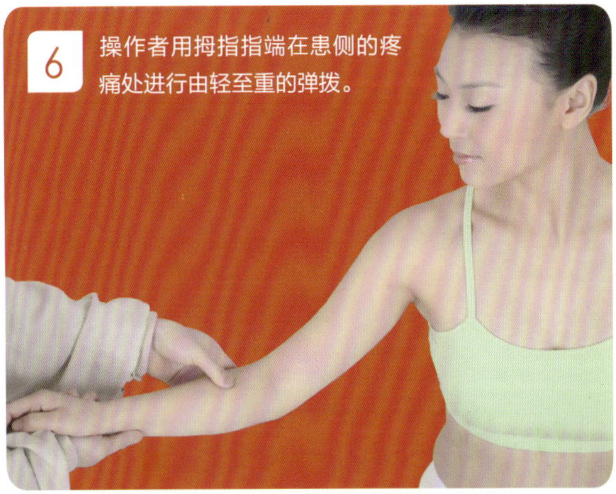

6 操作者用拇指指端在患侧的疼痛处进行由轻至重的弹拨。

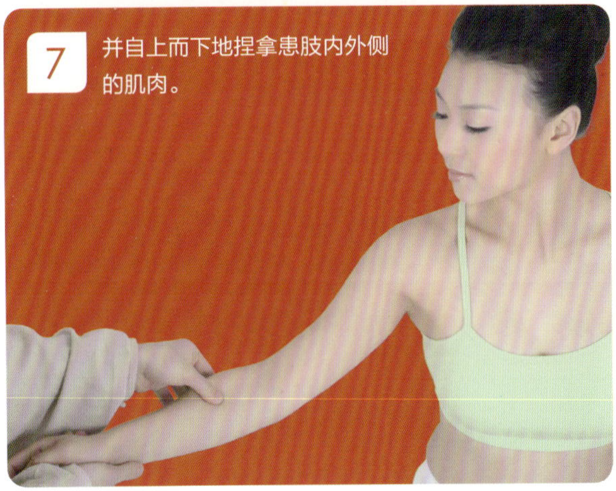

7 并自上而下地捏拿患肢内外侧的肌肉。

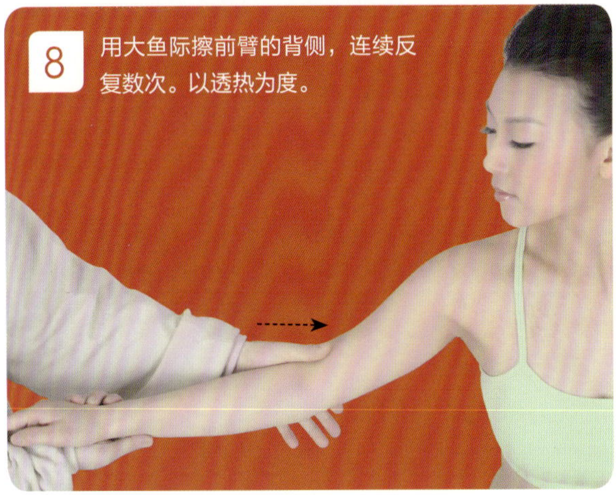

8 用大鱼际擦前臂的背侧，连续反复数次。以透热为度。

## ⊕ 预防调理

- 网球爱好者应学习正确的击球技术，纠正错误的击球动作。打网球之前做好热身运动，用支撑力较强的护腕和护肘把腕、肘部保护起来，以限制腕、肘部的翻转和伸直。
- 一旦被确诊为“网球肘”，最好能够中止练习；待完全康复，并对错误动作进行纠正之后再继续进行练习。
- 在治疗期间，需尽量减少肘部的活动，勿提重物。配合拔罐、药物敷贴、穴位封闭等疗法，可获得更好的疗效。

## 四 腕关节扭伤

腕部结构复杂，关节多，骨块多，韧带多，且有丰富的血管、肌腱、神经。由于手腕的活动幅度大，常用力，所以受到损伤的机率也较大。腕部的损伤大多由直接或间接暴力引起，亦有因腕关节长期反复操作导致过度劳累而引起的情况。受直接或间接暴力撞击的腕部损伤必须排除腕骨骨折或尺、桡骨下端骨折。临床上腕关节的急性扭伤可见腕部肿胀疼痛，功能活动障碍，动则加剧，局部压痛。慢性劳损者肿胀疼痛不明显，仅有乏力或不灵活的感觉。

### 预防调理

- 按摩能松解粘连，解除痉挛，促进血肿消散，减轻疼痛，治疗腕关节的软组织损伤与劳损。
- 运动时戴上护腕或用弹力绷带加固。运动量视个人情况自行掌握。

### 推拿调理

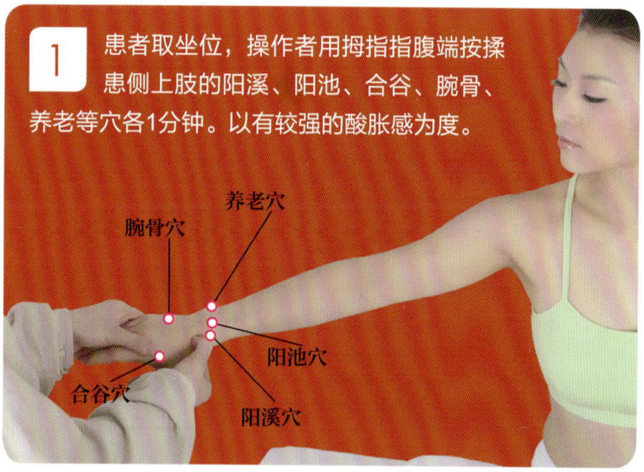


1 患者取坐位，操作者用拇指指腹端按揉患侧上肢的阳溪、阳池、合谷、腕骨、养老等穴各1分钟。以有较强的酸胀感为度。

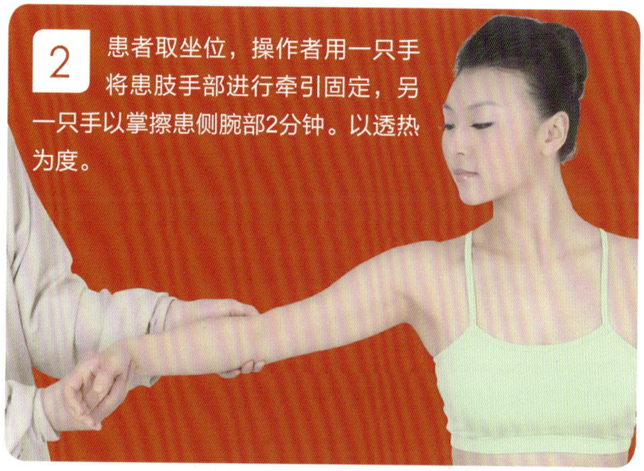

2 患者取坐位，操作者用一只手将患肢手部进行牵引固定，另一只手以掌擦患侧腕部2分钟。以透热为度。

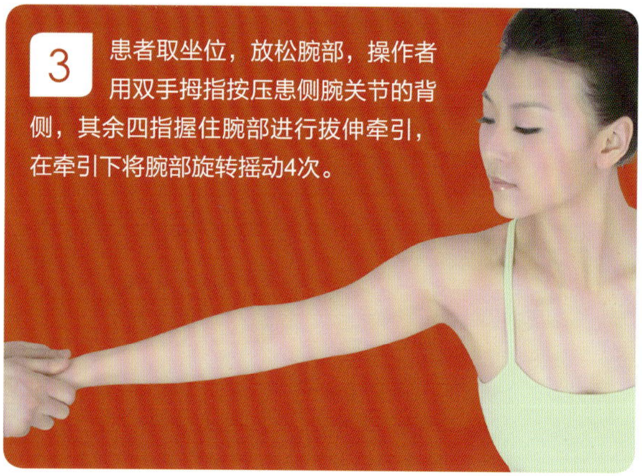

3 患者取坐位，放松腕部，操作者用双手拇指按压患侧腕关节的背侧，其余四指握住腕部进行拔伸牵引，在牵引下将腕部旋转摇动4次。

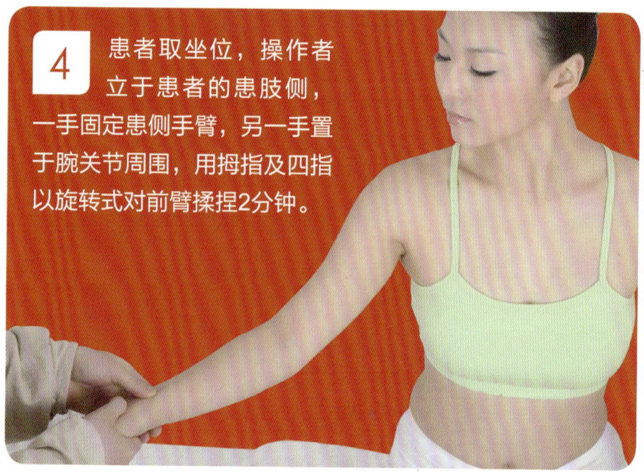

4 患者取坐位，操作者立于患者的患肢侧，一手固定患侧手臂，另一手置于腕关节周围，用拇指及四指以旋转式对前臂揉捏2分钟。

## 五 膝关节痛

膝关节痛是常见病之一。病因主要有两个方面：一是由于长年累月受潮湿影响过多而造成膝关节酸痛、肿胀，天气变化时明显加重；二是由于受到外力的损伤，引起膝关节出现不同程度的疼痛，甚至造成跛行。临床上基本上没有治疗膝关节痛的有效药物，而采用推拿疗法治疗膝关节痛的效果非常好。

### 预防调理

- 适当减少运动强度。打太极拳或做运动时要避免过度屈膝，以减少对膝关节的压力。
- 少爬山、少爬楼梯，这类运动对膝关节的压力比较大，比较适合的运动是散步、倒着走、游泳等。
- 平时可用手指多推拿膝盖周边的穴位，如足三里穴，以及做膝反射时敲打的部位，也可以缓解疼痛，起到保健作用。

### 推拿调理

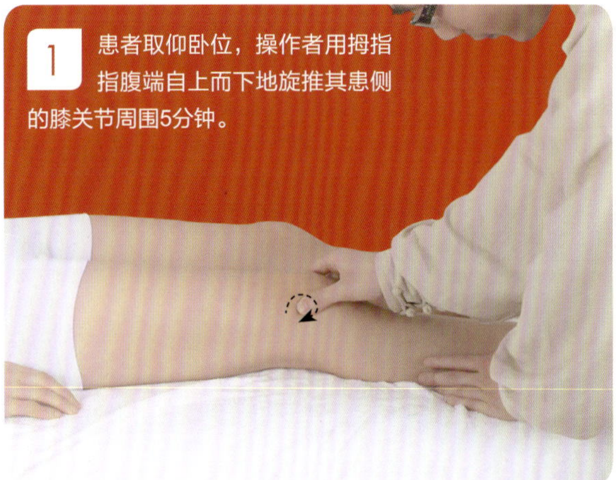


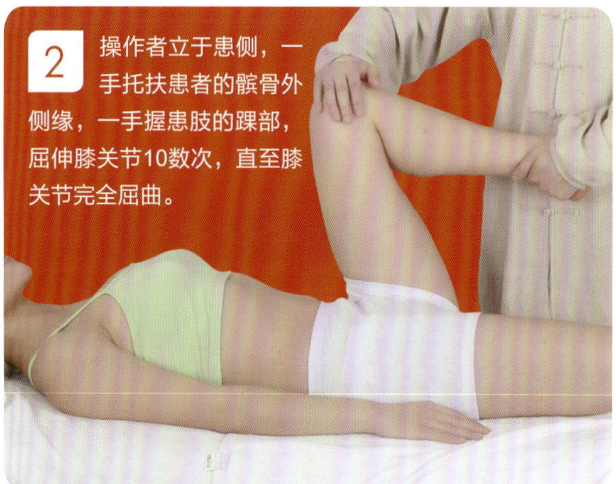

3 将患侧的膝关节屈曲，小腿内旋或外旋，摇转2～3次，然后伸直；继而再屈曲，使足跟与臀部接触。

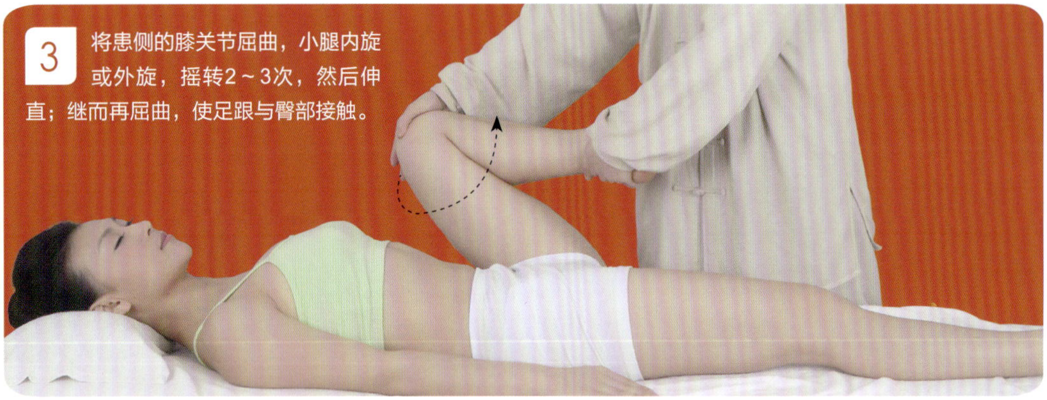

4 用拇指指端按压患肢上的阴陵泉、血海、足三里等穴各1分钟，以有酸胀感为度。

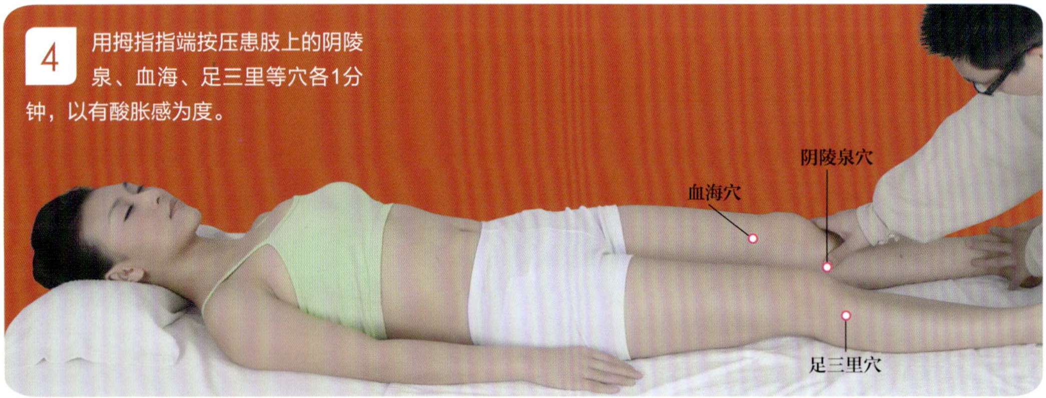


5 患侧的膝关节屈曲，下肢肌肉放松；操作者用两手的拇指横放于膝关节两侧的膝眼处，其余四指置于膝关节外后方；双手拇指用适当力量沿膝眼做向心性推挤，然后两拇指再沿膝关节间隙自前向后推挤。重复操作10遍。

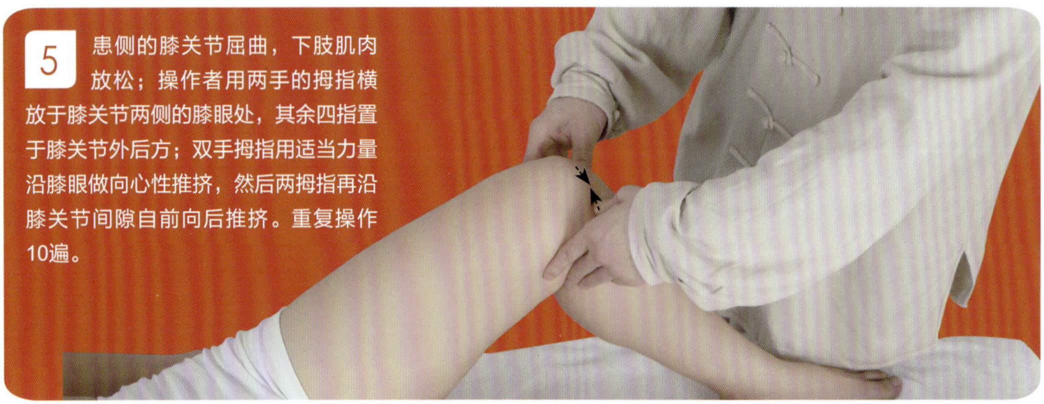

## 六 小腿抽筋

小腿抽筋，在医学上叫作“腓肠肌痉挛”，是指小腿后侧面的腓肠肌突然出现发作性的强烈收缩，造成局部肌肉拉扯、扭转、痉挛疼痛，下肢不能伸直的一种病症。本病常发生在睡眠时，患者常会从睡眠中痛醒。有些人长时间坐着后突然站起来或者游泳时，也易发生小腿抽筋。引起小腿抽筋的主要原因有寒冷刺激、过度疲劳、睡眠姿势不好或睡眠过多，出汗过多导致身体大量失水、失盐，缺钙和动脉硬化等。

### 推拿调理

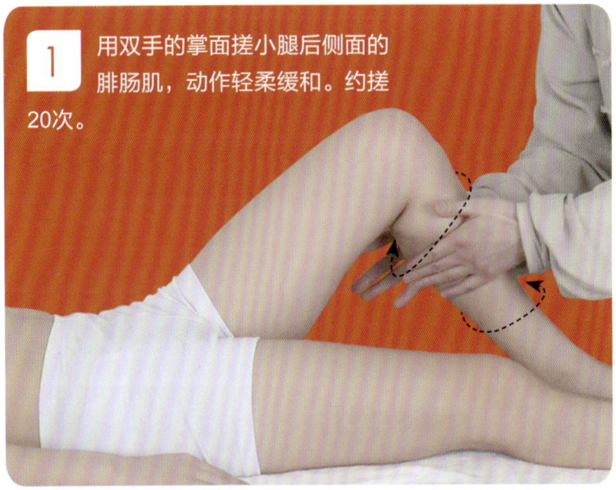
1 用双手的掌面搓小腿后侧面的腓肠肌，动作轻柔缓和。约搓20次。

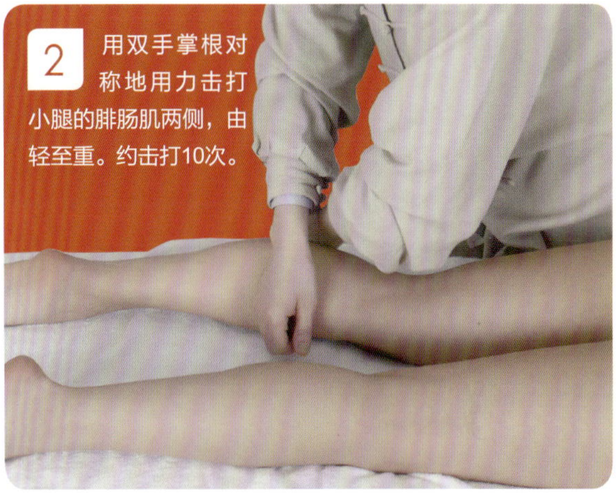
2 用双手掌根对称地用力击打小腿的腓肠肌两侧，由轻至重。约击打10次。

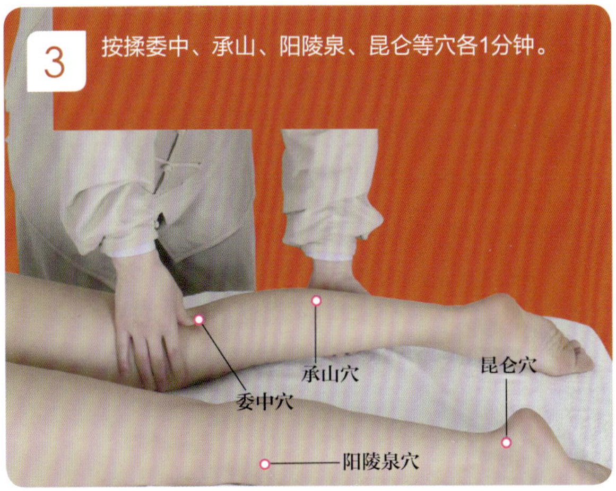

3 按揉委中、承山、阳陵泉、昆仑等穴各1分钟。

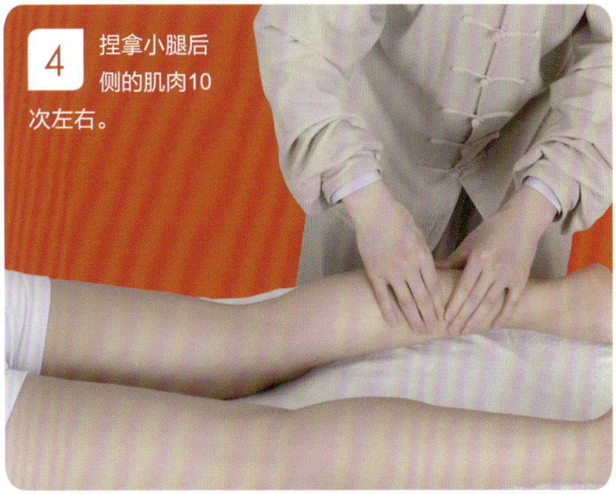
4 捏拿小腿后侧的肌肉10次左右。

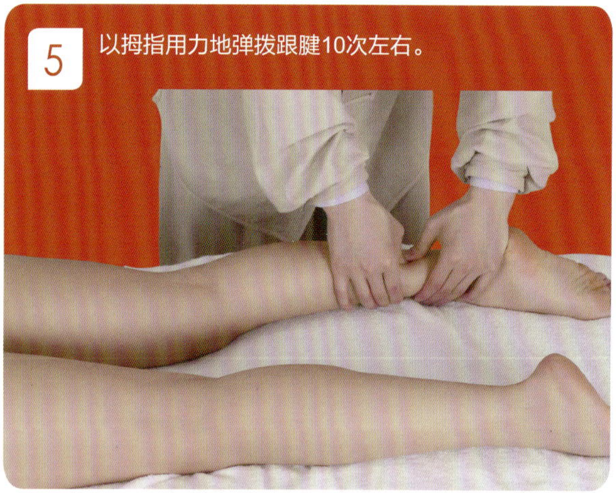


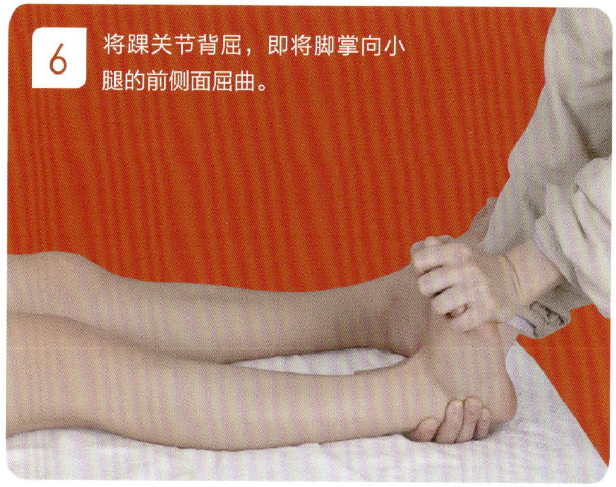


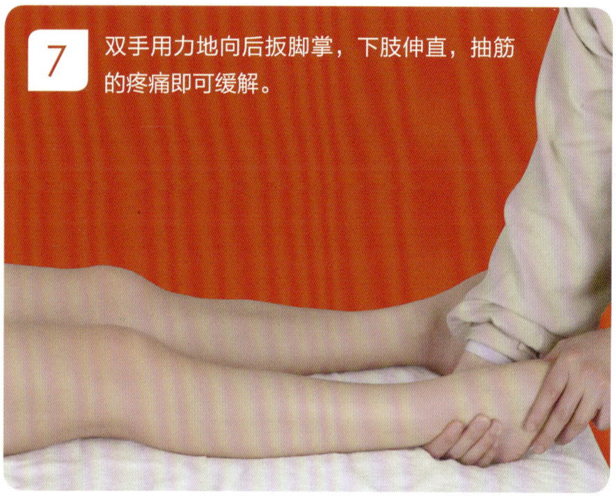


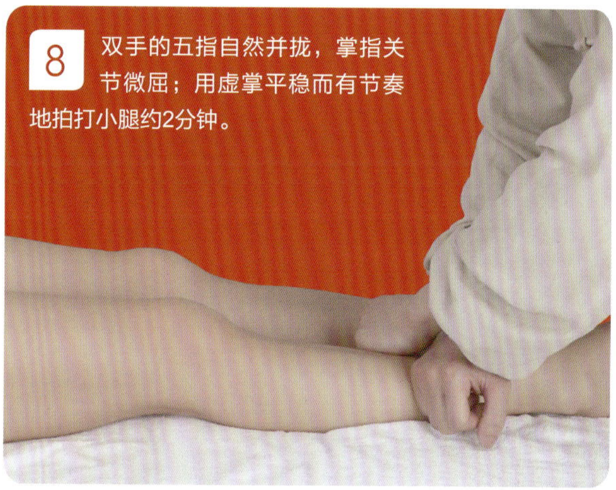


## ⊕ 预防调理

- 注意对下肢保暖，尤其是在睡觉前可用热水烫脚；平时加强体育锻炼和运动；每天对小腿肌肉进行按摩，促进局部的血液循环。
- 在膳食方面，老人要多吃些含钙量高的营养食品，如牛奶、大豆、虾米、芝麻酱、海带等，也可在食品中加入骨粉、乳酸钙等钙制品。在为老人烹制的菜和汤中加点醋或放几枚山楂、梅子，可促进食物中的钙溶化，让钙易被人体吸收。
- 注意劳逸结合，避免过度疲劳。不宜过度运动，应注意休息。运动前要做好准备活动。天气热，又需要进行大运动量的活动时，应在运动前或运动中及时补充含无机盐的饮料。

## 七 踝关节扭伤

踝关节扭伤是踝关节的常见病症，多因在不平的路面上行走、跑步、跳跃，或下楼梯时足部突然过度向内或者向外翻转，踝外侧或内侧的韧带受到强大的外力作用时导致。临床上以内翻损伤为多见。用推拿疗法治疗踝关节扭伤，应在扭伤发生 24 小时之后再进行。

### 预防调理

- 增强运动时的自我保护意识。运动前要充分做好热身活动，并选择适合运动且大小合适的鞋子，以保护脚部和踝关节。
- 有针对性地锻炼踝关节的肌肉力量，可很好地提高踝关节的稳定性和协调性，减少踝关节扭伤的概率。
- 如发生踝关节急性扭伤，可在 24 小时内采取冷敷法进行止血，以防止淤血和肿胀加重；24 小时后采取热敷法进行活血化淤，促进消肿，并配合推拿疗法进行治疗。
- 卧床休息时宜适当抬高患肢。

### 推拿调理

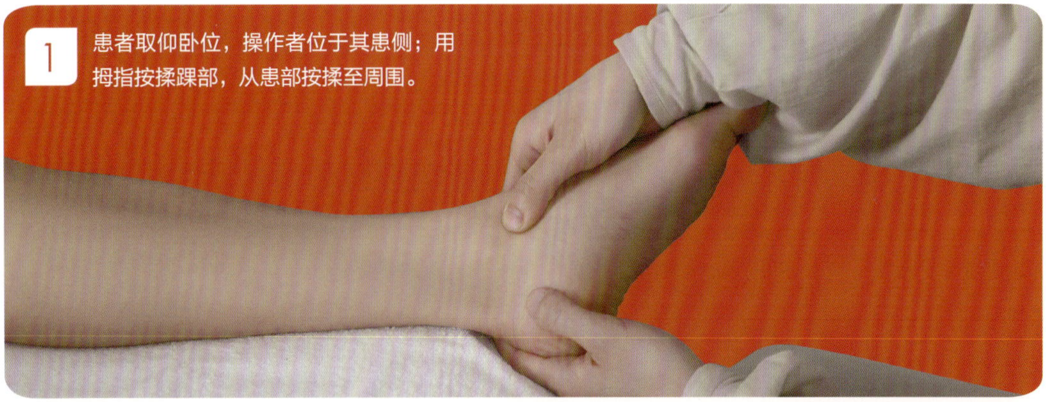


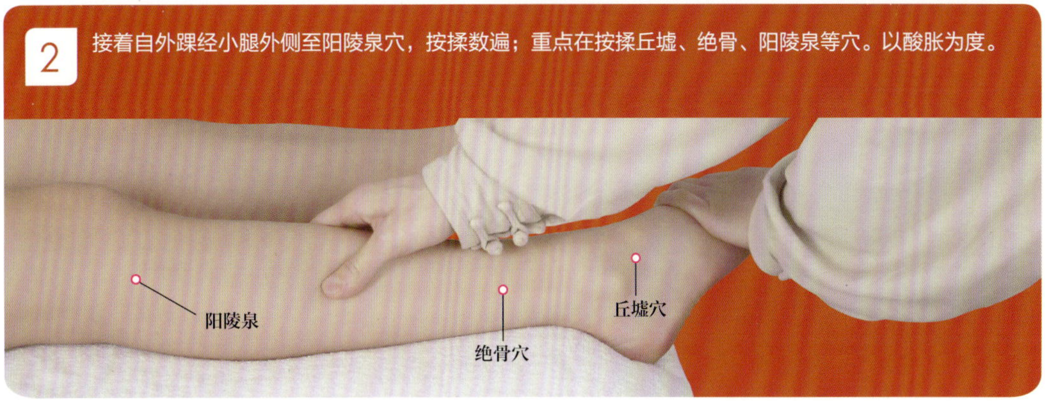

3 然后以“一指禅”推法推患处，从局部向周围扩张。

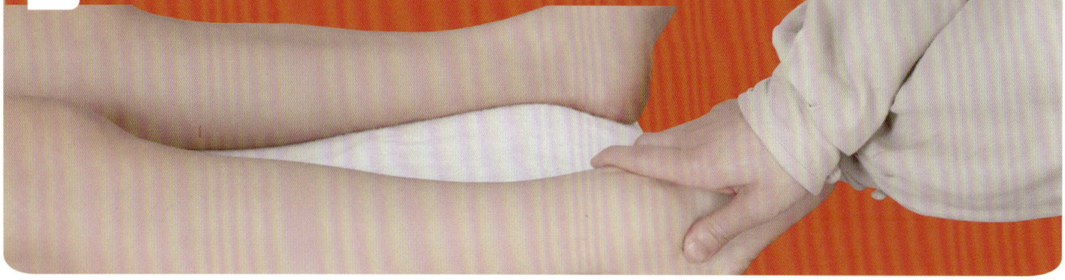

4 患者取仰卧位，操作者位于其足侧，拔伸踝关节，并做小幅度的内外旋动。

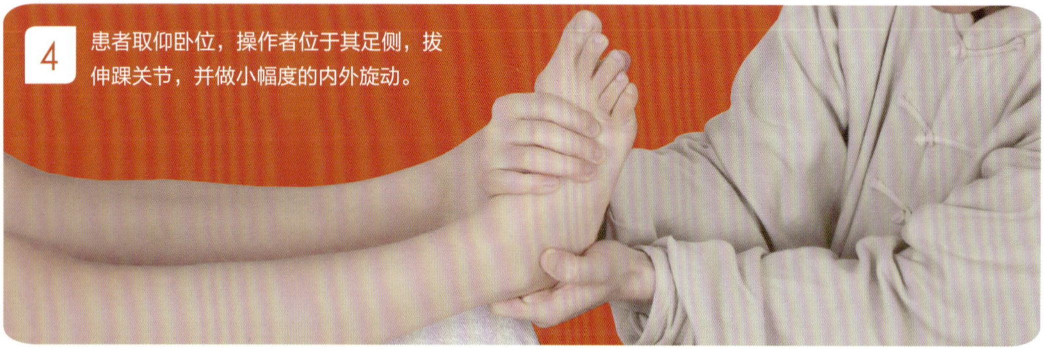

5 然后按丘墟、阳陵泉穴，以酸胀为度。

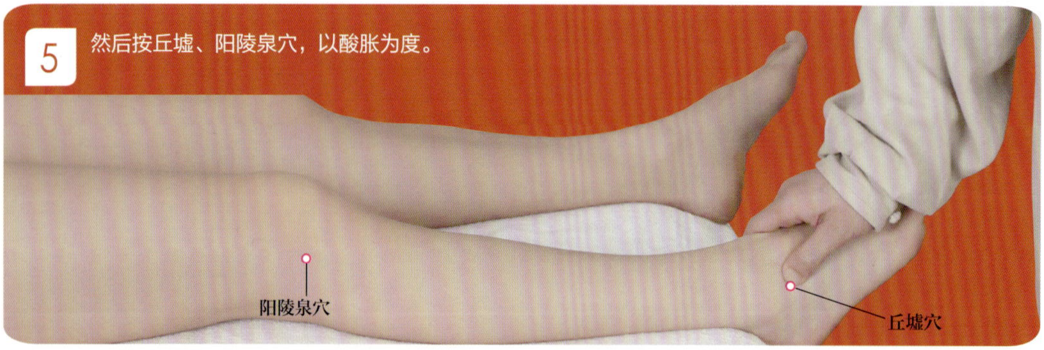


6 最后擦足背，经踝至小腿，至发热为止。

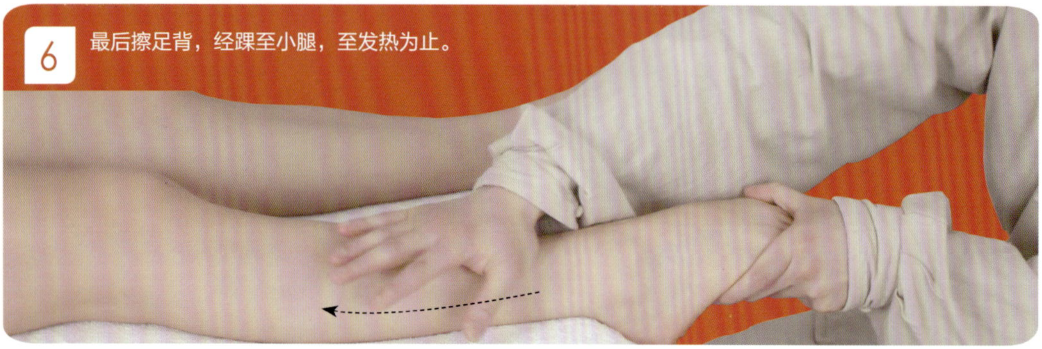

## 八 跟腱炎

跟腱是人体最强大的肌腱，是小腿三头肌的延伸组织，附若干跟骨结节。跟腱炎是指跟腱发生的炎症。一般来说，此病是因为在运动过程中，小腿的腓肠肌和跟腱承受了太大的压力，例如打篮球时。另外，突然增加锻炼的强度或频率也常会引起跟腱炎。

### 推拿调理

1 患者取俯卧位，操作者以㨰法自小腿后部的承山穴向下操作至跟腱处；手法由轻渐重，由浅及深，以有明显的酸胀感为宜。反复操作3～5次。

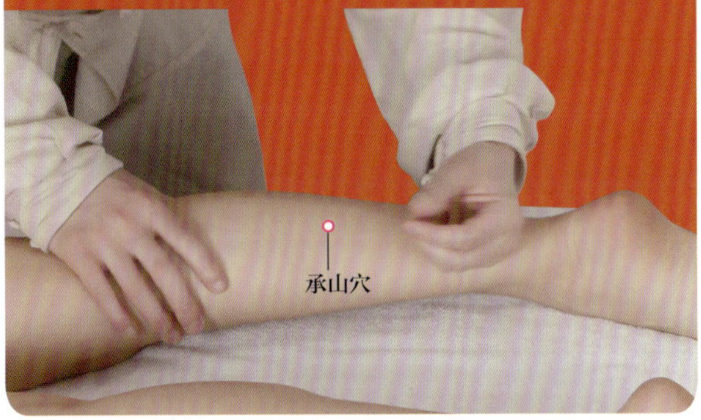


2 与此同时，另一手配合踝关节的屈伸活动。屈伸幅度在生理范围内宜尽量加大。

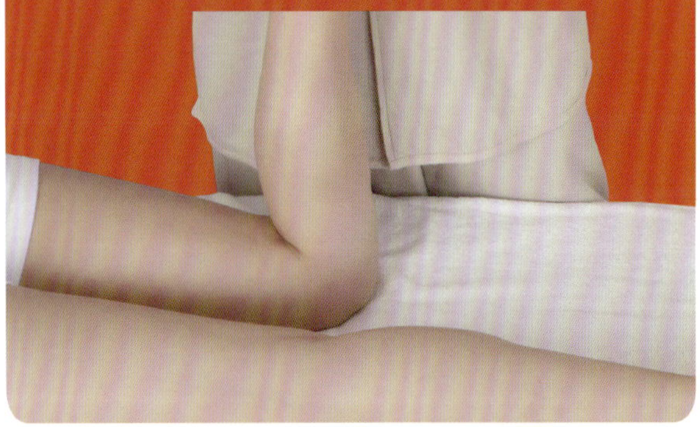

3 患者取俯卧位，操作者先以轻柔的手法按揉小腿的腓肠肌及跟腱，然后逐渐加重力度。

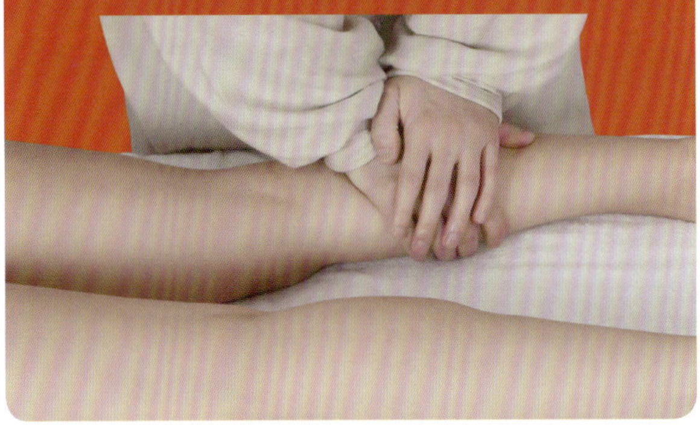

4 再以提拿法拿跟腱3～5次。

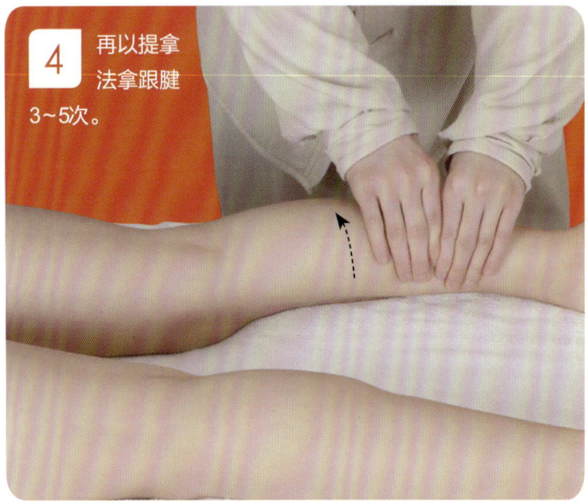

5 最后用擦法使跟腱温热。

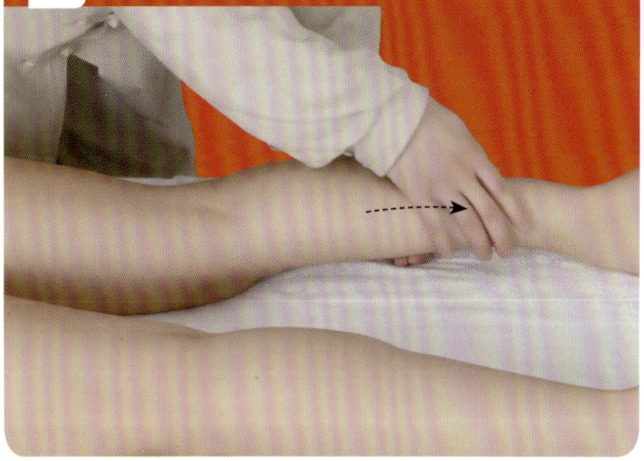

6 患者取俯卧位，操作者先用揉搓法使其小腿肌腹放松。

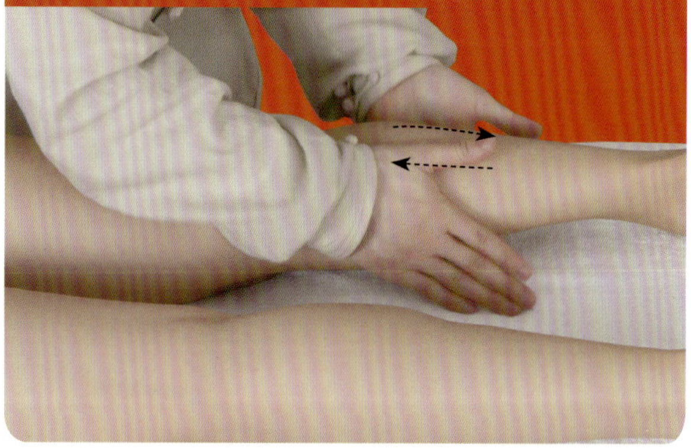

7 然后用拇指推揉跟腱局部，手法宜轻柔；主要作用于腱围。

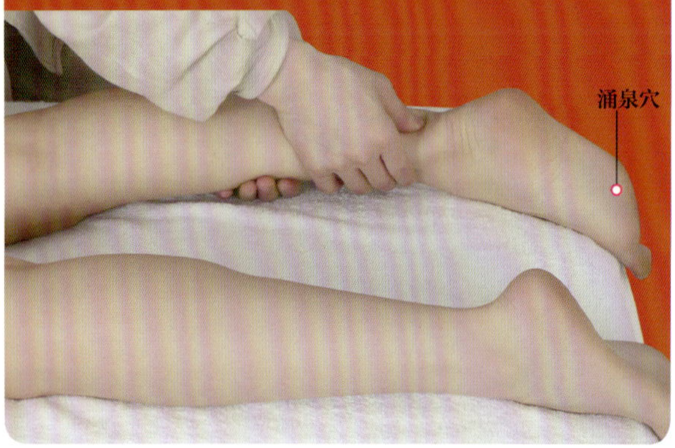


8 点揉肾俞、肝俞、阳陵泉、绝骨、承山、委中、涌泉等穴。

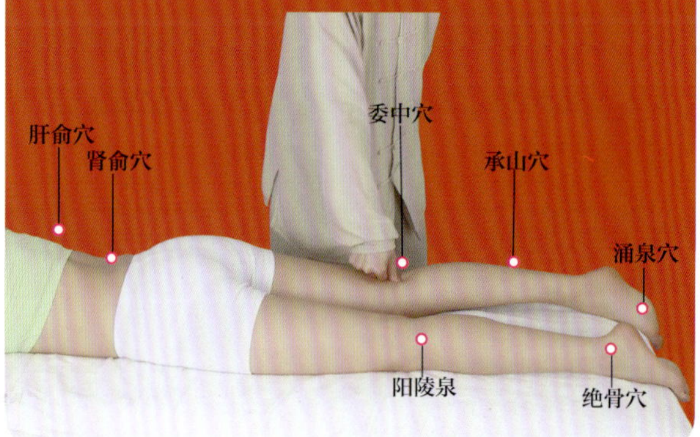


## ⊕ 预防调理

- 平时尽量避免穿一些软的、薄底的布鞋或软拖鞋，不要使足跟着凉或受冻，以防症状加重。
- 在足跟部应用厚的软垫进行保护。可用中空的跟垫来控制患病部位，以减轻局部的摩擦、损伤。
- 经常做脚底蹬踏的动作，增强跖腱膜的张力；加强其抗劳损的能力，减轻局部炎症。
- 用温水泡脚，有条件时辅以理疗，可以减轻局部炎症，缓解疼痛，加快治愈速度。

## 九 运动后疲劳

人们从事体力劳动、体育运动，或持久重复某一动作时，常会引起肌肉酸痛、疲软无力，这种现象叫“疲劳性肌肉酸痛”，简称“疲劳”。休息、睡眠、温水浴等是人们消除疲劳，恢复体力的常用办法。揉术按摩可加速消除机体疲劳；一般只需施术几分钟，因而深受人们欢迎。

### 预防调理

- 冷热敷对缓解疲劳也很有效。用一个冰袋敷在痛处15分钟，然后用热袋再敷15分钟，接着再冰敷，不断循环。科学研究发现，冷热温度的改变对于加速血液循环和促进肌肉康复有很大作用。
- 处理肌肉酸痛的方法包括服用镇痛药、轻微拉伸、按摩、洗热水浴和采用冷热敷等。药物的作用众所周知，而轻微拉伸之所以有效，是因为肌肉在恢复状态下容易绷紧，这会令酸痛恶化；因此缓慢、轻柔的拉伸动作能够减轻紧张感，舒缓痛苦。

### 推拿调理

1 消除颈项部的肌肉疲劳：操作者将双手拇指的指桡侧与掌面并拢，从垂直于脊柱的方向，顺着颈椎，逐个施用扳法。

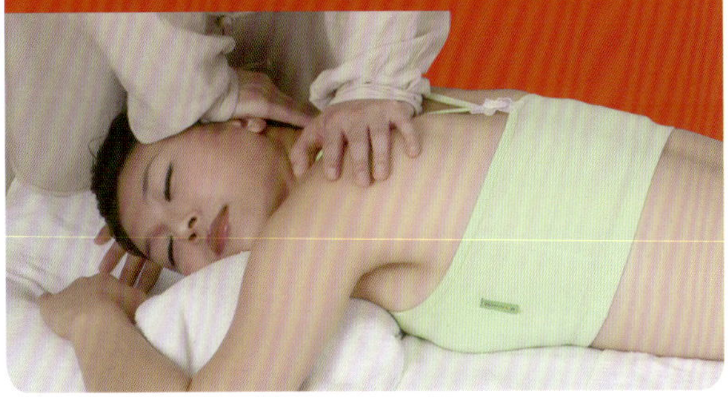

2 再用双手拇指的指桡侧面，分别在颈椎两侧，与脊柱成45°的方向，逐个向下顶拨和向上提拨颈椎。

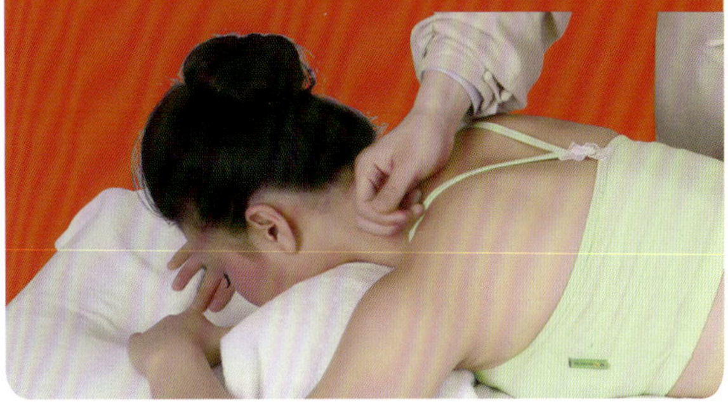

3 继续用一手的尺侧掌面，自枕外隆凸起向下逐个敲击颈椎；最后用一手的掌心面沿着相同方向逐个搓颈椎至结束。

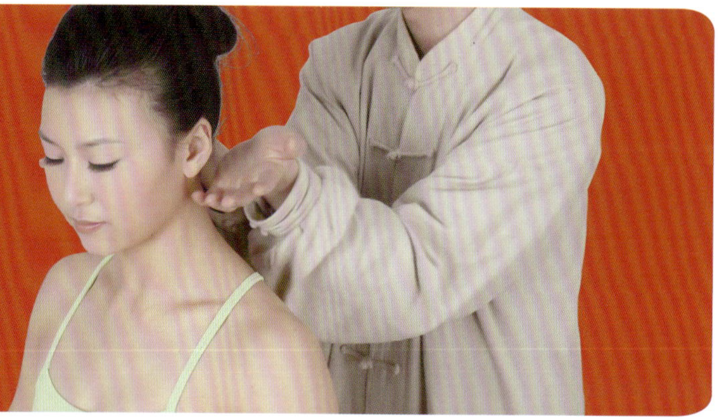

4 消除四肢肌肉疲劳：操作者双手虎口张开，掌心相向，依次合抱患者的上（下）肢；一手的食指、中指、无名指三指用力，从腋（大腿根）下开始，按垂直于肌腱的方向，依肢体形态，顺滑着扳动上或下肢的软组织。

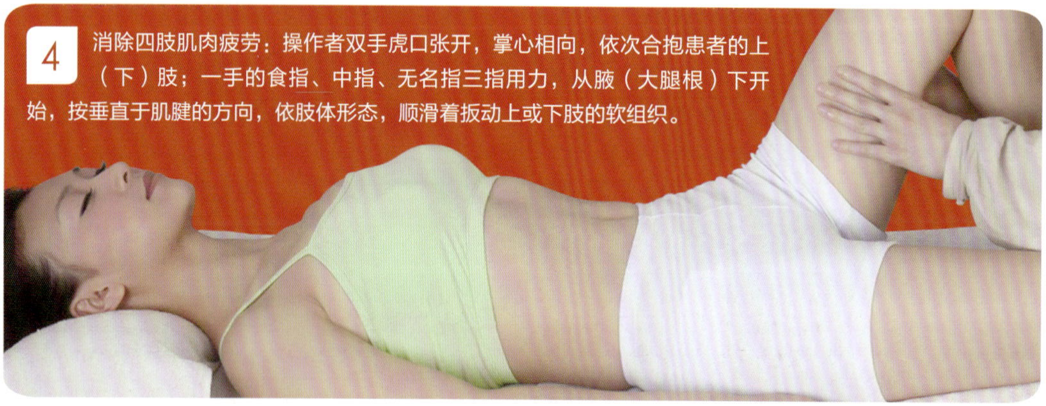

5 另一手的食指、中指、无名指三指同时做反方向的扳动，并依次移扳至患者的掌指或趾趾；再用双手各一指的指端插入上下肢肌与肌或腱与腱之间，同时做反向的拨动，并依次向下移拨；最后用双手的虎口自上而下对敲上下肢及掌，搓上下肢各一遍，术毕。

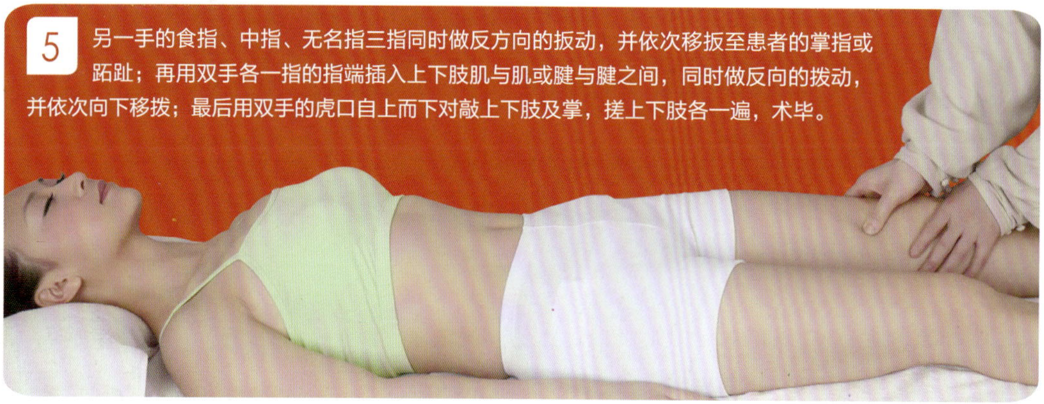

# 第五节 专属男性、女性特殊问题的推拿养护

推拿能疏通经络，调理脏腑，使四肢百骸气血流畅，起到化淤祛湿、补气养心、益肾固精等作用；从而调节阴阳平衡，对因人体阴阳平衡失调而产生的各类男女科疾病都有良好的疗效。

## 一 痛经

痛经是指女性在经期及其前后，出现小腹或腰部疼痛，甚至痛及腰骶的一种病症。随月经周期而发，严重者可伴有恶心呕吐、冷汗淋漓、手足厥冷甚至昏厥。目前临床将痛经分为原发性痛经和继发性痛经两种；原发性痛经多指生殖器官无明显病变者，故又称“功能性痛经”，多见于青春期女性、未婚及已婚未育者，此种痛经在正常分娩后多可缓解或消失；继发性痛经多因生殖器官发生器质性病变而引起。

### 推拿调理

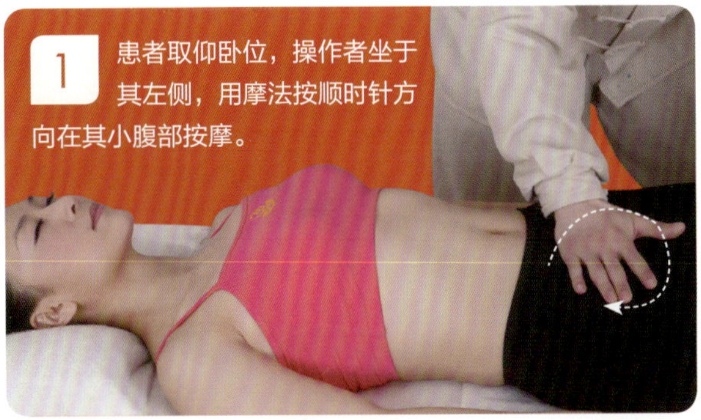


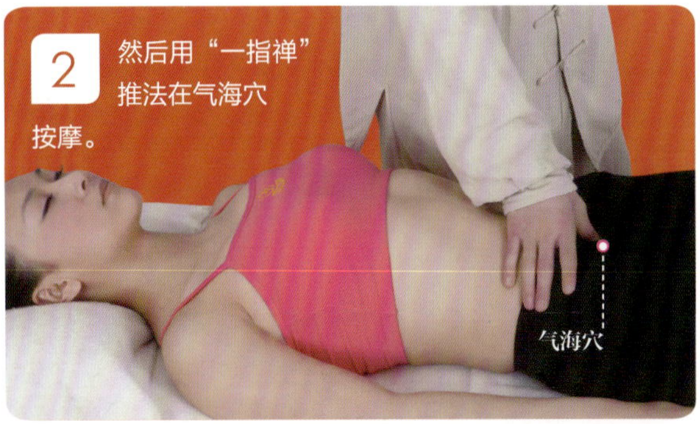


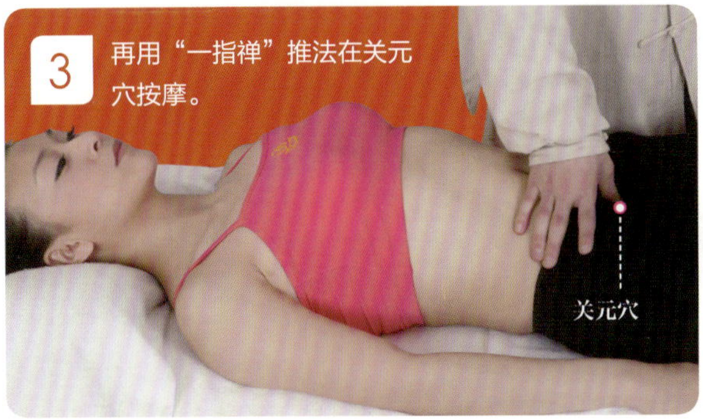


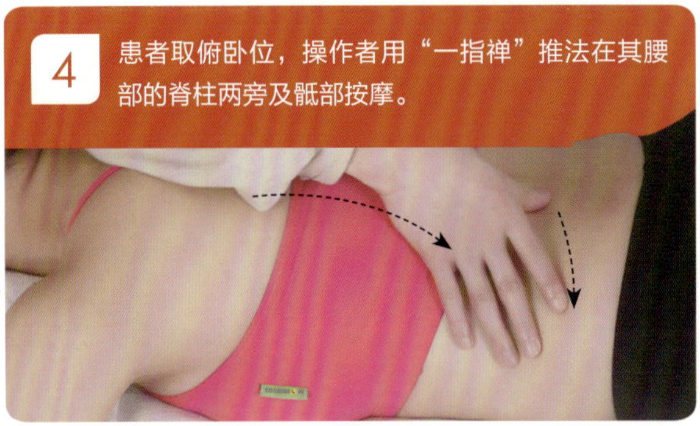

5 或用揉法在腰部的脊柱两旁及骶部按摩。

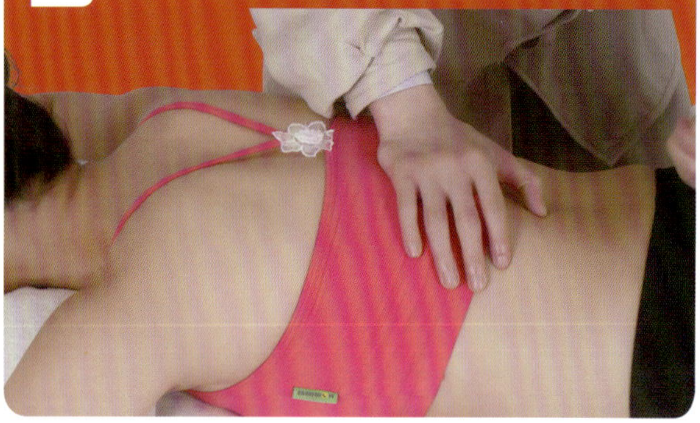

6 然后施按法于肾俞穴、八髎穴，使之有酸胀感。

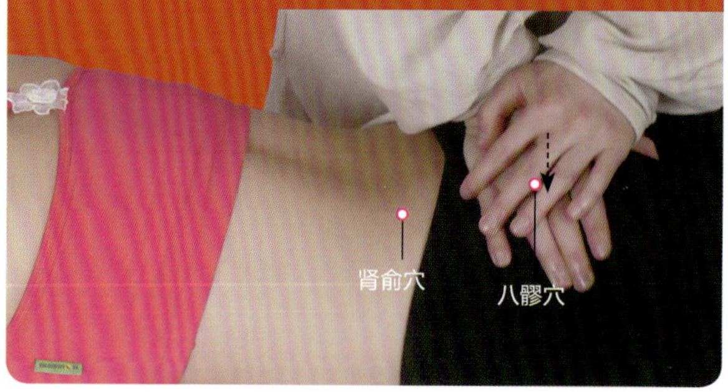


7 再用擦法作用于八髎穴，使之有温热感。

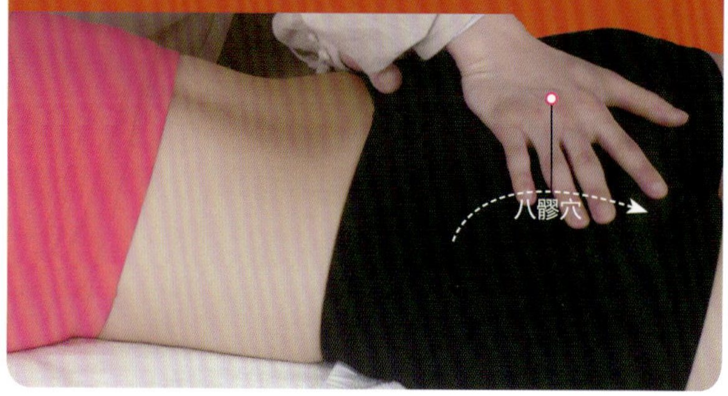


## ⊕ 预防调理

- 保持心情舒畅，避免精神因素的刺激。女性从初潮时期开始，就要了解一些关于月经的卫生常识，对月经这种生理现象要有正确的认识，消除对月经的恐惧、忧虑和紧张情绪。
- 注意经期的卫生保健，在经前或经期避免饮用冷水、游泳、涉水、淋雨，防止寒湿之邪的入侵。保持外阴的清洁卫生。
- 经期的饮食要忌生冷、辛辣、油腻的食物，避免暴饮暴食，防止对胃肠道造成刺激。
- 经期时应注意劳逸结合，避免工作紧张，过度消耗体力与脑力。起居有常，生活有规律。月经期间禁止房事。

## 二 月经不调

月经不调是妇科的一种常见病，表现为月经的周期、经量、经色等出现异常，又称“月经失调”“经血不调”。临床上按周期的改变可分为月经先期、月经后期及月经先后不定期。月经先期为月经周期提前七天，甚至一月两至者；月经后期为月经周期延后七天，甚至四五十天一至者；月经先后不定期为月经不按周期来潮，或提前，或延后七天以上者。按经量的改变划分可分为月经过多、月经过少等。临床常见先期与量多、后期与量少并存。

### 预防调理

- 保持心情愉悦，尽量控制剧烈的情绪波动，避免强烈的精神刺激。
- 平时注意个人卫生，经期加强保暖，不要接触冷水，防止寒邪侵袭。
- 注意休息，减少疲劳，加强营养；平时进行适当锻炼，增强体质；平时要防止房劳过度，经期绝对禁止性生活。
- 经期要注意饮食调理，经前和经期忌食生冷寒凉之品，也不宜食用辛辣燥热的食物。

### 推拿调理

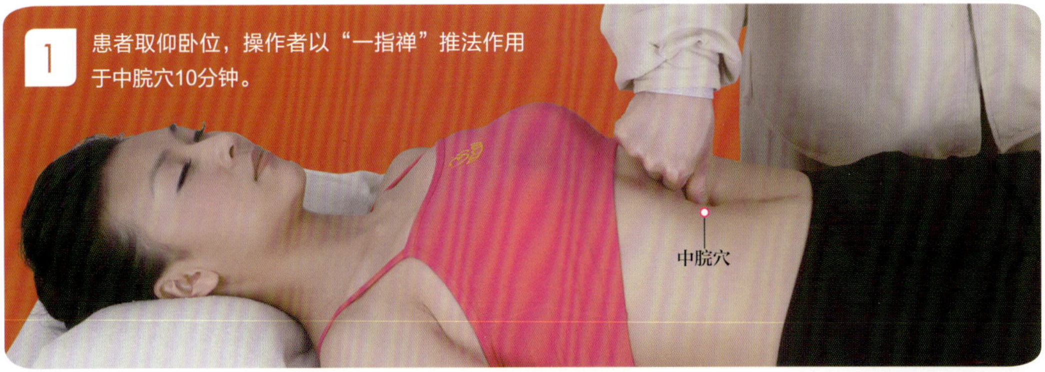


1 患者取仰卧位，操作者以“一指禅”推法作用于中脘穴10分钟。

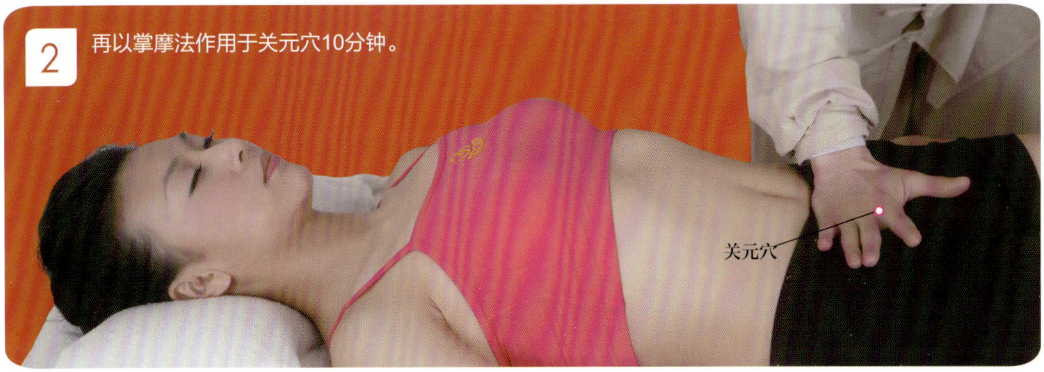


2 再以掌摩法作用于关元穴10分钟。

3 患者取俯卧位，操作者以”一指禅“推法在肝俞、脾俞、肾俞等穴上往返按摩5分钟。

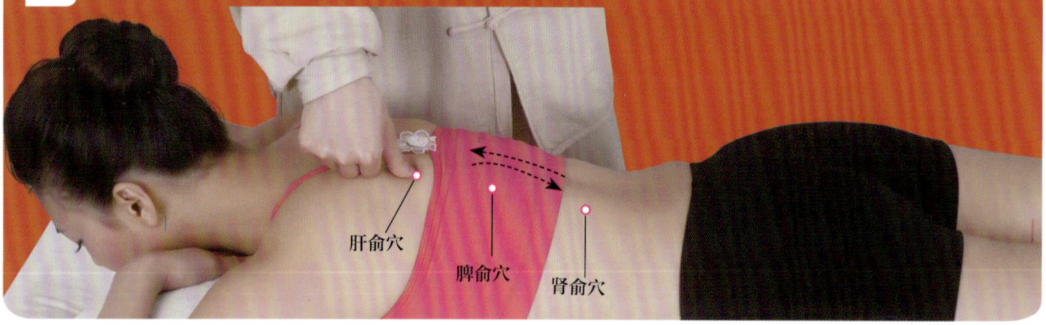


4 再按揉命门穴、八髎穴，使之有酸胀感。

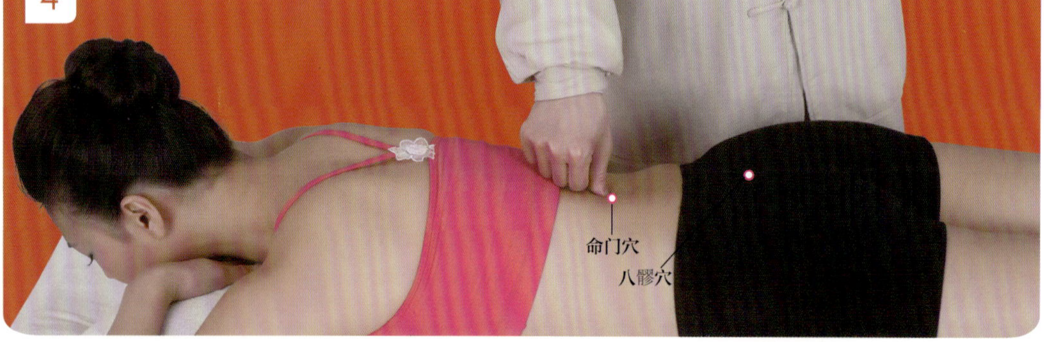


5 拿揉足三里、三阴交、血海、阴陵泉等穴。

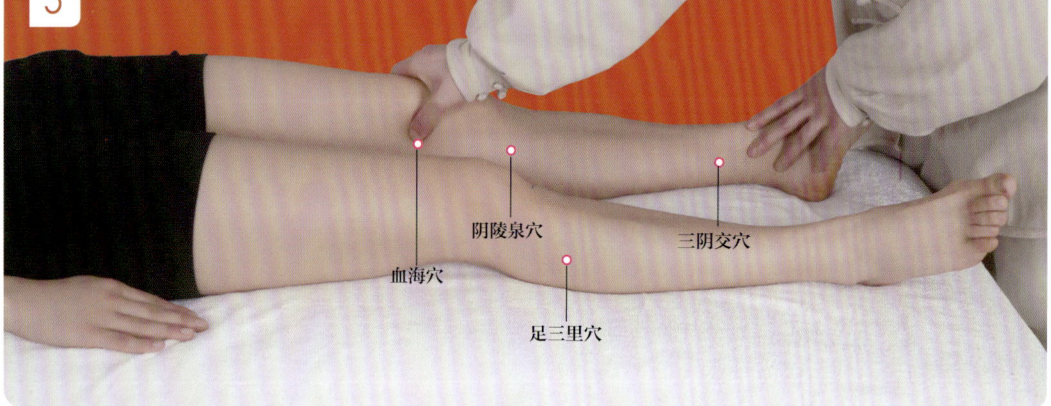

## 三 闭经

女性的年龄超过 18 周岁，月经尚未来潮，或已形成月经周期，非怀孕而中断 3 个月以上，称为“闭经”。现代医学将闭经分为“原发性闭经”和“继发性闭经”两种。凡年过 18 周岁仍未月经来潮被称为“原发性闭经”；在月经初潮以后，正常绝经以前的任何时间内（妊娠或哺乳期除外），月经停止超过 3 个月以上被称为“继发性闭经”。先天性无子宫、无卵巢、无阴道或处女膜闭锁等器质性病变所引起的闭经，非推拿所能治疗，不在本篇讨论的范围内。

### 预防调理

- 加强锻炼，增强体质，提高健康水平。
- 保持心情舒畅，避免精神紧张，减少精神上的刺激。
- 调节饮食，注意蛋白质等的摄入，避免过度节食或减肥。
- 注意经期及产褥期的卫生。

### 推拿调理

1 腹部操作：患者取仰卧位，操作者位于其左侧，用掌按摩法施于其小腹部，按逆时针方向摩动；手掌在腹部的移动方向为顺时针方向；手法要求深沉、缓慢。

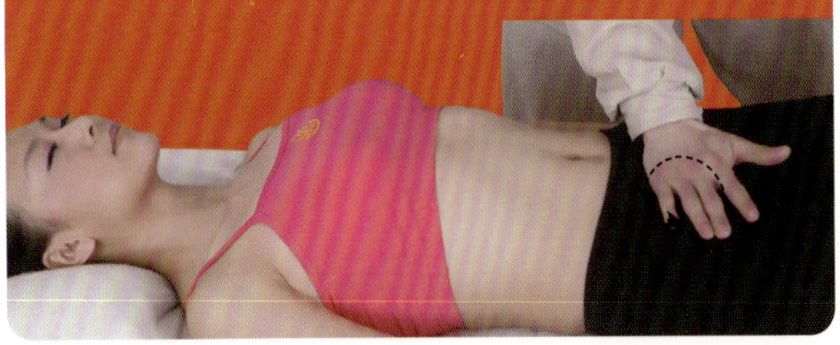

2 同时配合按揉关元穴、气海穴，时间约10分钟。

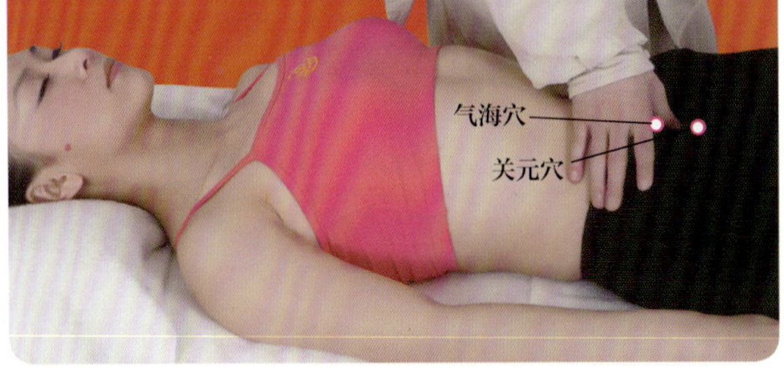


3 下肢部操作：患者取仰卧位，操作者按揉血海、三阴交、足三里等穴。在每个穴位上操作约2分钟。

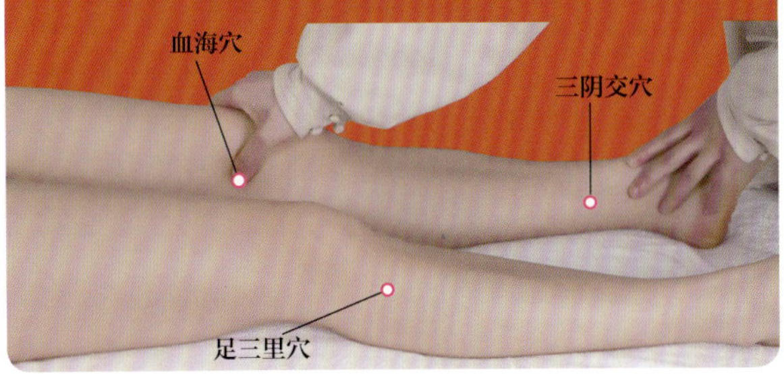


4 腰背部操作：用“一指禅”推法作用于腰部脊柱的两旁，重点在肝俞、脾俞、肾俞等穴，在每个穴位上操作约2分钟；然后再按揉上述穴位2～3遍，以酸胀为度。

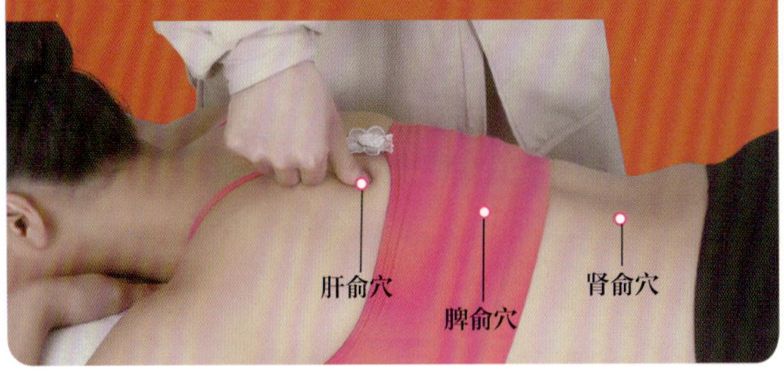

# 四 带下病

带下病是指女性阴道的分泌物增多，连绵不断，呈白色、浅黄色或混有血液，质地黏稠，如涕如脓，气味腥臭。根据带下的颜色不同，可分为白带、黄带、赤带、黑带、青带等。带下病是妇科常见的一种疾病，常伴有头晕、四肢疲倦、心烦、口干、腰酸、小腹坠胀疼痛等。现代医学认为阴道炎、宫颈炎、盆腔炎等均可引起带下病。

## 推拿调理

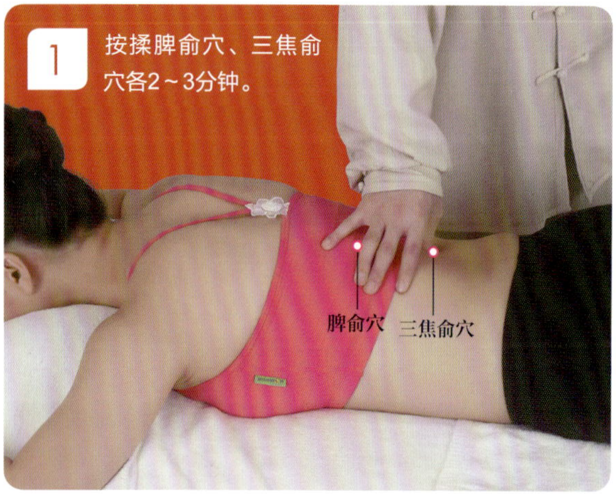


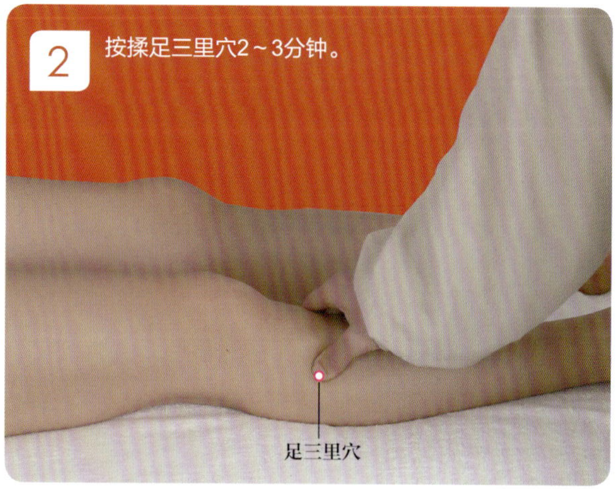


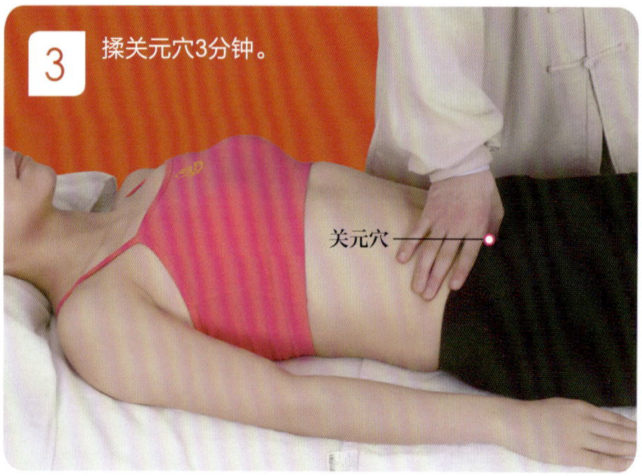


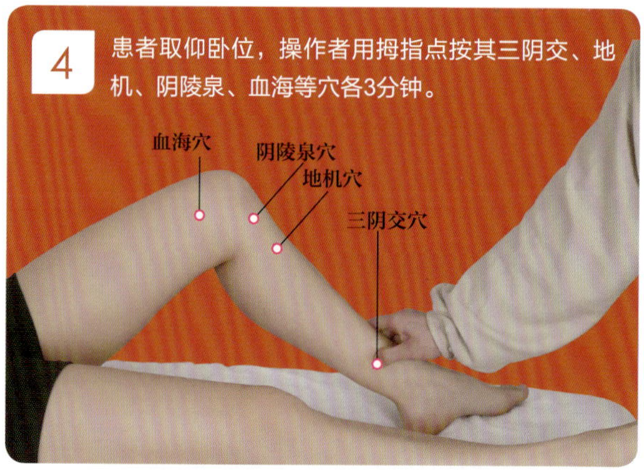

5 再掐行间穴2分钟。

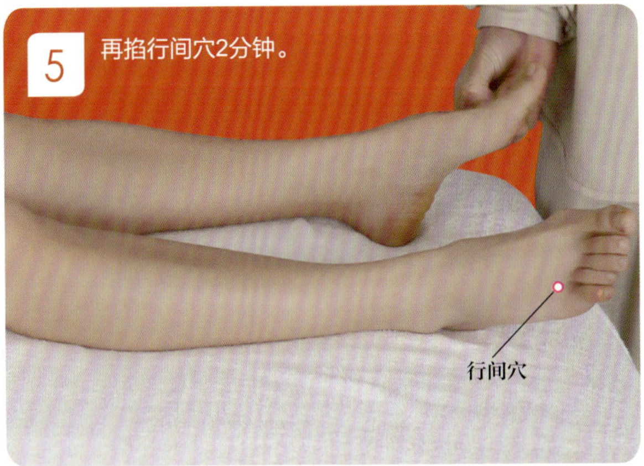


6 用以拇指、食指和中指拿住腹部肌肉往上提，然后放松。反复50次。

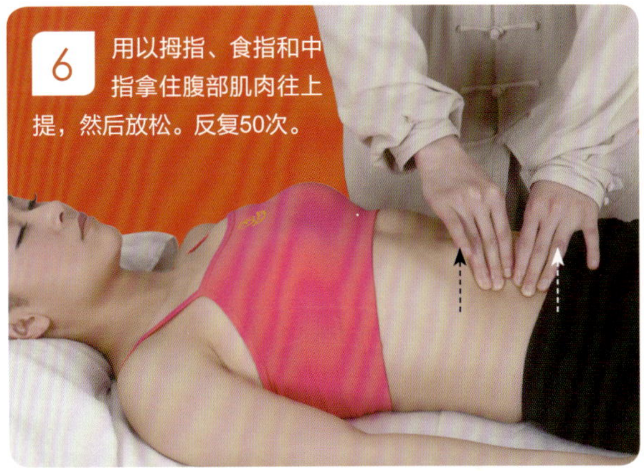

7 患者取俯卧位，操作者用“一指禅”推法推肝俞、脾俞、胃俞、三焦俞、肾俞、膀胱俞等穴各1分钟。

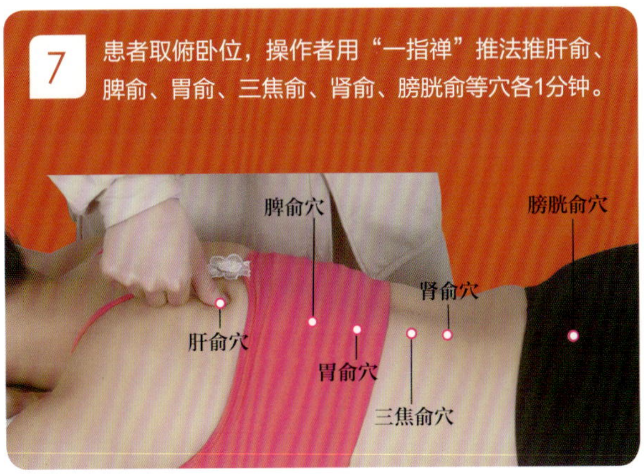


## ⊕ 预防调理

- 平时注意清洁外阴，应经常用温开水清洗。
- 注意经期卫生，勤换卫生巾和内裤，以免细菌滋生。经期禁止房事。
- 避免精神忧虑、烦躁，积极治疗阴道炎、盆腔炎等原发性病症。
- 饮食宜清淡，加强营养；忌食生冷、油腻及辛辣食物。

# 五 女性更年期综合征

更年期是女性的生殖功能逐渐衰退，直至完全停止的一个过渡时期，一般为女性45~55岁的阶段。在此时期，女性会因为机体衰老而引起一系列身体不适，如经行紊乱、面部潮红、发热、出汗、心慌、失眠、烦躁易怒、精神疲倦、头晕耳鸣，甚至情志异常；有时还伴有尿频、尿急、食欲不振等，可持续2~3年之久。

## 推拿调理

1 患者取俯卧位，操作者站立在其一侧，用手掌沿其脊柱两侧擦揉5~6遍。

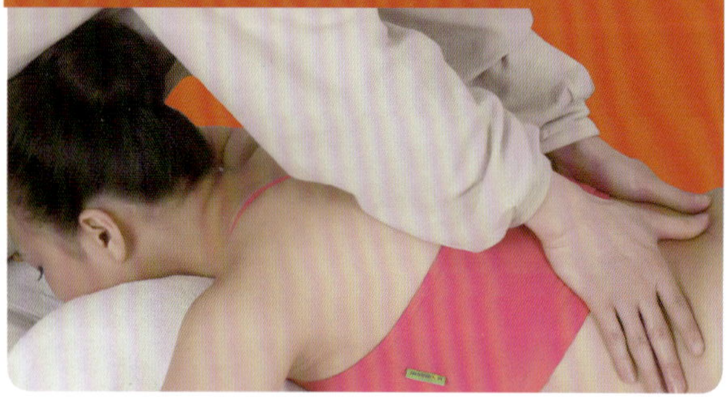

2 再用拇指分别揉两侧的心俞、肝俞、胃俞、肾俞等穴各1分钟。

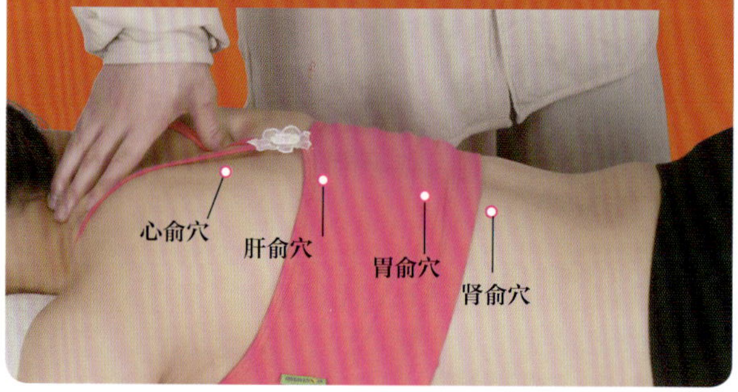


3 患者取俯卧位，操作者站立于其后或一侧，擦揉其后颈部、肩部。自上而下反复操作3~5遍。

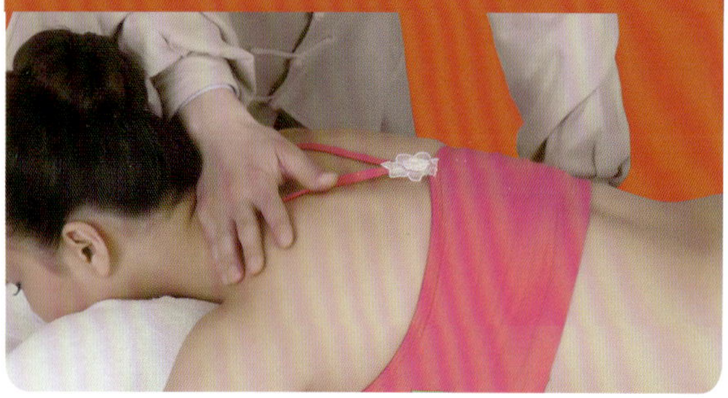

4 揉点风池穴、大椎穴各1分钟。

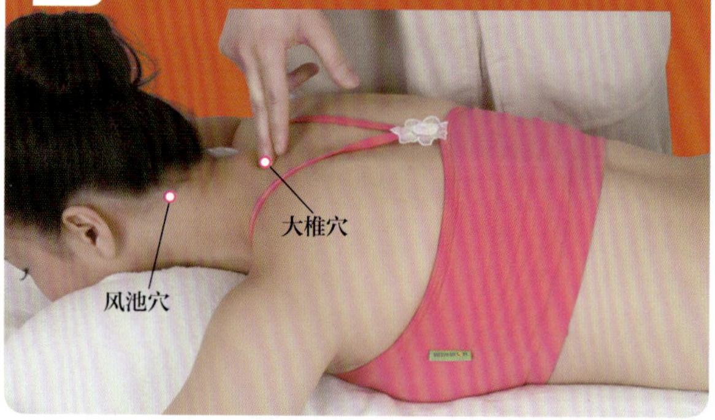

5 再用一手扶在对侧的肩头，另一手以手掌从其胸上方斜向两乳中间，向下推擦3～6分钟。

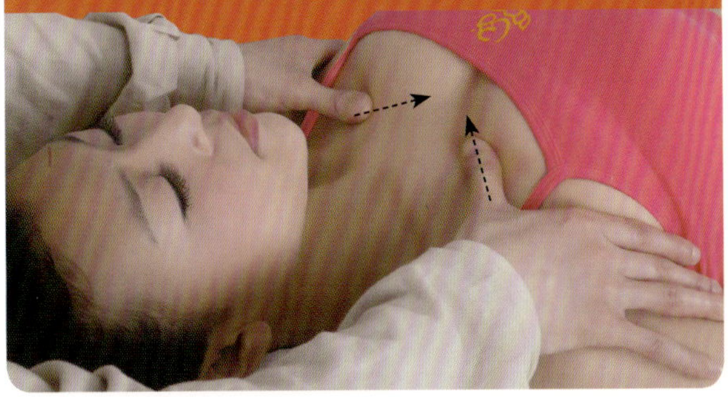

6 按揉膻中穴2分钟。

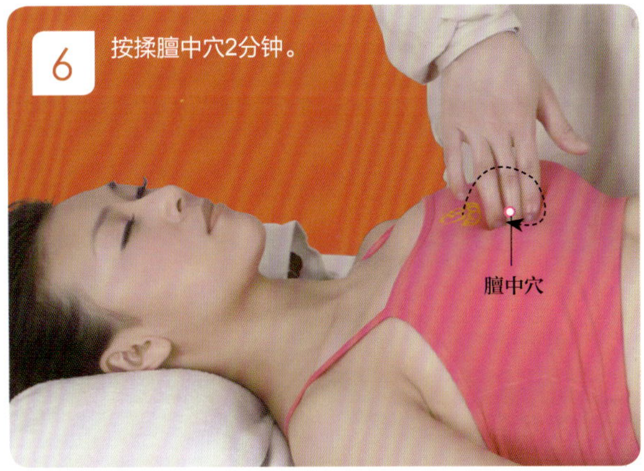


7 再用双手掌擦两胁肋部，以热为度。每天1次。

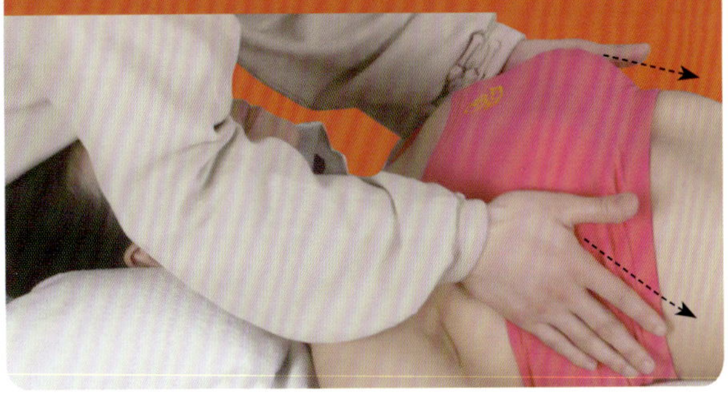

## ⊕ 预防调理

- 以乐观、积极的心态看待更年期。更年期是一个正常的生理过程，要解除思想顾虑，端正态度，而不要有任何恐惧和忧虑。
- 加强营养，多做户外运动。女性到更年期是其身体功能减退的一个标志，所以在这一时期必须多补充营养食品，多锻炼身体，增强体质，同时要保证睡眠。
- 多吃富含天然雌激素的食物，如大豆、豆荚、坚果、茴香、芹菜和亚麻籽油等，可以改善症状。
- 在使用推拿疗法治疗本病的同时，也要注意配合心理治疗；若患者的精神明显有异常，可配合中西医药物对症治疗。

## 六 前列腺疾病

前列腺疾病包括急、慢性前列腺炎和前列腺增生等，是男性泌尿生殖系统的常见疾病。急、慢性前列腺炎多见于中壮年男性，前列腺增生则多见于老年男性。前列腺疾病属于中医的“淋病”“精浊”“癃闭”等范畴。引起前列腺疾病的主要原因有房劳过度，忍精不泄，精室不能闭藏；手淫成习，肾阳亏损；肾阴不足，阴虚火旺；嗜酒和过食辛辣肥甘之品，损伤脾胃。

### 推拿调理

1 患者取仰卧位，操作者用掌摩法按顺时针方向摩其腹，约操作5分钟。

2 再用“一指禅”推法或按揉中极、气海、关元等穴，每穴约按揉1分钟。

3 然后用轻缓的掌摩法和掌揉法摩、揉两大腿内侧约5分钟。

4 用指按揉足五里穴约1分钟，以局部酸胀为度。

5 用指按揉三阴交穴约1分钟，以局部酸胀为度。

6 患者取俯卧位，操作者立于其一侧，用手指从左侧的胞肓穴开始，按顺时针方向经八髎穴至右侧的胞肓穴，用摩法反复摩10次。用力以患者有轻度的压迫感及舒适感为度。

7 患者改仰卧位，操作者坐在患者的左侧，以右手中指、食指相叠，点按曲骨穴约5分钟。每天或隔天点按1次。10次为1个疗程。

### ⊕ 预防调理

- 饮食有节，不要过食肥甘厚味、辛辣刺激之品；多吃蔬菜、水果，保持大便通畅。
- 起居有规律，性生活要有节制，避免房事过度和忍精不射。
- 调节情志，保持心情愉悦。
- 加强锻炼，坚持中速步行。不要骑车时间过长和久坐。
- 注意保持会阴部清洁，勤换内裤，以免皮肤和尿路感染。不要憋尿。

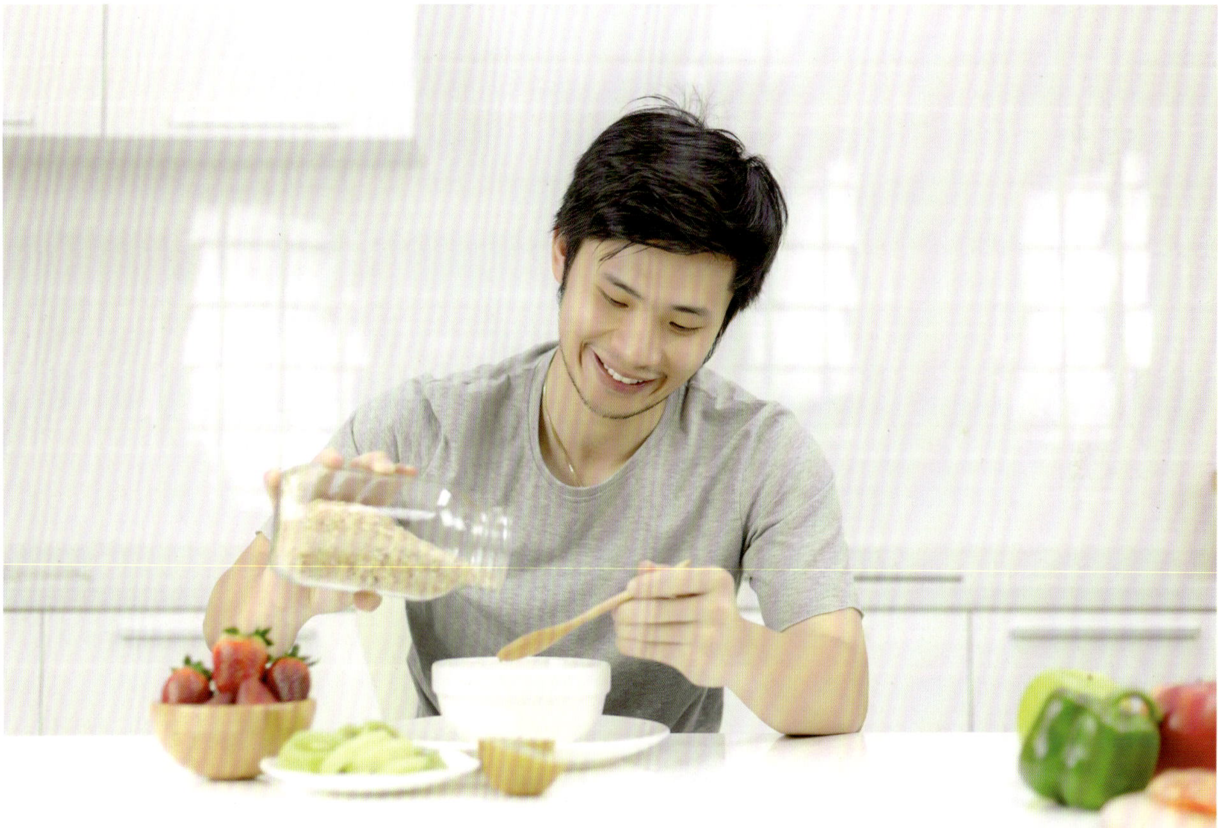

## 七 遗精

遗精，是指不性交而精液自行外泄的现象。中医将遗精分为“梦遗”和“滑精”两种。在睡梦中遗精者，称为“梦遗”；无梦而遗，甚至清醒时精液自行滑出者，称为“滑精”。遗精有“生理性遗精”和“病理性遗精”之分，本篇讨论的是“病理性遗精”。中医认为，肾藏精，宜封固，不宜外泄。劳心太过，郁怒伤肝，恣情纵欲，嗜醇酒厚味，均可影响肾的封藏而引起遗精。

### 推拿调理

1 患者取仰卧位，操作者先用掌根揉法在神阙穴上进行治疗，以脐下有温热感为度。

2 再用掌摩法摩小腹部约10分钟。

3 然后按揉中极、气海、关元等穴各2分钟。

4 患者取俯卧位，操作者按揉其肾俞穴、命门穴各1～2分钟。

5 用擦法横擦肾俞穴、命门穴，以透热为度。

6 用拿法拿肩井穴、合谷穴各1～2分钟。轻度的压迫感及舒

7 按揉三阴交穴、太溪穴各2分钟。

### 预防调理

- 养成良好的生活习惯，坚持体育锻炼；加强饮食营养，劳逸适度；戒除手淫及烟酒等不良习惯。
- 遗精多数属功能性，在用刮痧、拔罐进行治疗的同时，患者本人应该调节精神，消除紧张心理；清心寡欲，节制性生活。
- 由某些器质性病变引起的遗精，应积极治疗原发病症。

## 八 阳痿

阳痿，是指男子未到性功能衰退时期，而出现阴茎不能勃起或勃起不坚，不能进行正常性生活的一种病症。现代医学认为，阳痿之类的性功能障碍疾病，90% 以上的是由心理因素引起的。如心理障碍，担心性交失败，或由其他原因造成的恐惧心理；过于自我克制、压抑，或因忧虑而体外排精造成性交中断等，均可造成性功能减退。

### 推拿调理

1 患者取仰卧位，操作者先用掌根揉其神阙穴5分钟左右。

2 然后用“一指禅”推法推气海、关元、中极等穴各2分钟左右。

3 再摩下腹，以温热为度。

4 最后掌振下腹部5分钟左右。

5 患者取俯卧位，操作者按揉其心俞、脾俞、肾俞、命门等穴，每穴约按揉1分钟。

### 预防调理

- 注意婚前性教育和性指导，掌握一些性生活的常识，了解和掌握正常的性交方法和性交过程。
- 不要酒后性交，尤其是大量饮用烈性酒后，反而会导致男方阴茎勃起不坚或早泄，妨碍性生活和谐。
- 处理协调好人际关系、家庭关系和夫妻关系，保持心情舒畅，努力营造温馨、良好的家庭氛围和幽静的性生活环境。
- 性生活要有规律。加强体育锻炼，如散步、气功等均有益于身心健康和精神调节。偶然出现早泄或阳痿，女方应安慰、谅解、关怀男方，温柔体贴地帮助男方克服恐惧、紧张、内疚心理，切忌埋怨、责怪男方。

# 第六节 家庭推拿，健康全家

世界上，与我们最亲的是家人，最无私、最珍贵的情感是亲情。家人健康快乐，亲情自然交融，是最和谐的家庭景象。家庭推拿方便省时，在给家人带来健康的同时，也增进了亲情。学会家庭推拿，您的家庭一定会更加健康、温馨。

## 一 夫妻推拿按摩——温馨互动增进感情

家是一个温暖的"港湾"，辛苦工作了一天，疲惫的身躯需要温暖的栖息。现在很多白领夫妻都会选择相互按摩来给心爱的对方放松身体。花上十几分钟的时间，如同做游戏一样互动，既能起到保健舒缓的作用，又能在温馨浪漫的气氛中增进夫妻间的感情，实在是一件"一箭双雕"的乐事。

晚餐后，先别忙着各自坐到电脑桌前娱乐，此刻可以放一些舒缓的音乐放松神经；若再点燃一盏芳香精油灯，则气氛就更加浪漫温馨了。洗过澡后，先生可换上宽松的衣服，平躺下来，放松全身。太太则找一张凳子，坐在靠近先生头顶的一方。

最开始先舒缓肩颈部的肌肉，用双手在左侧肩颈部位和手臂肩关节处做推按，力度由轻到重，稳定操作。在此过程中，可询问力度是否得当，以随时做出调整。待左侧肩颈部的紧张疲劳得到缓解后，再用同样的手法对右侧肩颈部进行操作。

待两边的肩颈部肌肉得到放松后，接着拿捏颈部肌肉，然后从颈部顺着脊柱往下拿捏至腰部。再用手掌推擦背部，或用拳头沿着脊柱轻轻捶打，然后在腰部进行推拿按揉。

充分放松躯体后，也别忽略疲劳的四肢。手臂的按摩可以从肩部开始，用双手用适度的力度从上到下进行拿捏，一直到手部；腿部也可以用同样的方法，从大腿一直拿捏到足部。接下来，则该轮到先生用同样的方法帮太太按摩了。

夫妻间平常的保健按摩不用过多讲究手法，只要感觉舒适放松，就是最适合的方式。夫妻间的推拿按摩不受时间、地点的限制，具有省时、灵活、方便的特点，对于保障夫妻双方的健康以及增进夫妻感情具有重要的作用。通过相互的体贴将爱的表达方式具体化，这是一种"爱的修炼"。

通过按摩治疗特定的疾病，夫妻按摩有其独特的优点。一些人们认为难以启齿的病症，比如阳痿、早泄、性冷淡、不孕不育等男科和妇科病，通过夫妻按摩能起到调理的效果和调节夫妻双方感情的双重作用。针对功能性的慢性疾病或长期服药的疾病，若夫妻间能长期坚持按摩，更能保证疗效。此外，夫妻间还可以按摩敏感部位，如乳房、会阴部穴位，避免了去医院治疗的尴尬。

据美国一项最新研究发现，夫妻间定期进行相互按摩能够降血压。研究人员要求新婚夫妇每周相互按摩 3 次，每次 30 分钟；经过对比实验发现，进行相互按摩的夫妻体内能消减压力的后叶催产素水平明显高于不相互按摩的夫妻。

既然夫妻间的按摩有那么多好处，为什么不尝试一下呢？

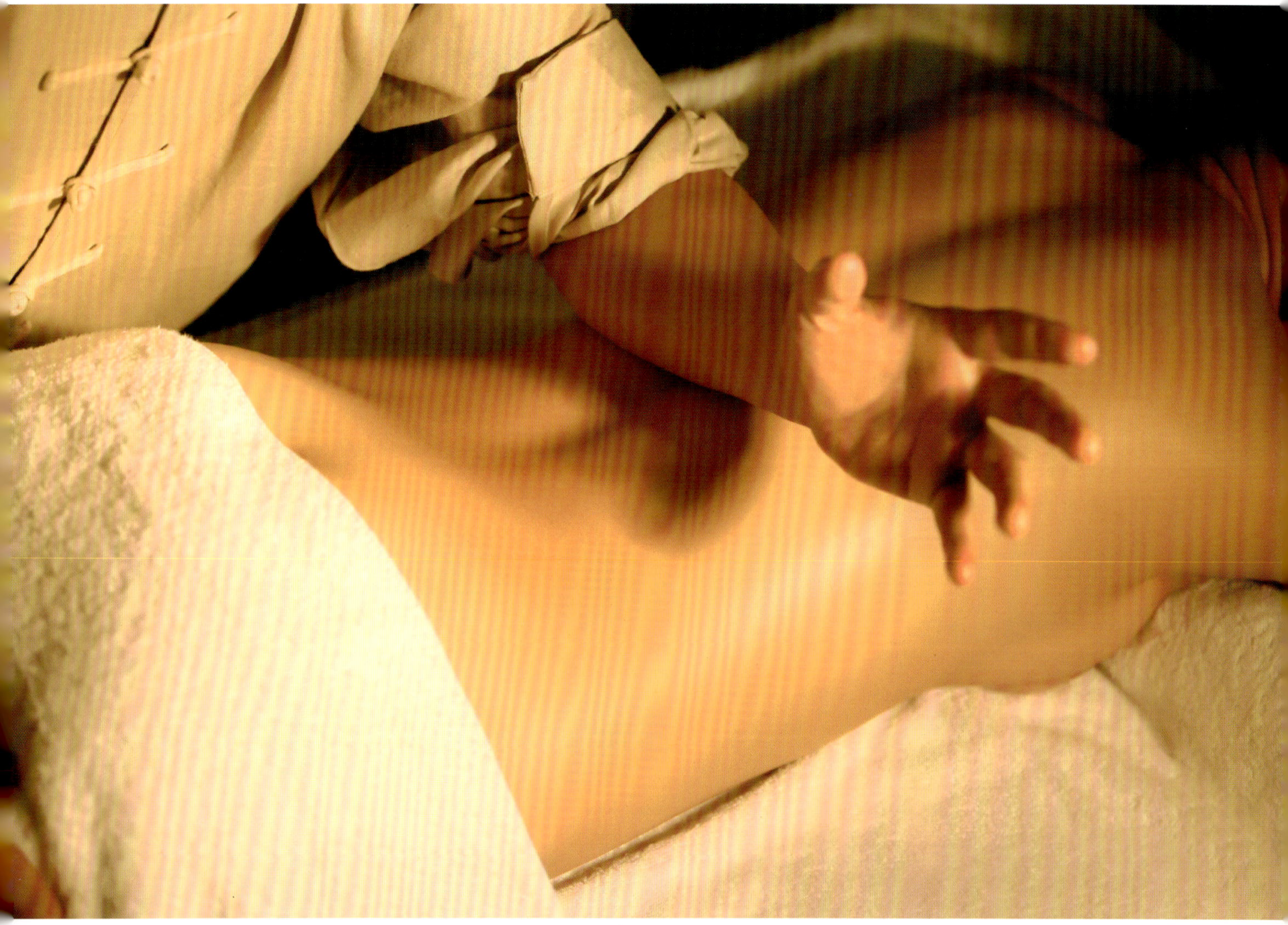

## 二 推拿抚触伴随宝宝健康成长

每一个宝宝都是父母眼中的“小精灵”，他的一颦一笑、一举一动，无时无刻不牵动着父母的心。宝宝健康成长的过程会给一个家庭带来许多欢笑，这一过程也会成为每一个家庭最美好的回忆。

对宝宝的推拿抚触是一种温暖的传递，更是一种爱的传递。推拿能帮助宝宝加快新陈代谢，活动全身的肌肉，使其肢体长得更健壮，身体更健康；通过对宝宝皮肤的刺激，能使其身体产生更多的激素，促进对食物的消化、吸收和排泄，加快体重的增长；推拿还能有助于宝宝的睡眠，减少其烦躁情绪。同时，在推拿过程中培养起来的亲情，可以鼓励宝宝更积极地面对这个世界。

在中国，早在马王堆出土的汉朝医书《五十二病方》中就有给宝宝进行推拿的记载；小儿推拿在明清以前已在民间广泛流传；至明代，其独特的治疗体系已经形成，并广泛运用于小儿的临床治疗。发展到今天，小儿推拿已成为公认的安全有效、绿色保健的治疗方法。不仅在宝宝生病的时候可以对症选用合适的推拿方法，平时经常给宝宝做推拿，还能起到防病保健的作用。

因为宝宝身体的各个器官娇嫩，因而给宝宝推拿的力度要轻，以免伤害到他娇嫩的血管和淋巴管。由于所用的力度轻，所以很多时候给宝宝推拿被称作“抚触”。系统化的抚触在美国已成为照顾婴儿的一项必不可少的程序。

希望宝宝健康快乐成长的父母，会把宝宝送到专门的抚触机构或者请专门的抚触师上门服务。其实，推拿很简单，自己学会给宝宝进行推拿抚触，能让宝宝直接感受到父母真切的爱，让宝宝与父母的情感沟通更为顺畅。

首先，给宝宝推拿的时候，要把宝宝放在安全的地方。最好把宝宝放在比较宽的床上，要注意不要让他滚下来。选择一个比较安静的环境，防止突发的噪声惊吓到宝宝。

给宝宝推拿最好每天 1 次，最佳的推拿时间为喂奶 1 小时后，宝宝洗完澡后也是推拿的大好时机。室内温度要保持在 25~28℃，光线不要太亮。推拿者不要留长指甲，接触宝宝的身体之前先要让自己的双手温暖起来。

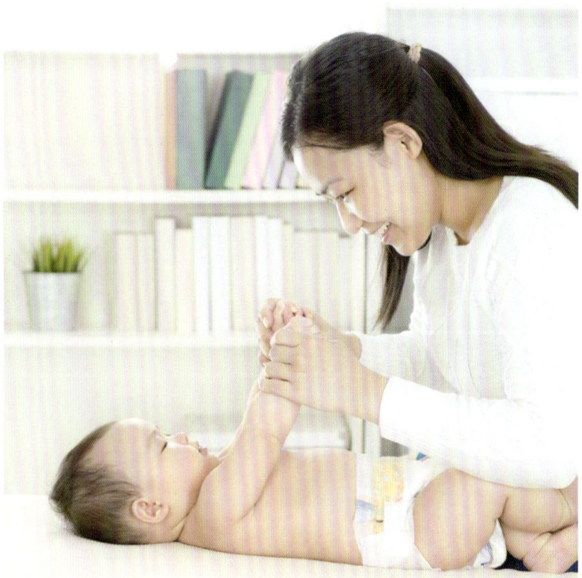

给宝宝推拿的动作大多是抚摩或轻柔地捏。捏的时候要轻，以免伤害到宝宝。捏一下，手指要滑动一下，然后再捏一下。还需要注意的是：年龄小于 6 个星期的宝宝，1 次推拿的时间大约只需要 10 分钟。在推拿的过程中，要注意用你的手轻轻抚摩宝宝的小脸、腹部和背部，轻轻移动宝宝臀部、大腿、小腿和胳膊皮肤下面的肌肉。

**⊕ 具体操作步骤：**

1. 先给宝宝做全身的热身动作。把宝宝的胳膊在胸前合拢又打开，再把他的小腿模拟走路的动作上下移动。这样不仅能让宝宝放松背部，还能刺激宝宝的大脑发育，让他聪明成长。
2. 双手分别从宝宝胸部的外下侧向其对侧肩部轻轻按摩，然后由上而下反复轻抚宝宝的身体，这样能使宝宝的呼吸循环更顺畅。
3. 然后用一只手轻轻握住宝宝的左手，将宝宝的胳膊抬起；用另一只手按摩宝宝的左胳膊，从肩膀到手腕，然后到每一根手指；将他的手掌和手指打开，在另一侧做同样的动作。这样可以增加宝宝上肢的灵活性。
4. 再用整个手掌从宝宝的肋骨到骨盆位置进行轻轻地按摩，用手指指腹自右上腹滑向右下腹，再从左上腹滑向左下腹。腹部按摩能增强宝宝腹部的免疫力。
5. 用一只手扶着宝宝的左脚踝，把左腿抬起；用另一只手按摩宝宝的左腿，从臀部到脚踝；然后用手掌抚摸宝宝的小脚丫，从脚后跟到脚趾自下而上地按摩；在另一侧做同样的动作。按摩腿脚能够增强宝宝的协调能力，使宝宝的肢体更灵活。
6. 接下来按摩宝宝的后背。可以让宝宝平躺，用一只手托起宝宝的臀部，另一只手轻轻地从宝宝的脖子处慢慢向下揉搓他的脊梁骨。背部按摩有助于增强宝宝全身的免疫力。

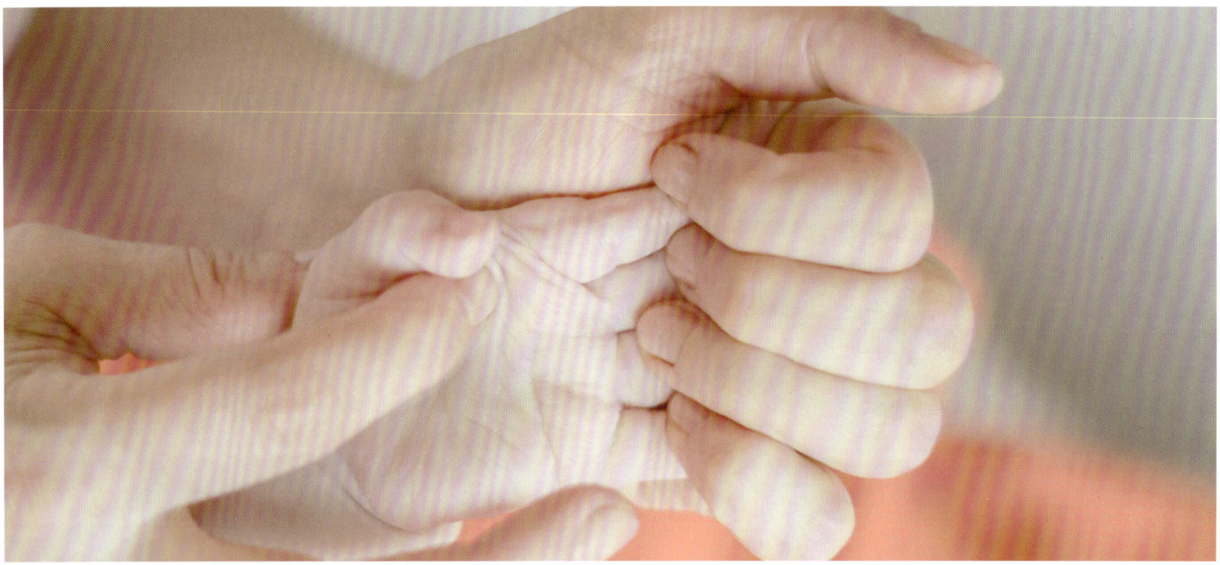

▼ 抚触按摩让宝宝健康成长。

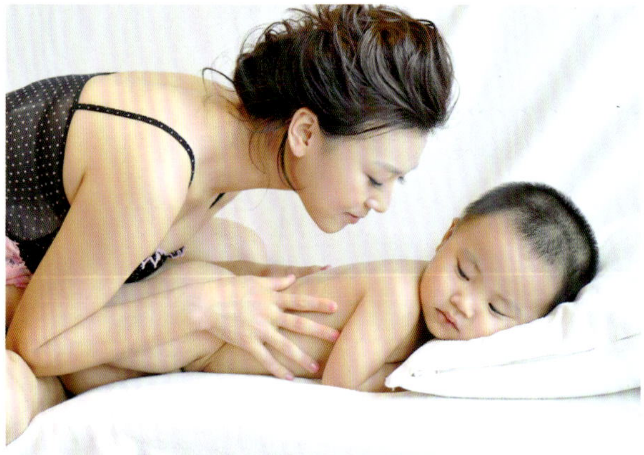

在给宝宝做推拿按摩的时候，可以放一些轻音乐，同时轻声细语地跟他说话，比如说："妈妈给你捏捏小脚丫""这是你的大拇指"……在按摩的同时与宝宝说话能刺激宝宝大脑的发育，提高他的思维运转能力。

但婴儿推拿并不适合所有的宝宝，有高热、骨折、皮肤感染的宝宝都不能做推拿按摩；患有其他疾病的宝宝是否能做推拿，应听取医生的意见，或者在婴幼儿推拿方面的书籍指导下进行。

▼ 给宝宝推拿，传递温暖，传达关爱。

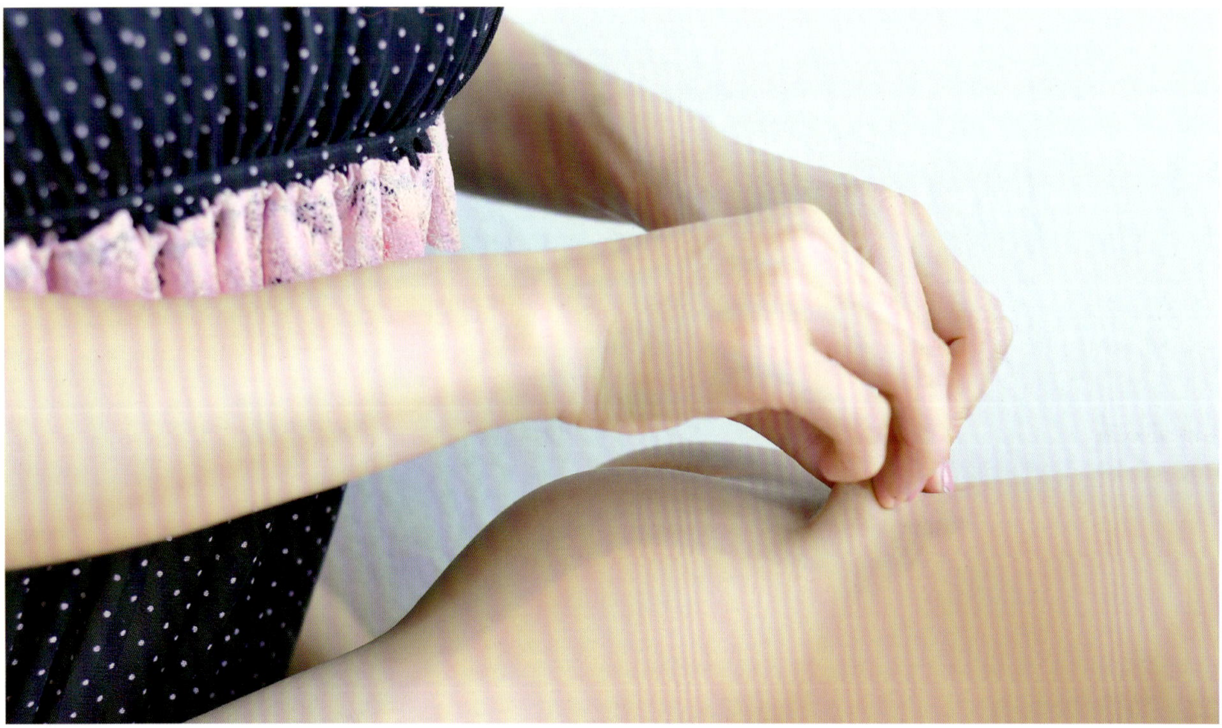

## 三 孝心按摩助长寿，多给父母捶捶后背揉揉肩

世界上最爱我们的，是我们的父母，我们年纪越大，就会对父母无私的爱体会得越深刻。然而，我们在一天天长大，父母却在一天天衰老。看着父母衰老的同时，你有没有这样问过自己：我们能为父母做些什么？

也许在你还是个小孩子的时候，就曾经试着在母亲的背上东捏捏、西捶捶，摆出一副专业按摩的架势，想给辛苦操持家务的母亲一点舒缓。虽然那时的你，也许力气很小，也许手势根本就不对，但母亲还是会露出欣慰的笑容，好像她那时真的顿时轻松起来了。

现在的我们，不再像童年那样稚弱无力，此时我们可以去学习专业的推拿按摩手法，然后怀着赤子孝心，再次亲手为父母做按摩，好好体恤为我们辛苦操劳了一辈子的父母，让他们放下家事和心事，闭上眼睛安心享受，从而获得健康长寿。

通常情况下，老年人的身体各部分都会出现一定程度的劳损，肩膀、颈椎、腰背等部位则更是“重症区”；轻者肌肉酸痛，或者运动的幅度不能像原来那么大，劳损严重者会出现肢体“不听使唤”的问题。很多老年人还可能有头痛、高血压等疾病。此时针对各种不同的状况进行局部按摩，会有很好的预防和保健效果。

以下这些局部按摩，在闲暇的时候可以抽出 20 分钟的时间为父母做。

### （一）头部穴位按摩，防治头痛和高血压

让父亲或者母亲平躺下来，你则可以搬把椅子，坐在其头部那一侧的床边，这样按摩起来会比较顺手，手肘也能在床上借力，让按压穴位的力度可以更大一些。

1. 先用两根手指或三根手指的力量，按压眉心处的印堂穴，随后逐渐向头顶的百会穴方向移动手指；沿线持续轻轻地按压或者揉压，每个点按压 5 ~ 10 次。

2. 再以同样的手法，从眉毛中间的鱼腰穴、太阳穴和两耳耳尖这几个位置，分别向百会穴沿线按摩；每个点都按压 5 ~ 10 次。这些穴道都是互相对称的，所以要用两只手一起按。

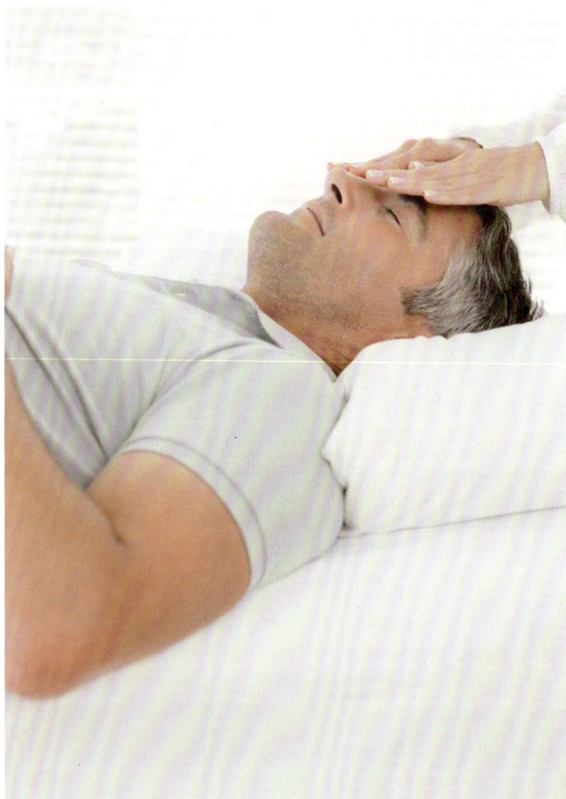

3. 同样地经过 4 条按摩“路线”，但这次采用拇指点压手法，再次加强对这些头部穴位的按摩；这时可以用另一只手扶住父亲或母亲的头，有助于增强点压的力量。

4. 从耳垂开始沿着耳郭，用两根手指揉搓着按摩。重复 5 次左右。

此方法不仅能有效预防头痛和高血压，还能祛除额部的皱纹，延缓衰老，让父母的容颜重焕青春。

## （二）肩颈部穴位按摩，舒缓疲劳益长寿

让父亲或母亲坐在沙发或椅子上，你站在父亲或母亲的身后，操作会比较顺手。但当做到一些靠近颈部的按摩的时候，也可以让父亲或母亲俯卧在床上，从而继续操作。

1. 双手搭在父亲 / 母亲的双肩上，用力捏起肩膀上的肌肉，尽量捏得深一些。这种手法叫作“拿”，做 10~20 次，依父亲或母亲的满意程度而定。

2. 把手掌倒过来，以拇指的力量点压三组对称的

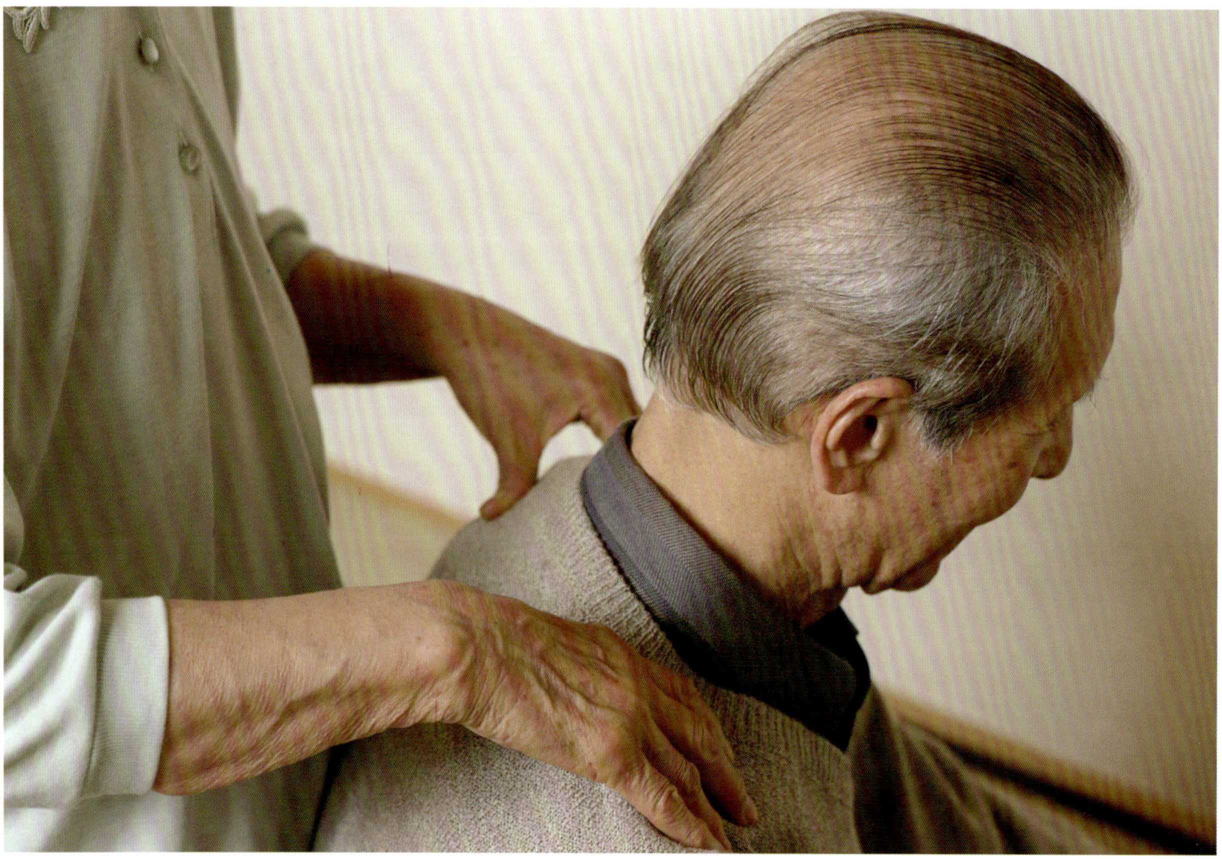

穴道，分别是颈椎与肩膀中间部位的肩井穴、脊柱左右肩胛骨上侧的曲垣穴和脊柱左右2厘米凹洼中的定喘穴。对每个穴位点按压10次左右。

3. 以一只手的拇指的力量陆续点压上述所有肩部的穴位，另一只手扶住背部，以平衡身体，加大按压力度。

4. 以一只手的四根手指揉压后颈部的风池穴和天柱穴，另一只手的手背挡住前额，这样会感觉更舒服。

对于肩颈部的按摩，不仅能有效舒缓疲劳困倦；经常按压肩颈部的穴位，还能增进健康，有益长寿。

## （三）背部按摩，增强免疫力促健康

让父亲或母亲俯卧下来，最好使用按摩专用的中空的“枕圈”垫在其头下。如果没有这样的枕头，也可以把毛巾叠起来垫在额头下面。

1. 两只手的拇指用力在脊柱的两侧进行持续按压，从颈部一直按到腰部，对每个点按压5～10次。建议站在侧方，比较容易流畅地完成整条“线路”的点压。

2. 同样在脊柱附近的肌肉上按摩。但这次用“拨”的手法，是用手指和手掌的力量将肌肉捏起，然后前后揉拨。手掌尽量不要与肌肉产生摩擦，要尽量捏实，对每个位置揉拨5～10次。

3. 接下来按摩接近体侧的肌肉，从肩胛骨开始一路往下直到腰部都要按摩到。注意要用两只手掌叠加起来按摩，以加强按压的力度。同样按压5～10次。

4. 最后做舒缓按摩。两只手从背心处向两个方向沿线快速移动着按压，背部的两条“对角线”和沿着脊柱的一条直线都要按到。对每条“线路”按压3～5次。

背部的按摩，能疏通经络，促进气血的运行，从而增强免疫力，免疫力强大，身体自然健康平安。而健康平安，则是我们送给父母最好的礼物。

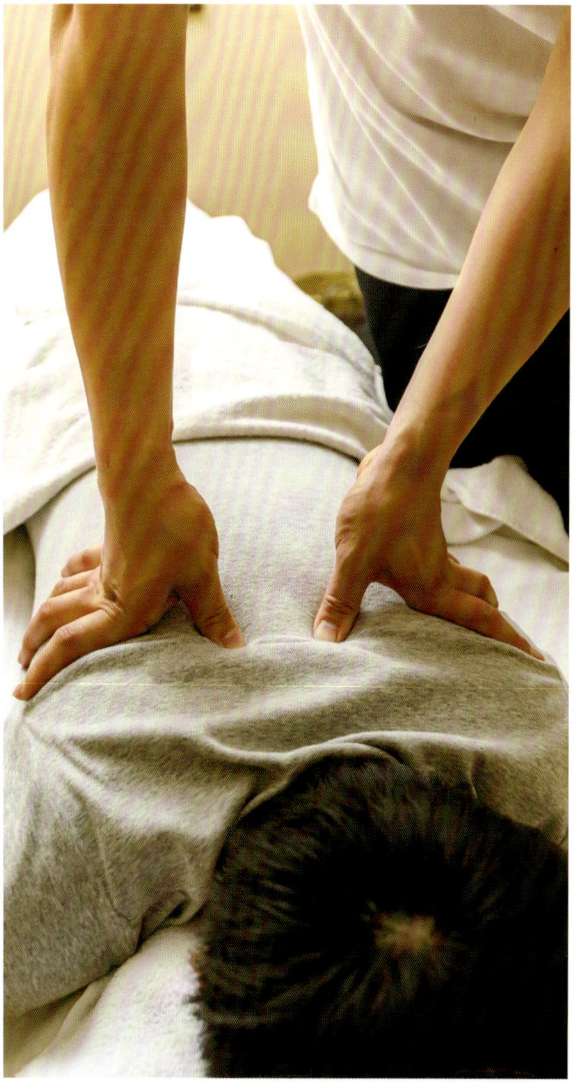

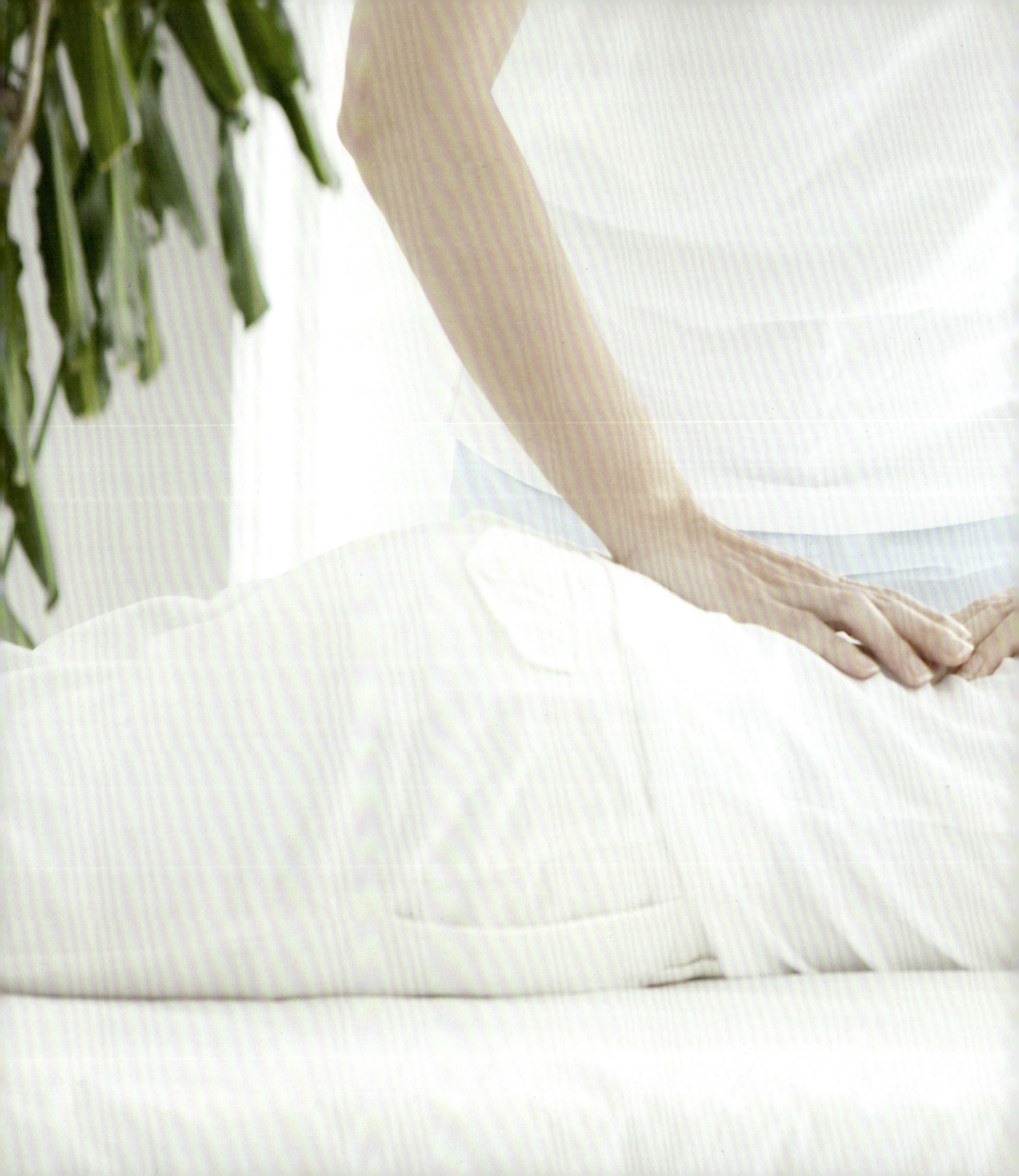

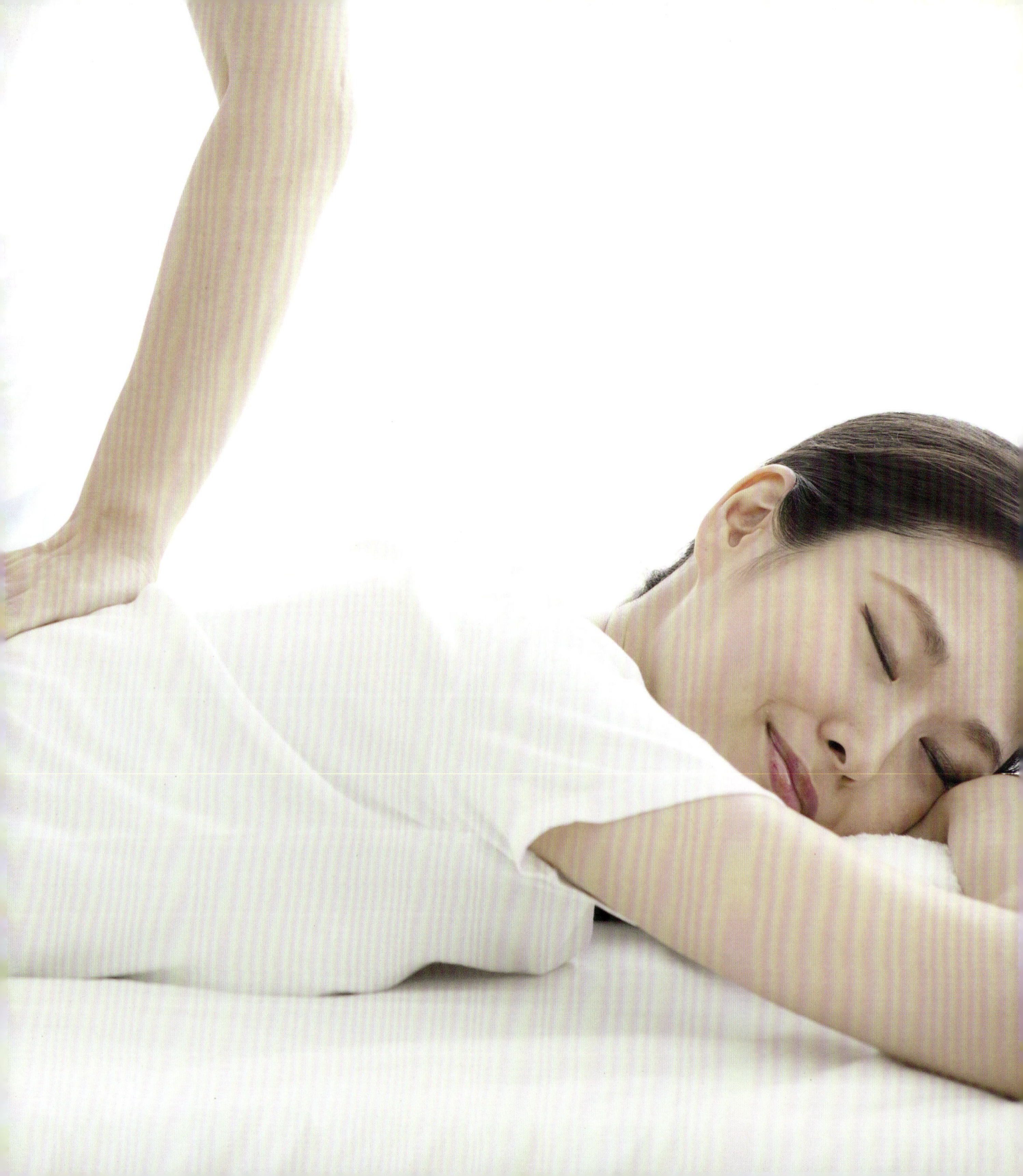